Frenk Meeuwsen

Jahr Null

Als wir Eltern wurden

Dank an: Johann Ulrich, Irene Kunst und Willem Sluyterman van Loo

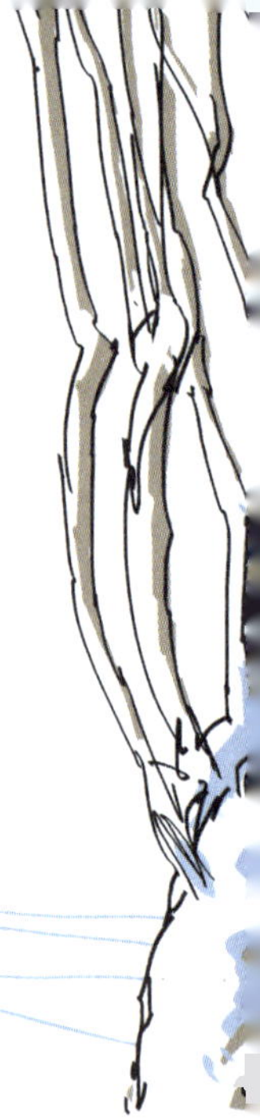

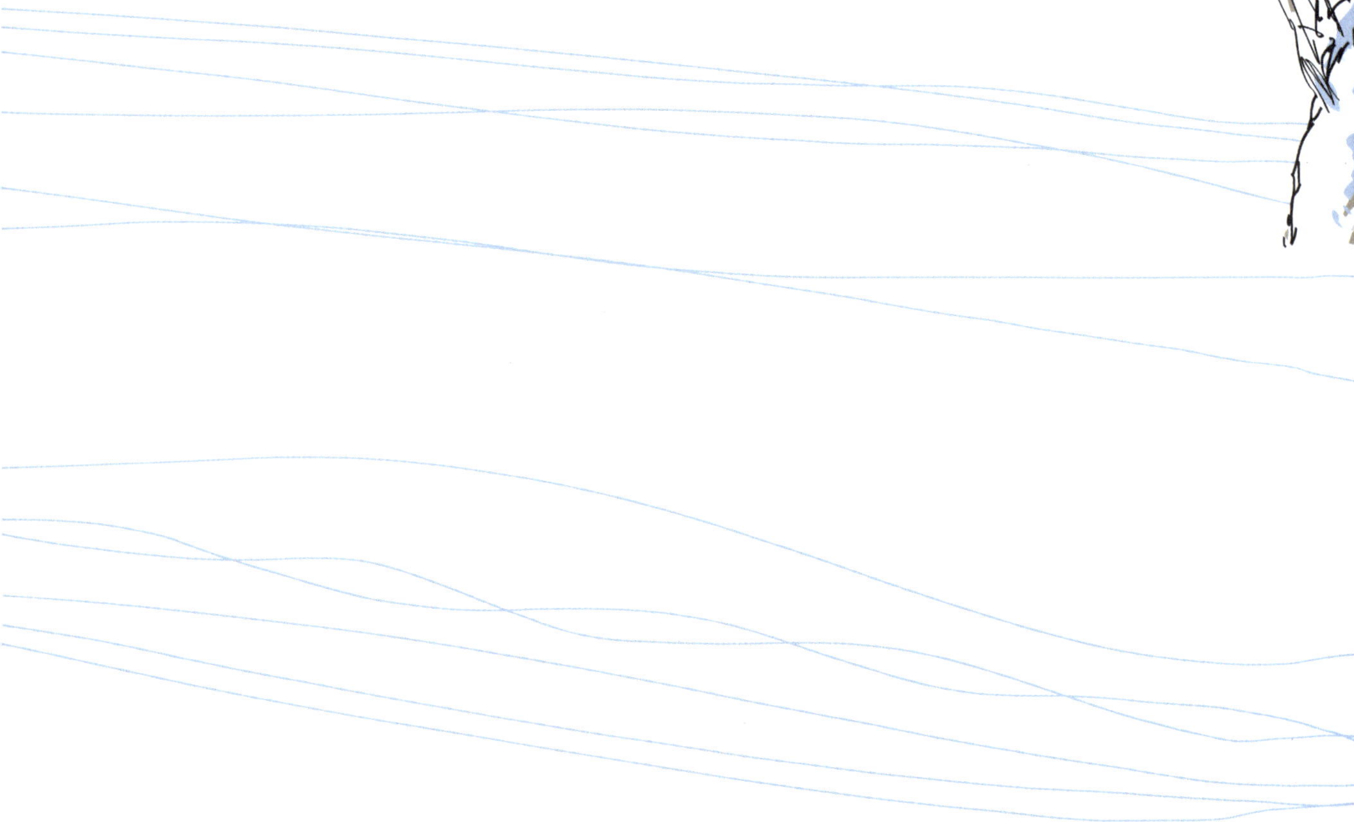

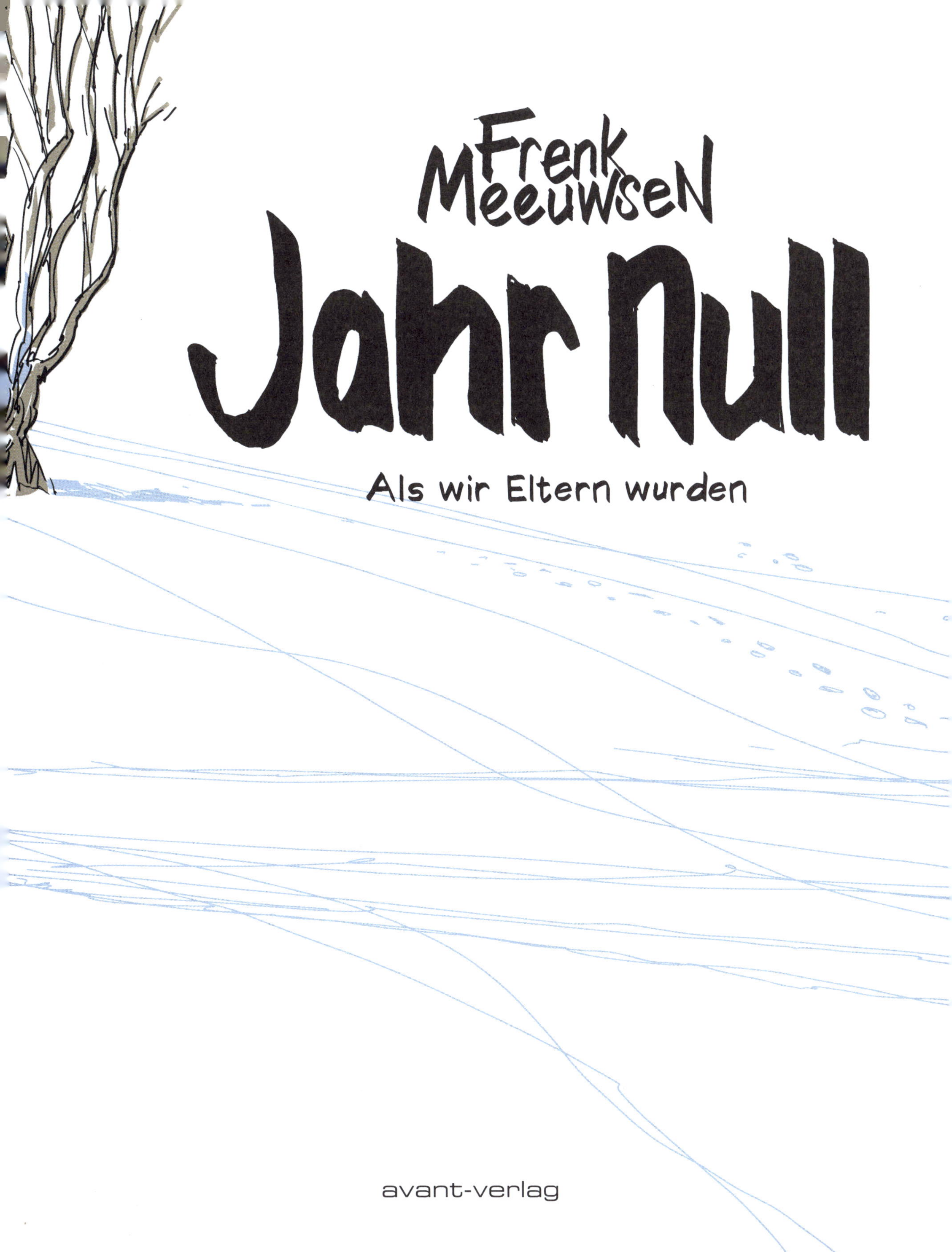

Frenk Meeuwsen

Jahr Null

Als wir Eltern wurden

avant-verlag

Für Marte und Mose

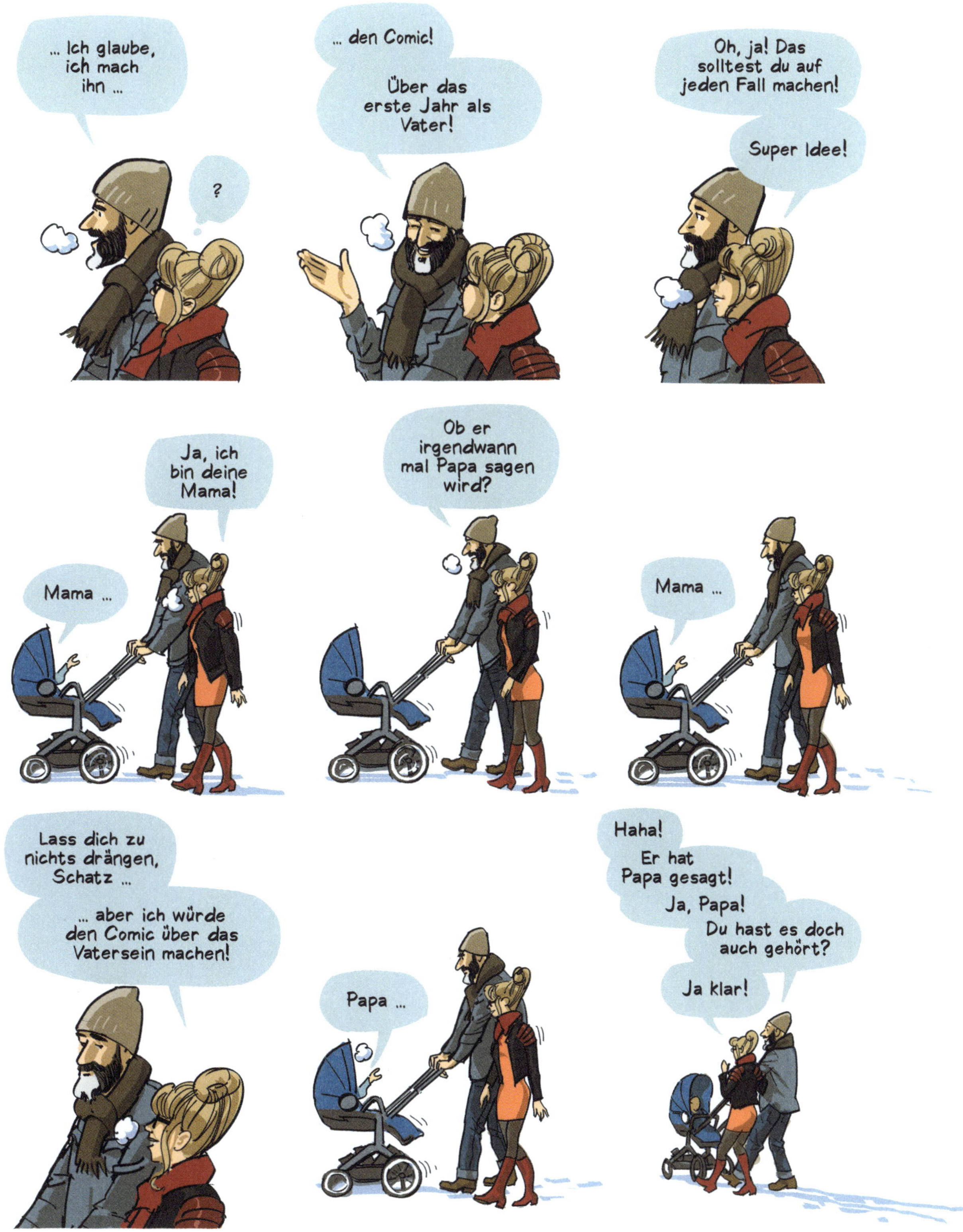

... Ich glaube, ich mach ihn ...
?
... den Comic!
Über das erste Jahr als Vater!
Oh, ja! Das solltest du auf jeden Fall machen!
Super Idee!
Ja, ich bin deine Mama!
Mama ...
Ob er irgendwann mal Papa sagen wird?
Mama ...
Lass dich zu nichts drängen, Schatz ...
... aber ich würde den Comic über das Vatersein machen!
Papa ...
Haha!
Er hat Papa gesagt!
Ja, Papa!
Du hast es doch auch gehört?
Ja klar!

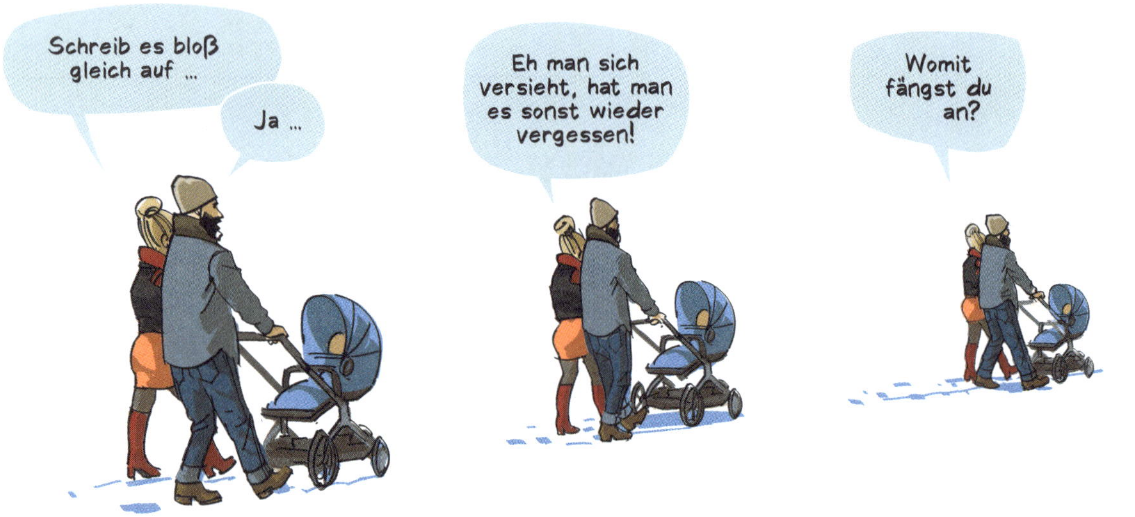
Schreib es bloß gleich auf …
Ja …
Eh man sich versieht, hat man es sonst wieder vergessen!
Womit fängst du an?

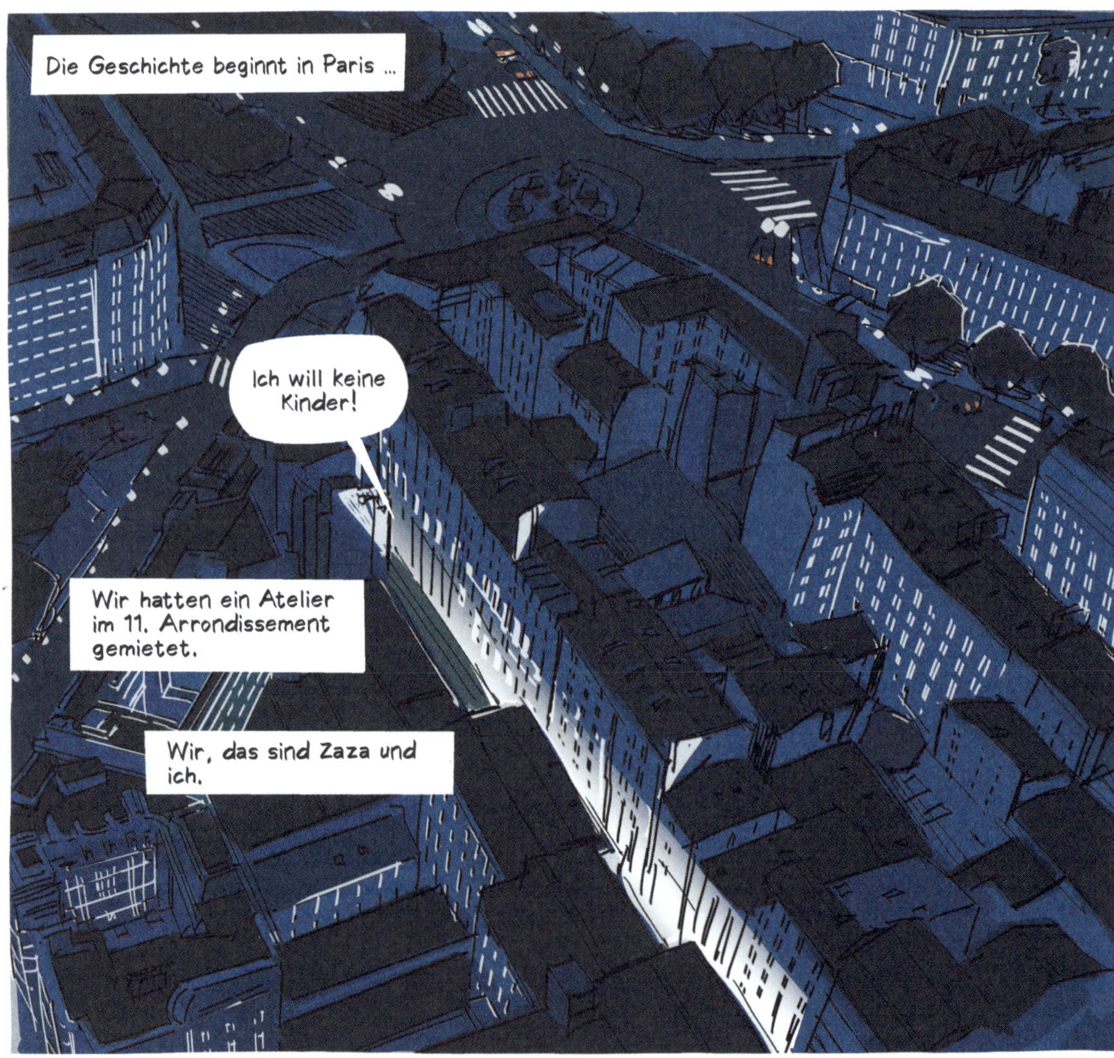
Die Geschichte beginnt in Paris …
Ich will keine Kinder!
Wir hatten ein Atelier im 11. Arrondissement gemietet.
Wir, das sind Zaza und ich.

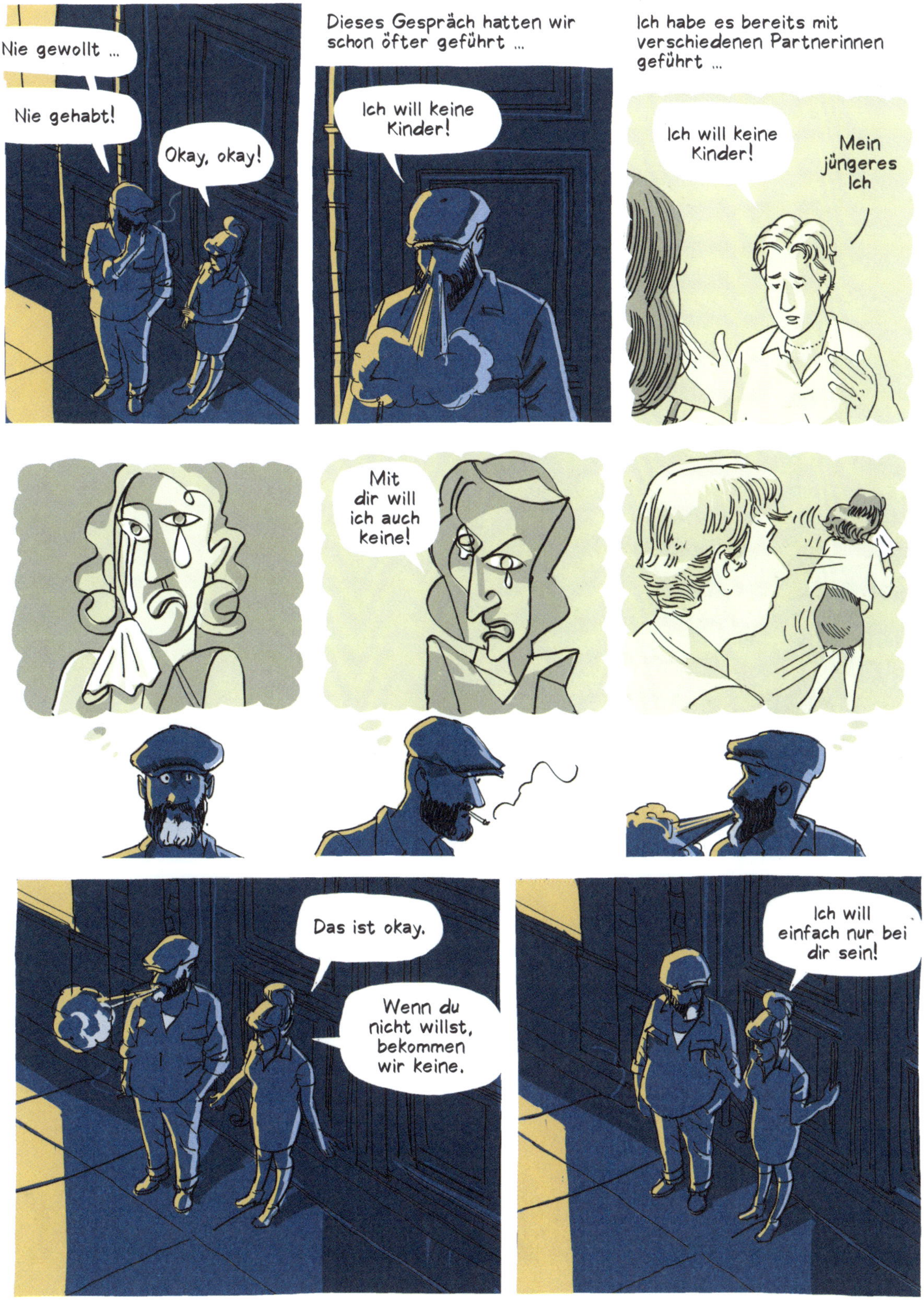
Nie gewollt ...
Nie gehabt!
Okay, okay!
Dieses Gespräch hatten wir schon öfter geführt ...
Ich will keine Kinder!
Ich habe es bereits mit verschiedenen Partnerinnen geführt ...
Ich will keine Kinder!
Mein jüngeres Ich
Mit dir will ich auch keine!
Das ist okay.
Wenn du nicht willst, bekommen wir keine.
Ich will einfach nur bei dir sein!

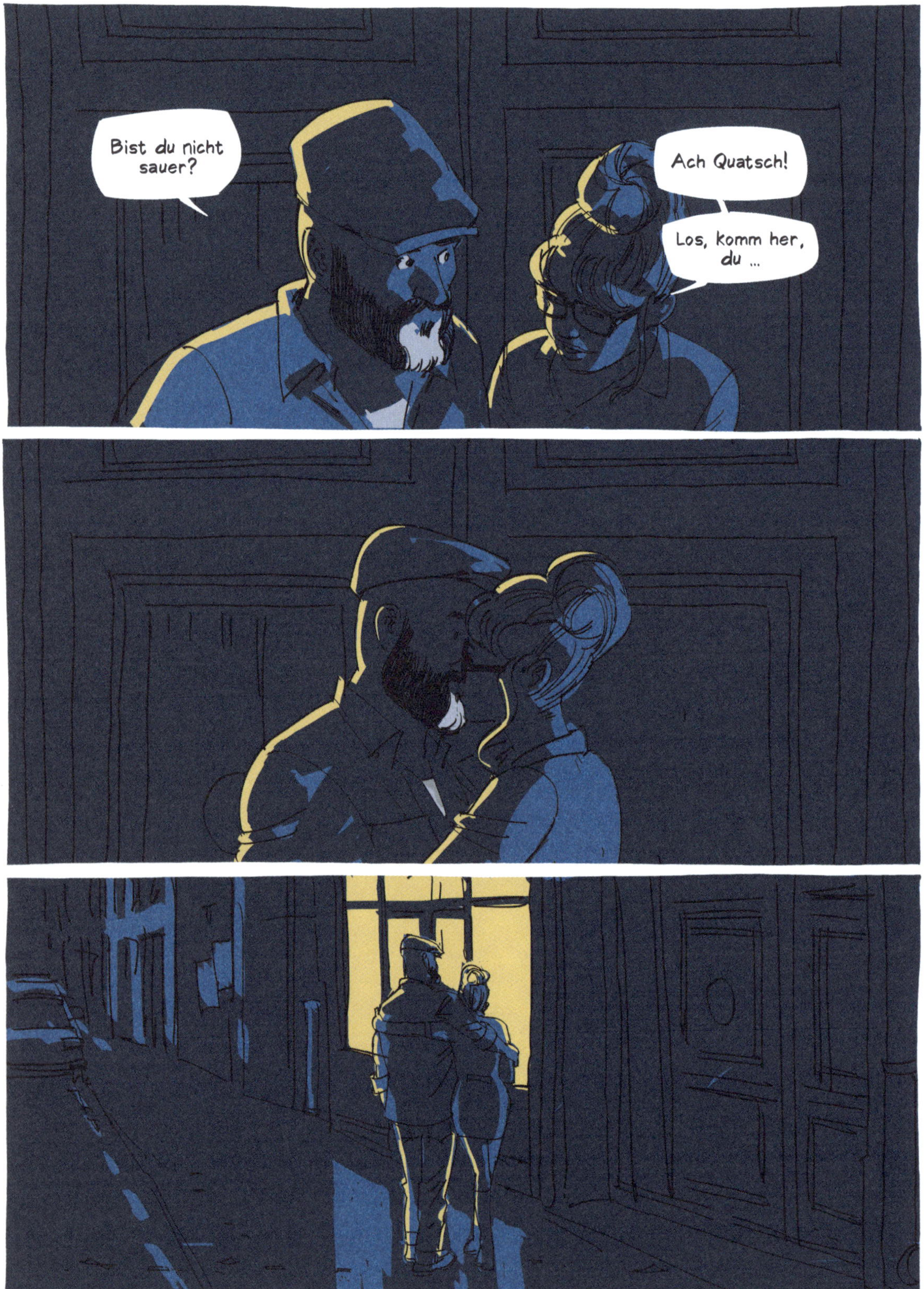

Bist du nicht sauer?
Ach Quatsch!
Los, komm her, du ...

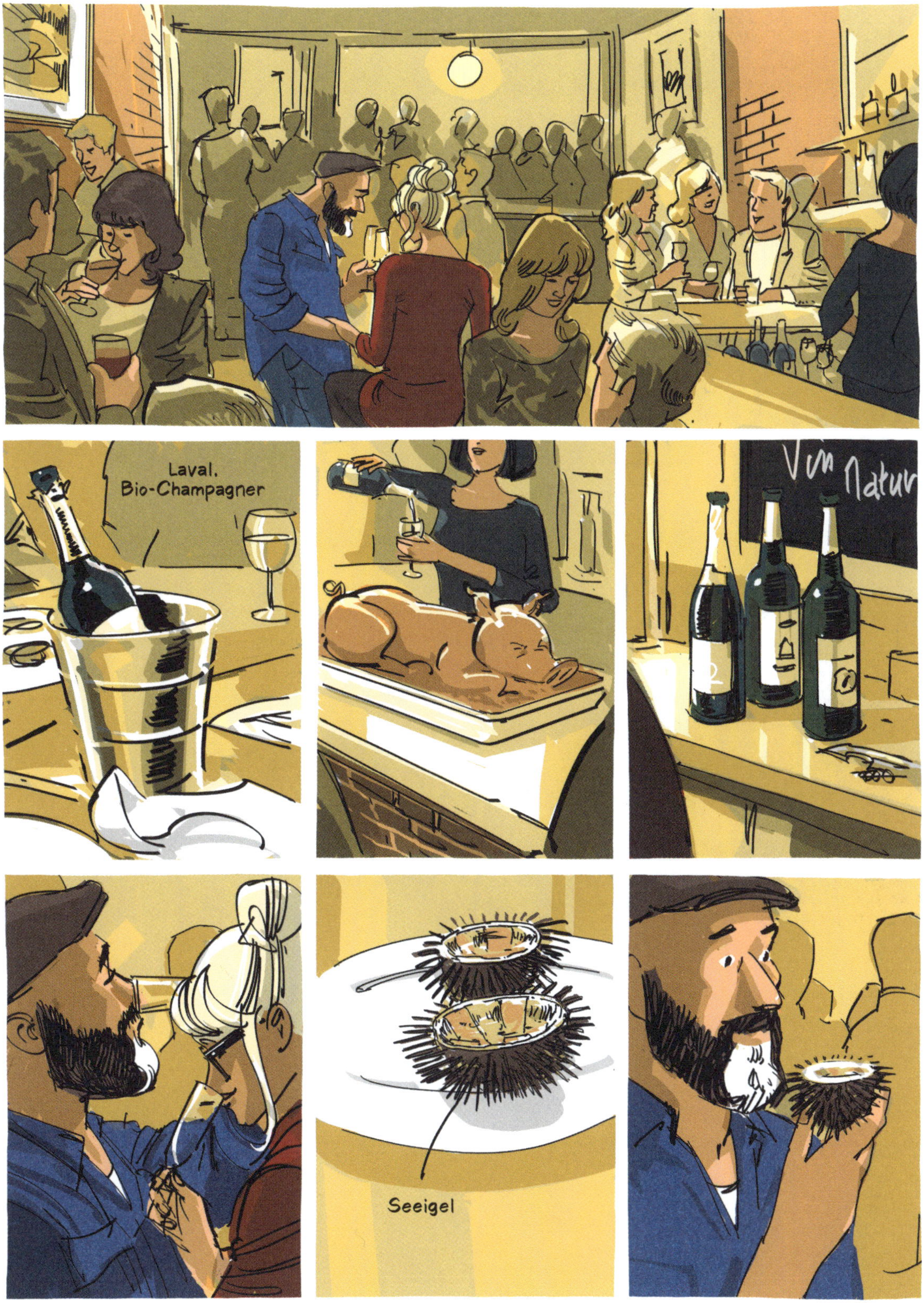
Laval, Bio-Champagner
Vin Natur
Seeigel

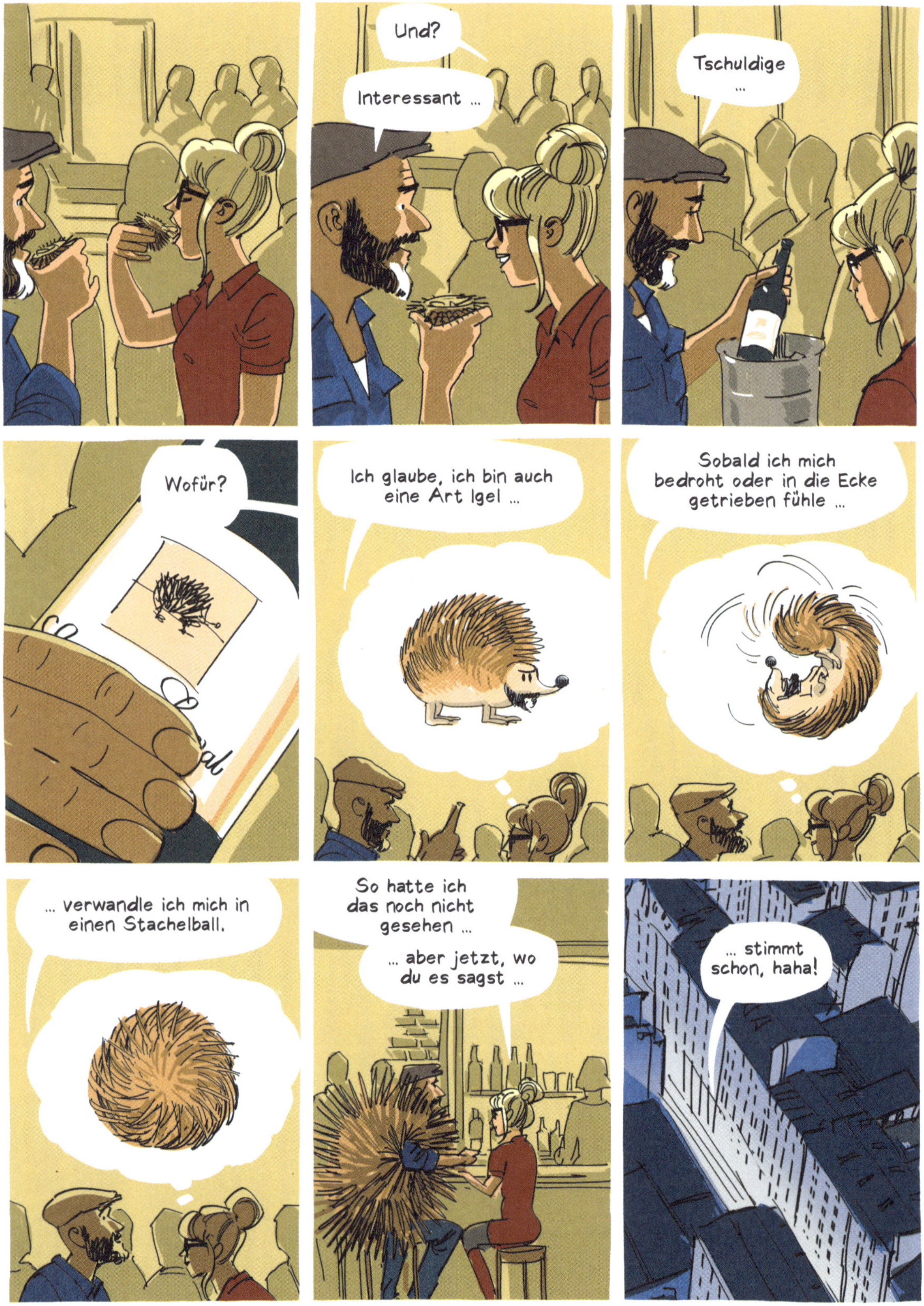
Und?
Interessant ...
Tschuldige ...
Wofür?
Ich glaube, ich bin auch eine Art Igel ...
Sobald ich mich bedroht oder in die Ecke getrieben fühle ...
... verwandle ich mich in einen Stachelball.
So hatte ich das noch nicht gesehen ...
... aber jetzt, wo du es sagst ...
... stimmt schon, haha!

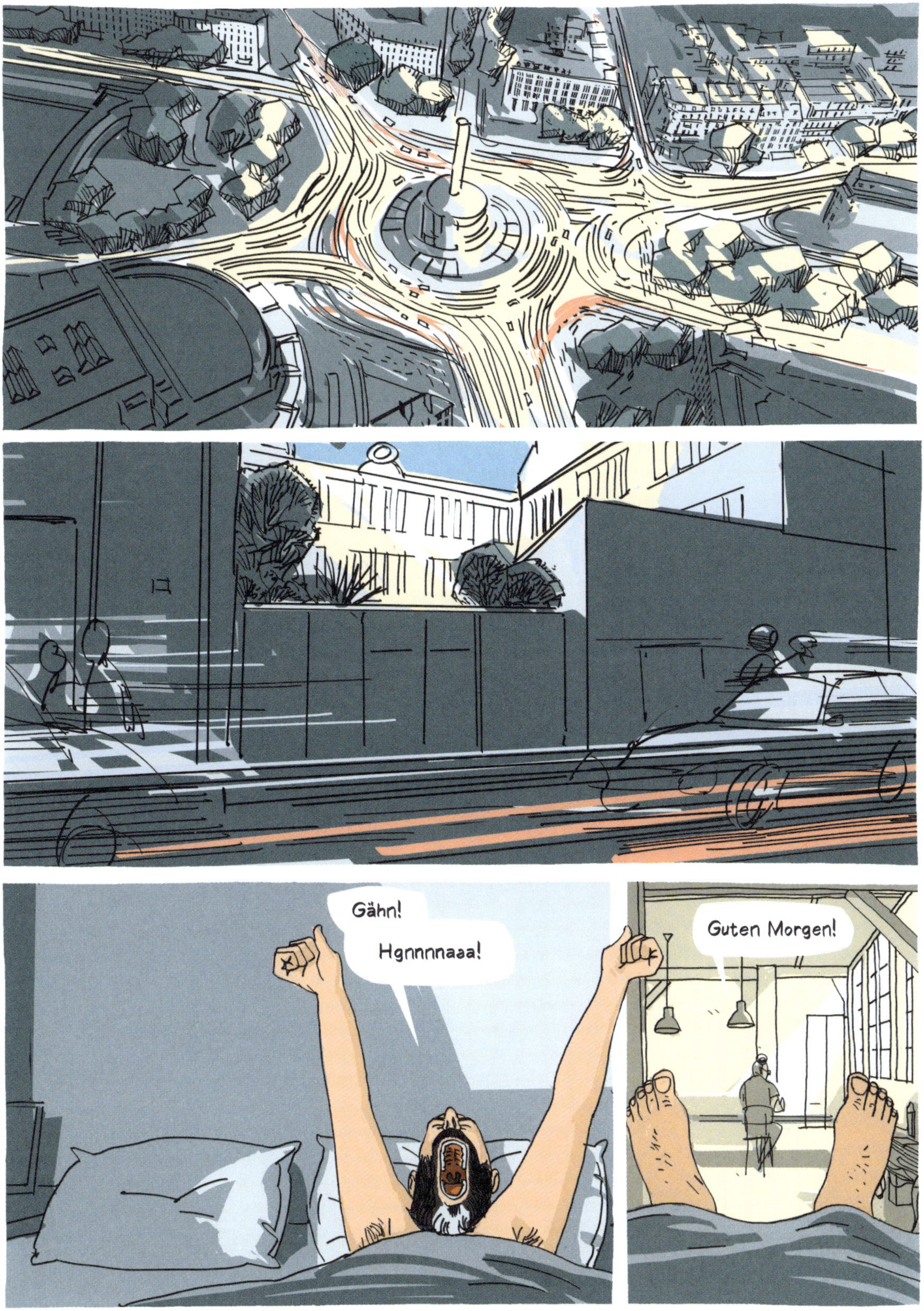
Gähn!
Hgnnnnaaa!
Guten Morgen!

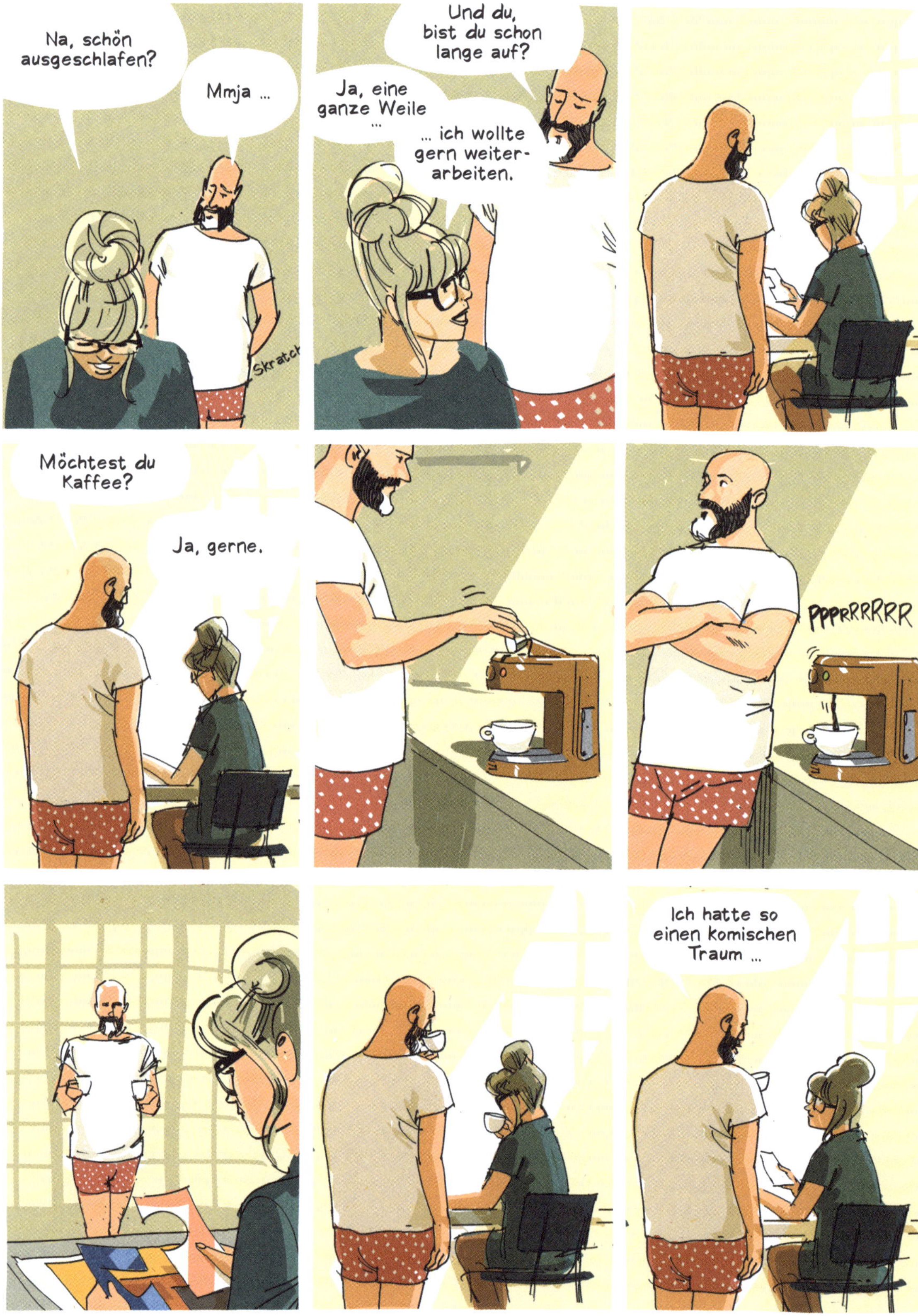
Na, schön ausgeschlafen?
Mmja ...
Skratch
Und du, bist du schon lange auf?
Ja, eine ganze Weile ...
... ich wollte gern weiter-arbeiten.
Möchtest du Kaffee?
Ja, gerne.
PPPRRRRRR
Ich hatte so einen komischen Traum ...

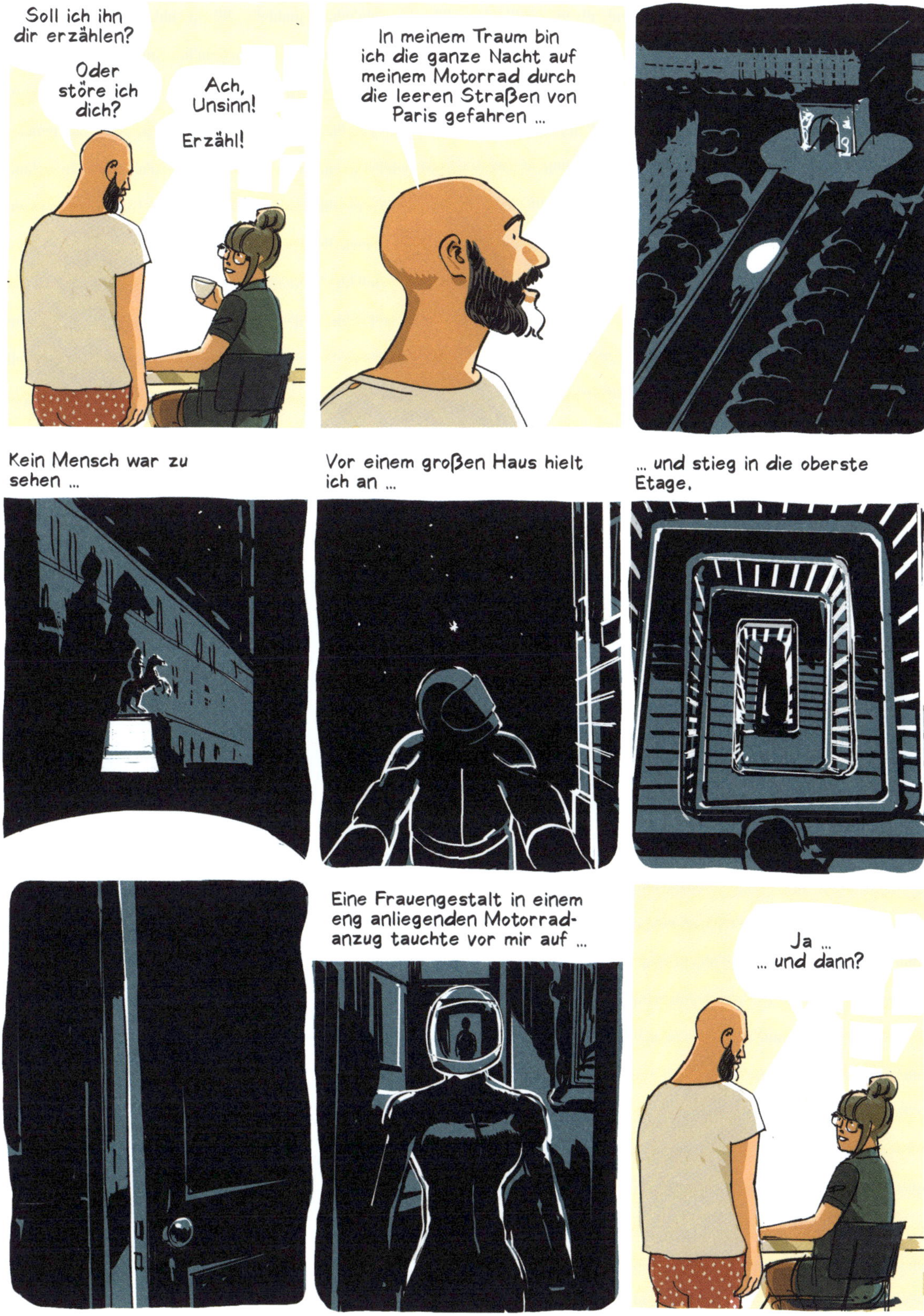
Soll ich ihn dir erzählen?
Oder störe ich dich?
Ach, Unsinn!
Erzähl!
In meinem Traum bin ich die ganze Nacht auf meinem Motorrad durch die leeren Straßen von Paris gefahren ...
Kein Mensch war zu sehen ...
Vor einem großen Haus hielt ich an ...
... und stieg in die oberste Etage.
Eine Frauengestalt in einem eng anliegenden Motorrad-anzug tauchte vor mir auf ...
Ja ...
... und dann?

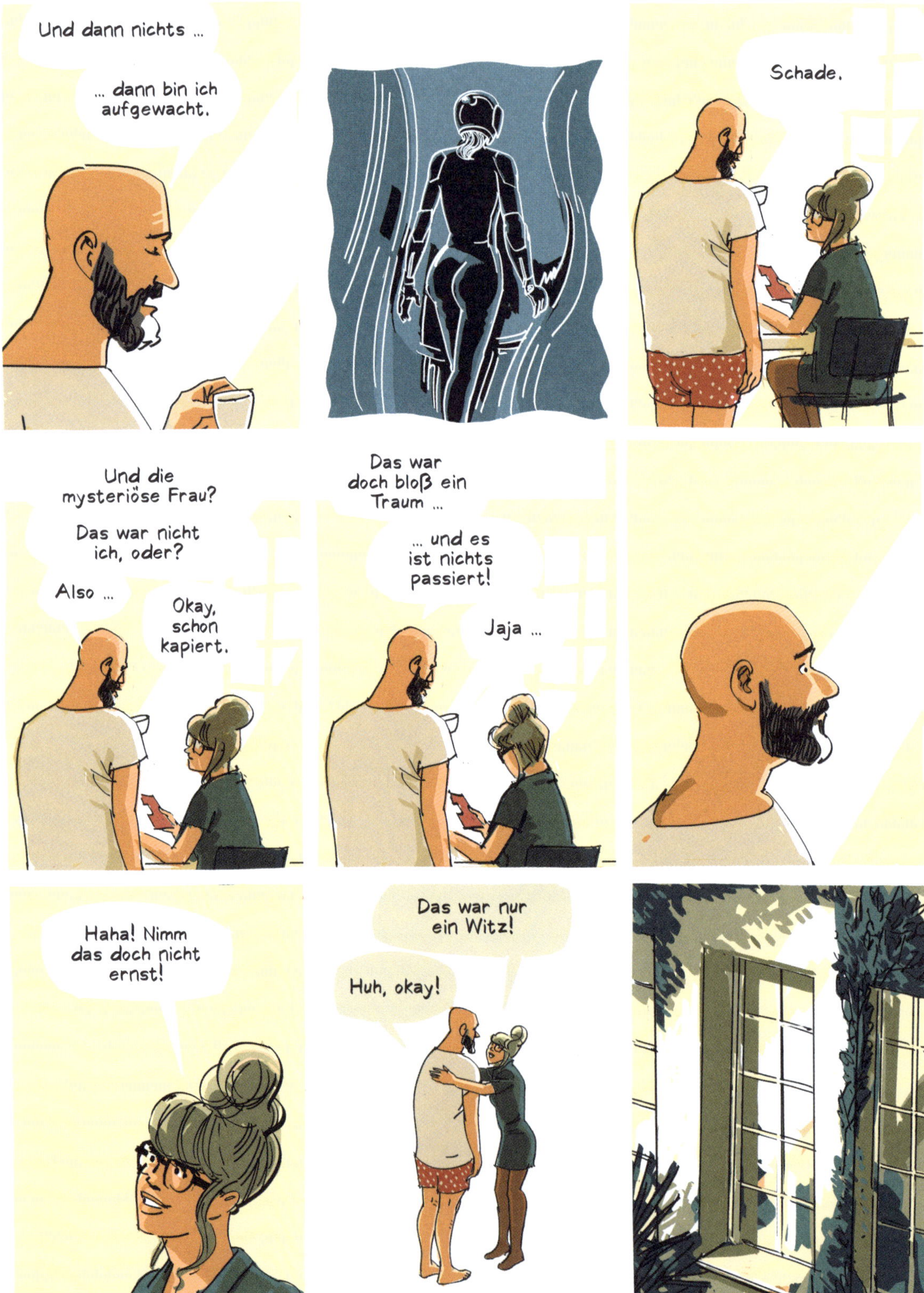
Und dann nichts ...
... dann bin ich aufgewacht.
Schade.
Und die mysteriöse Frau?
Das war nicht ich, oder?
Also ...
Okay, schon kapiert.
Das war doch bloß ein Traum ...
... und es ist nichts passiert!
Jaja ...
Haha! Nimm das doch nicht ernst!
Das war nur ein Witz!
Huh, okay!

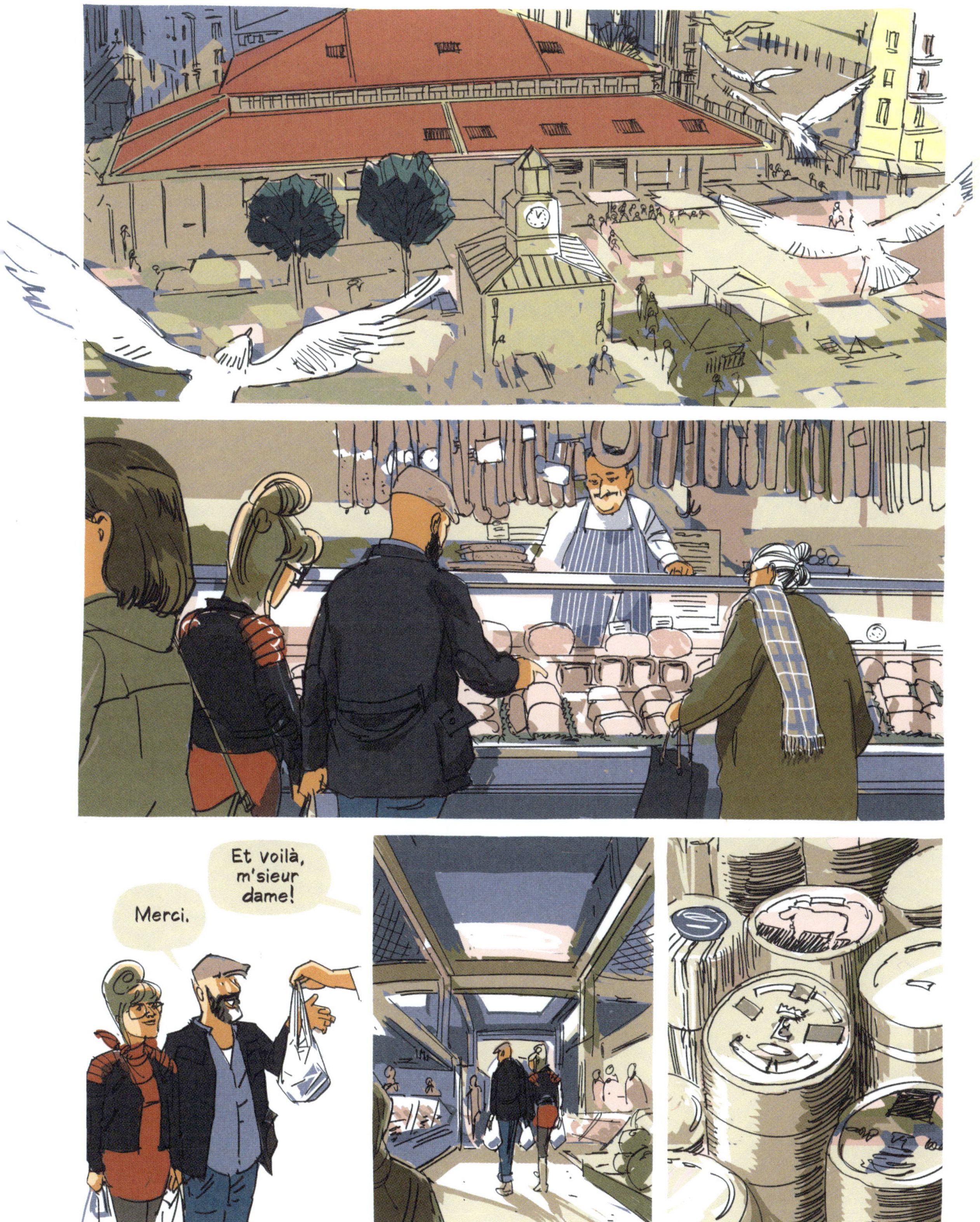
Et voilà, m'sieur dame!
Merci.

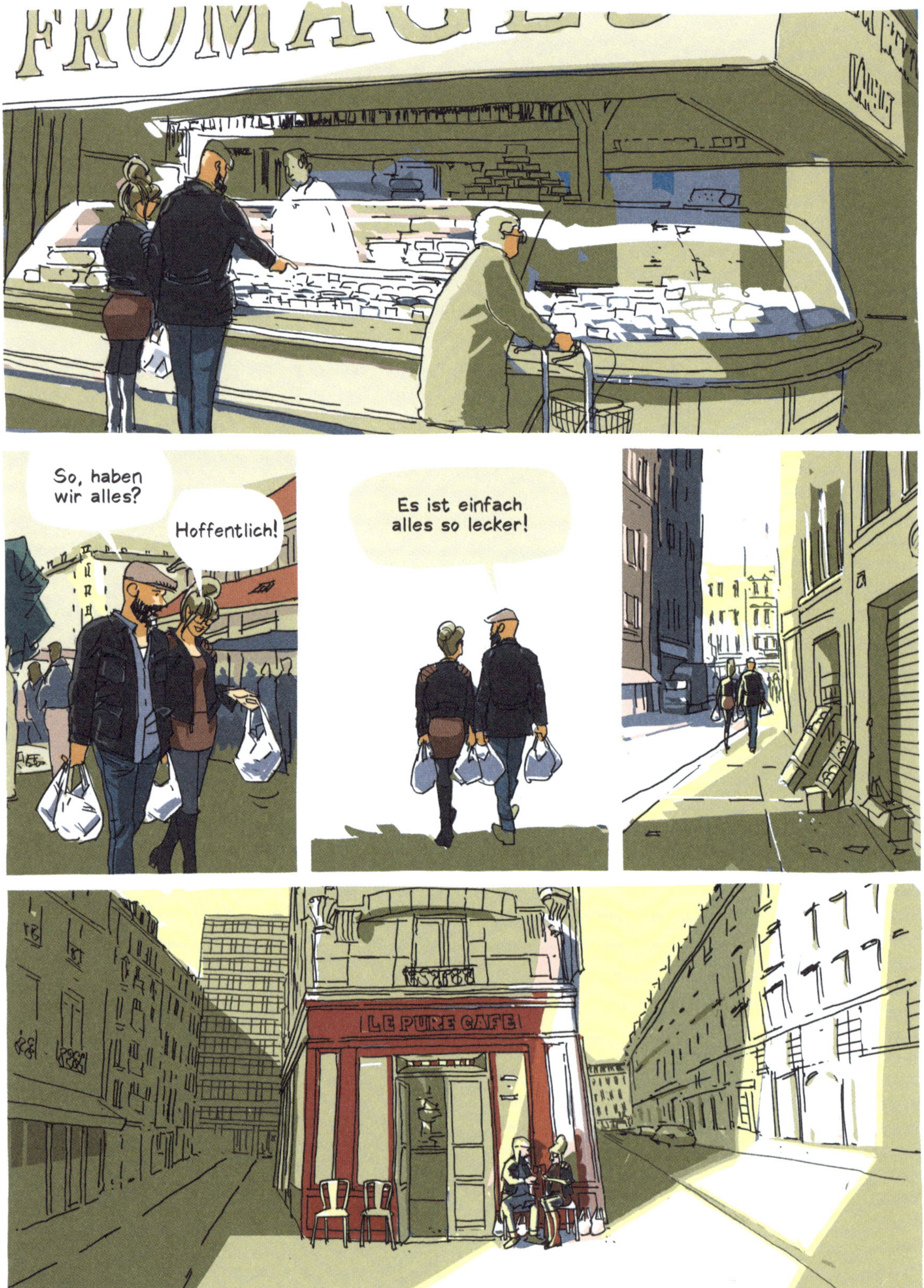
FROMAGES
So, haben wir alles?
Hoffentlich!
Es ist einfach alles so lecker!
LE PURE CAFE

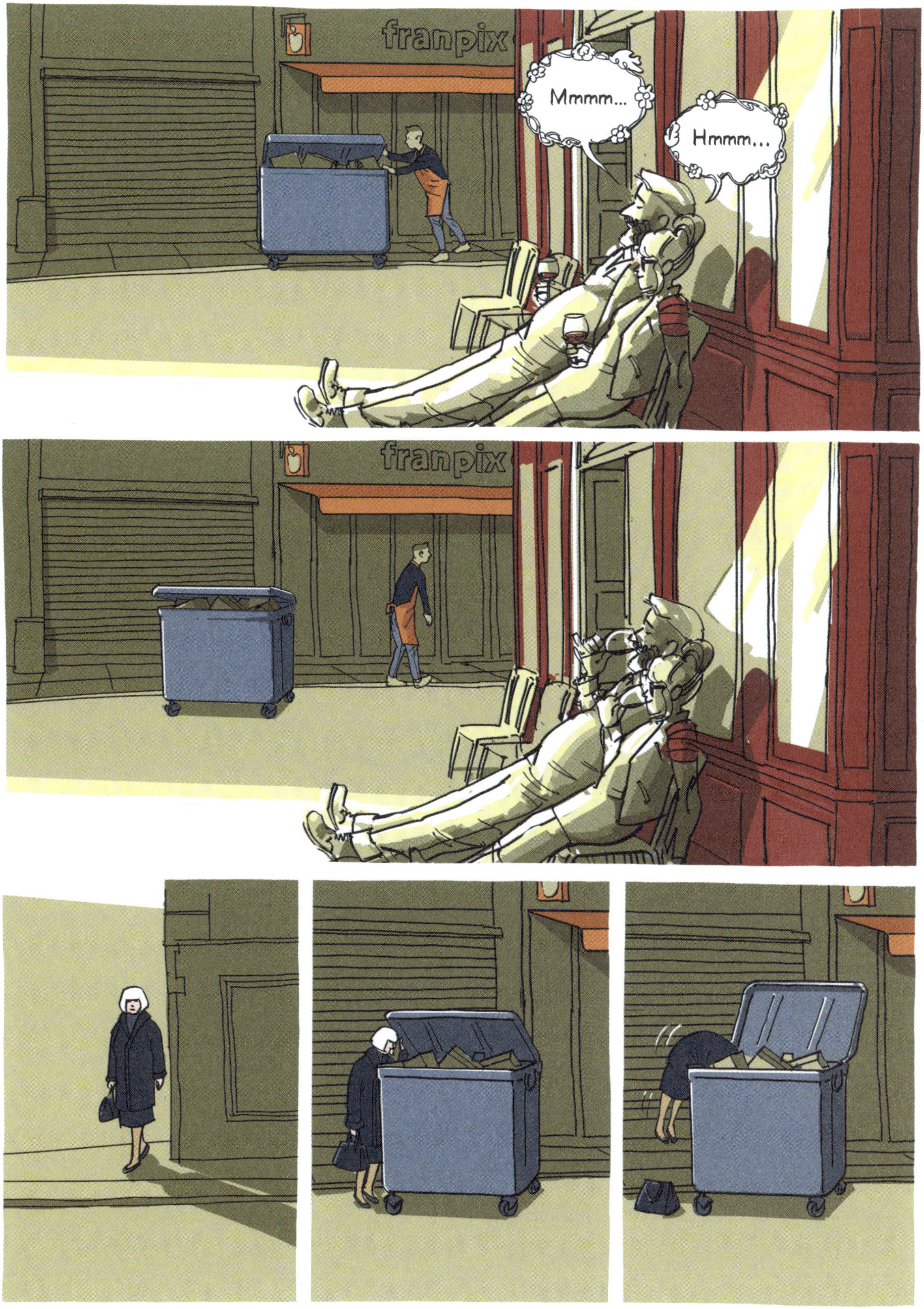
franpix
Mmmm...
Hmmm...
franpix

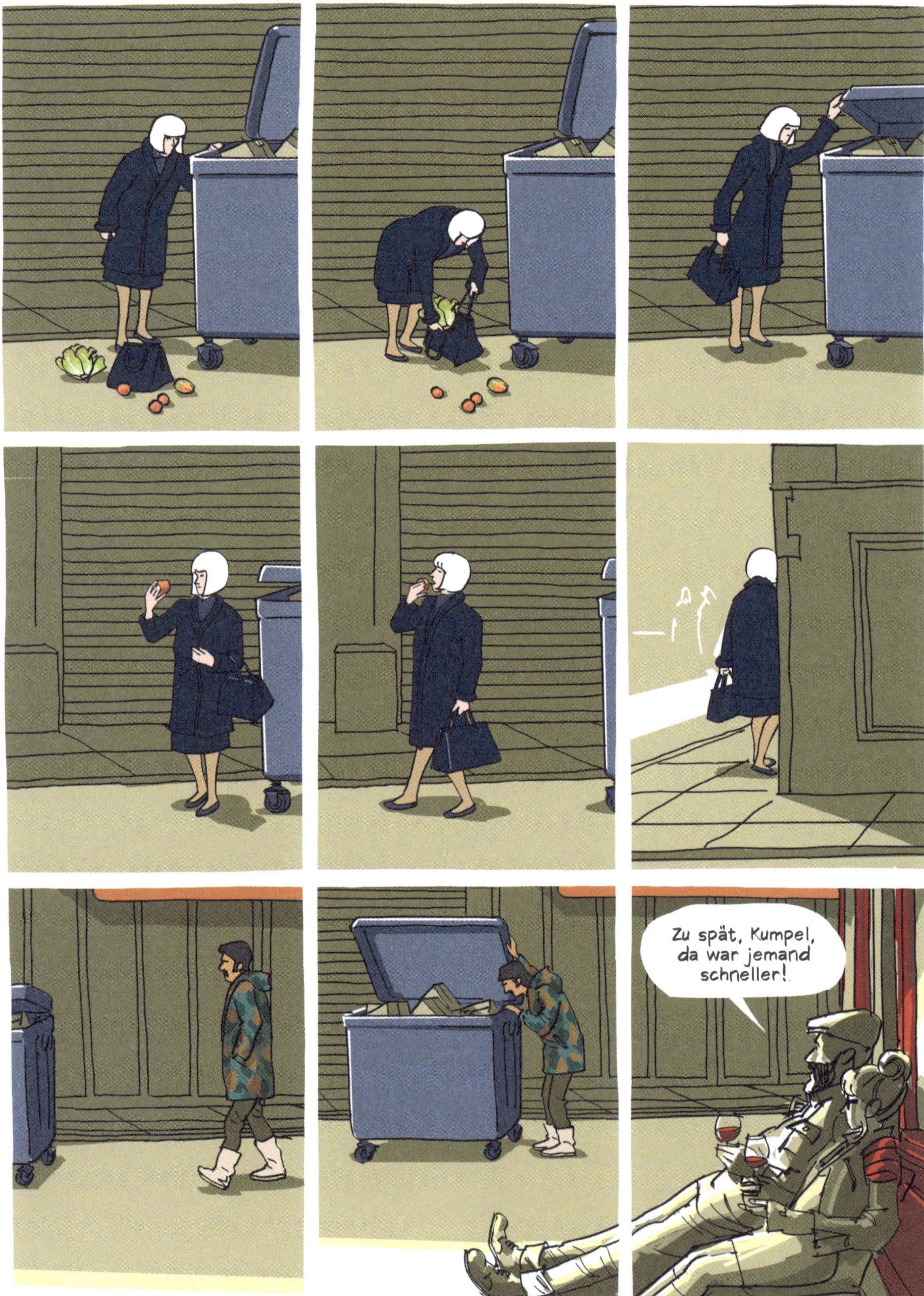
Zu spät, Kumpel, da war jemand schneller!

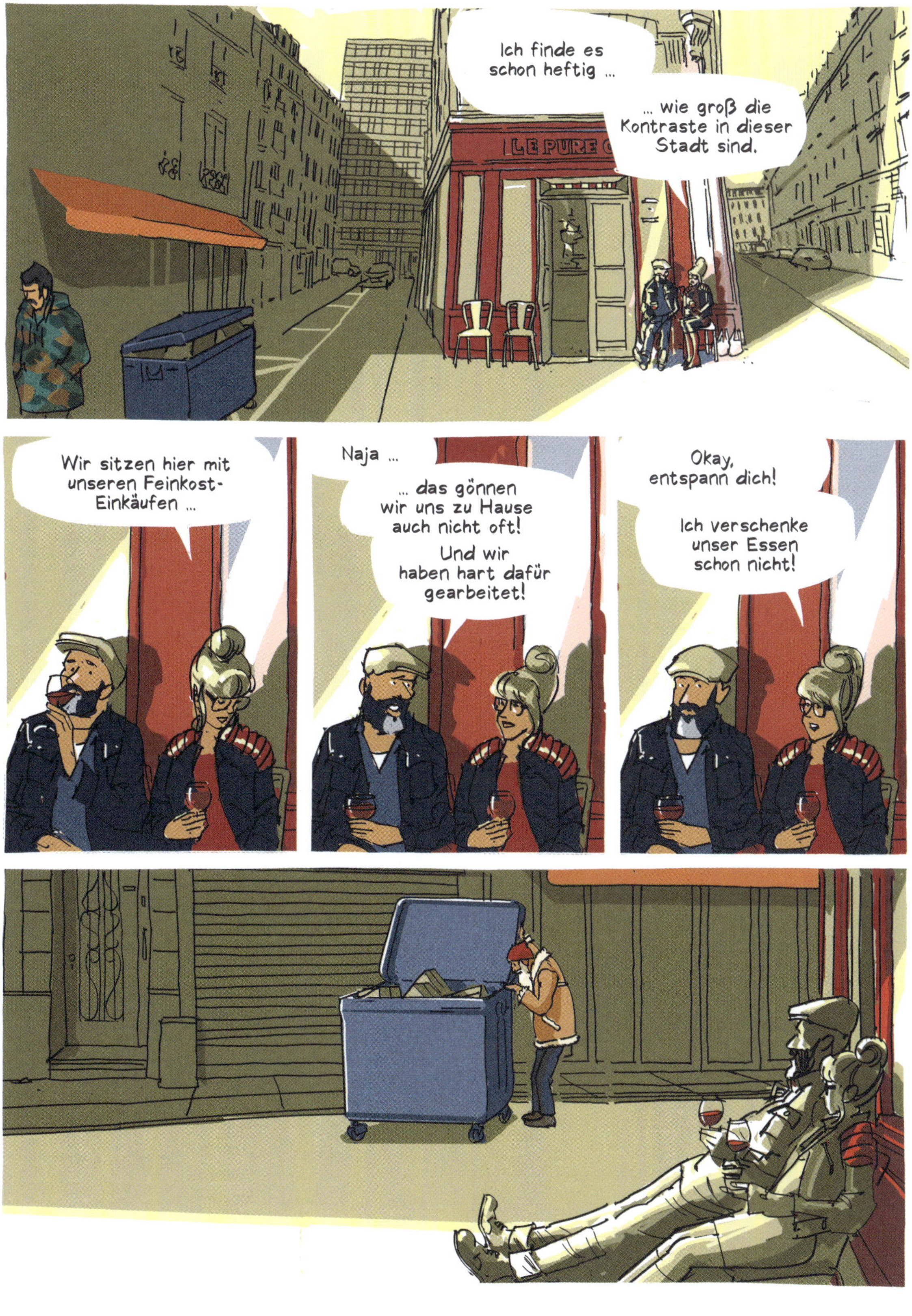

Ich finde es schon heftig ...
... wie groß die Kontraste in dieser Stadt sind.
Wir sitzen hier mit unseren Feinkost-Einkäufen ...
Naja ...
... das gönnen wir uns zu Hause auch nicht oft!
Und wir haben hart dafür gearbeitet!
Okay, entspann dich!
Ich verschenke unser Essen schon nicht!

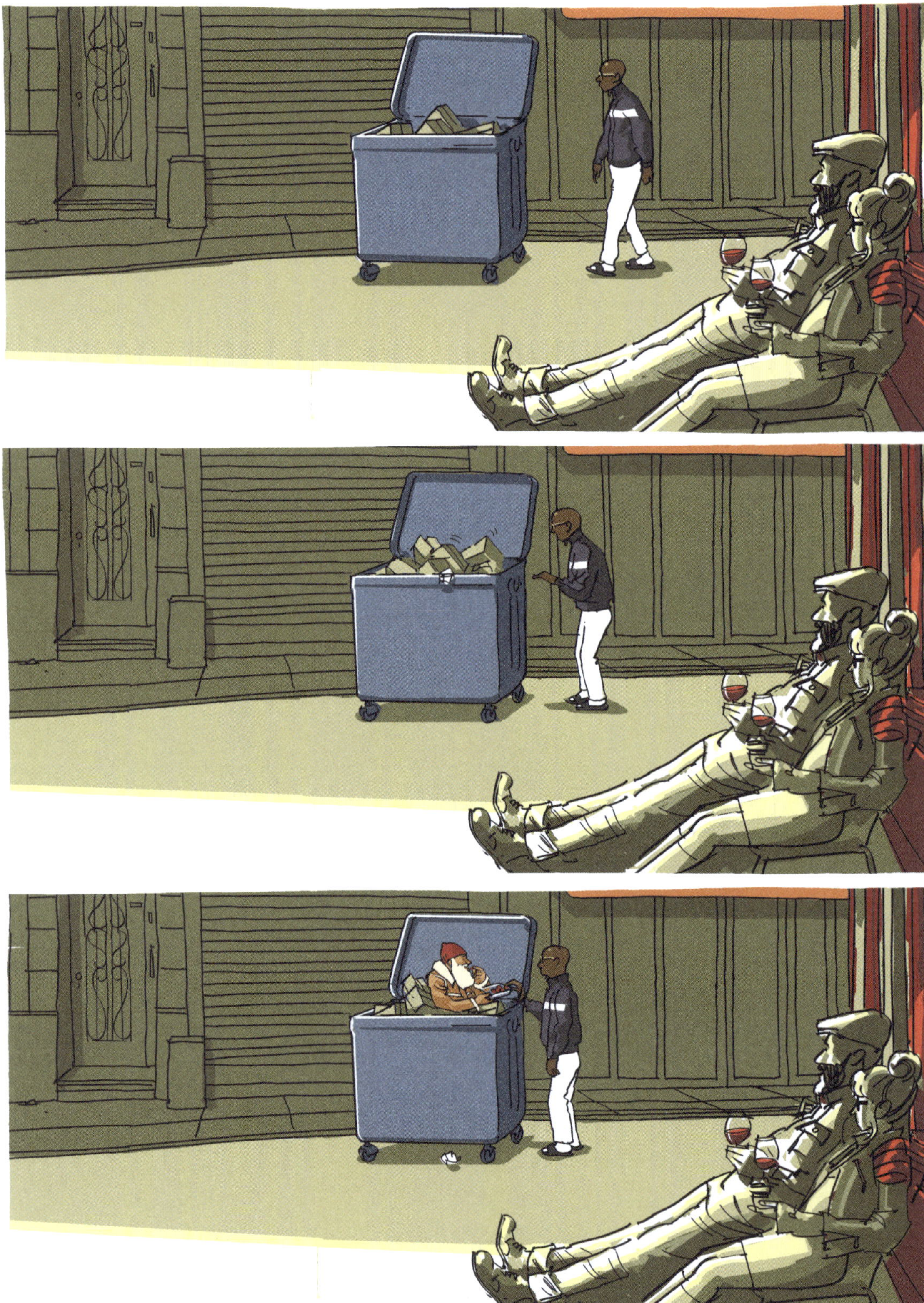

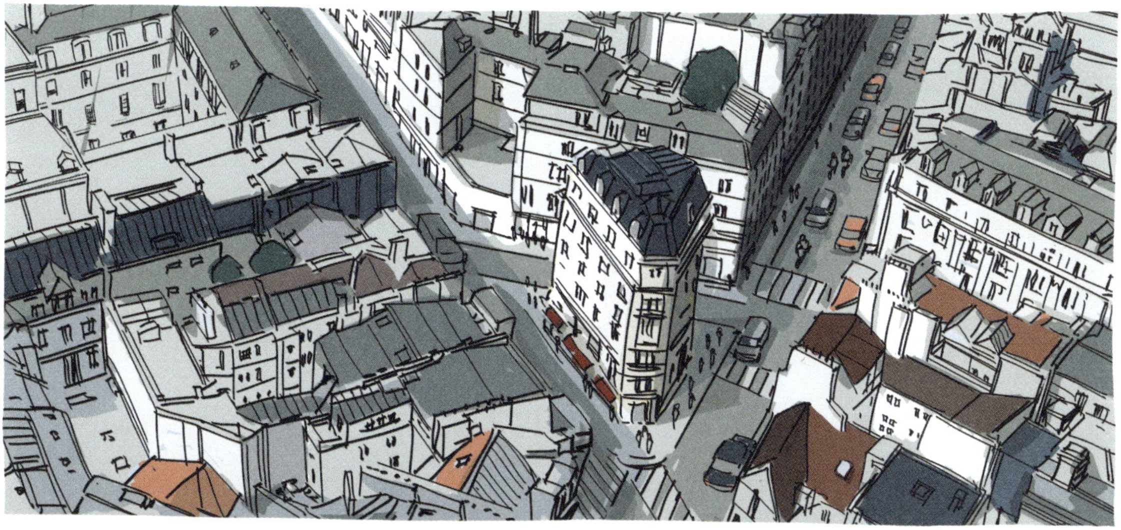

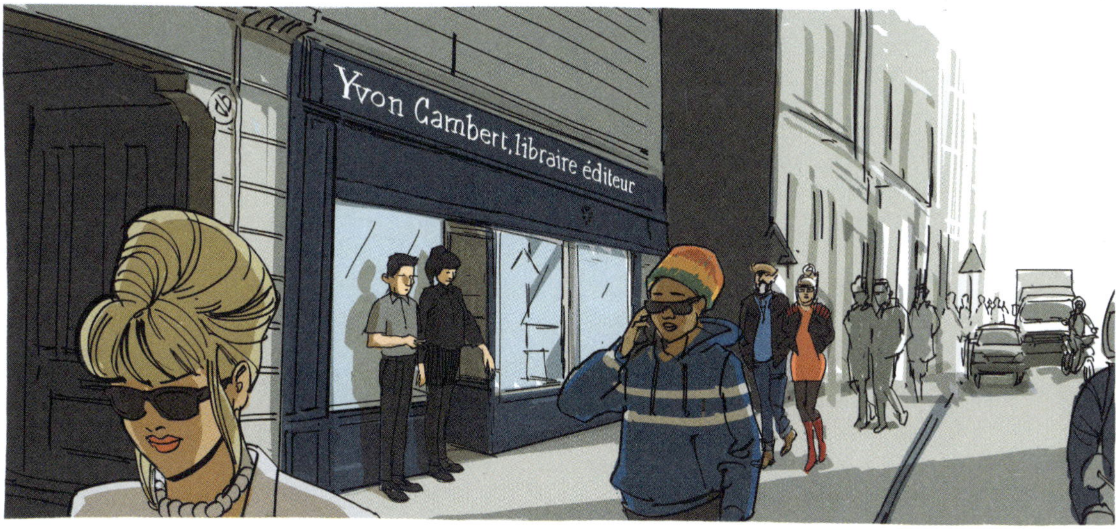
Yvon Cambert, libraire éditeur

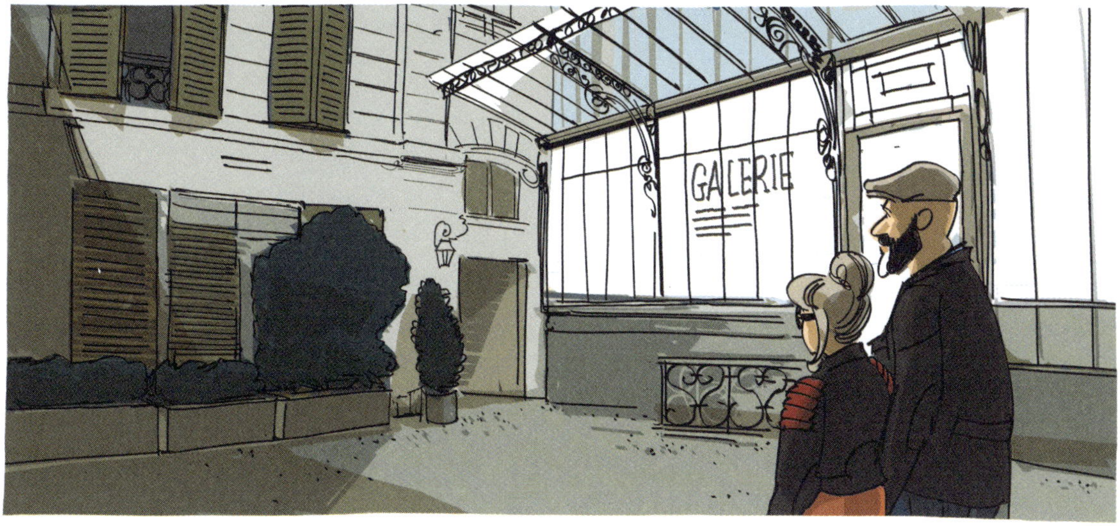
GALERIE

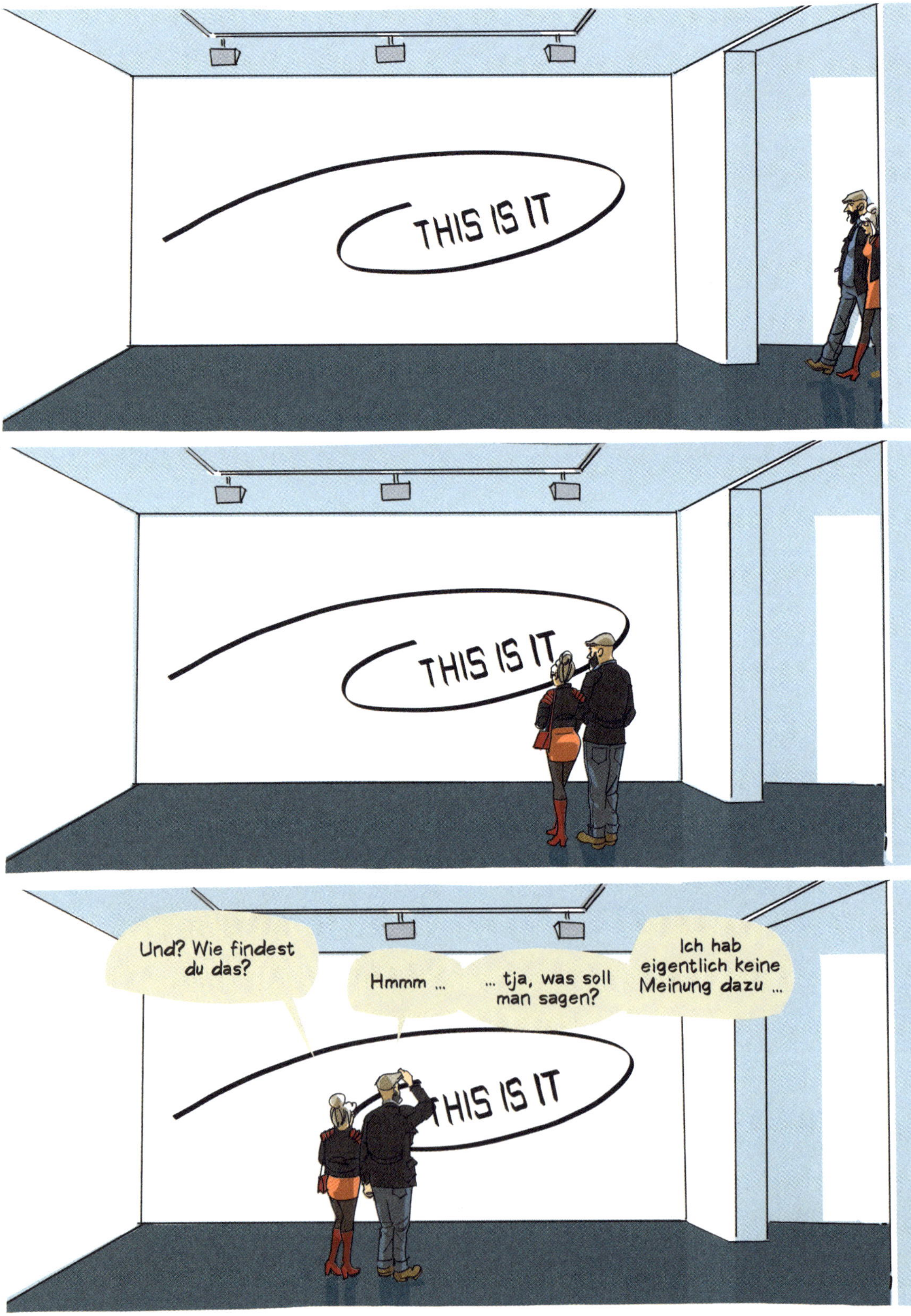
THIS IS IT
THIS IS IT
THIS IS IT
Und? Wie findest du das?
Hmmm ...
... tja, was soll man sagen?
Ich hab eigentlich keine Meinung dazu ...

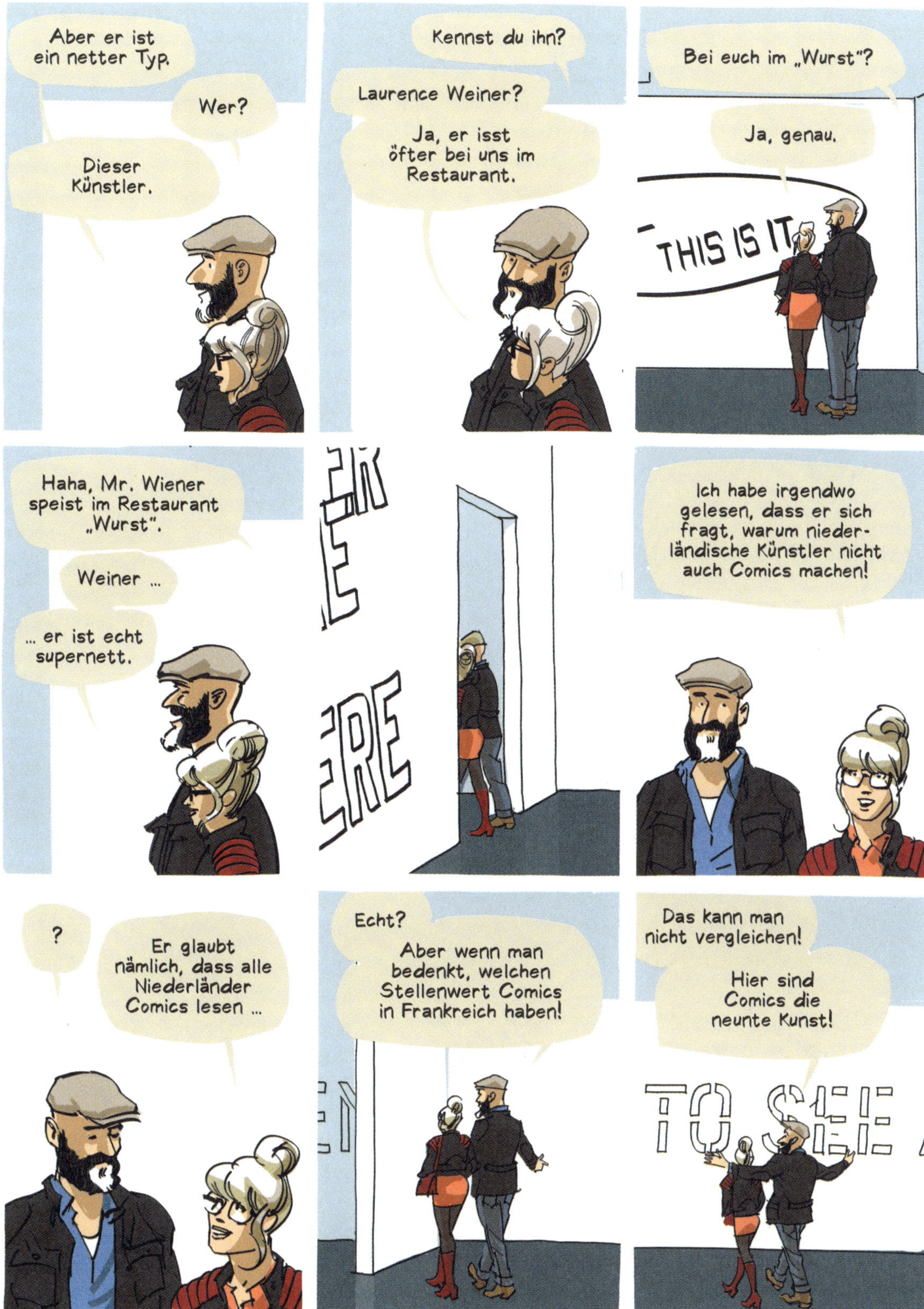
Aber er ist ein netter Typ.
Wer?
Dieser Künstler.
Kennst du ihn?
Laurence Weiner?
Ja, er isst öfter bei uns im Restaurant.
Bei euch im „Wurst"?
Ja, genau.
THIS IS IT
Haha, Mr. Wiener speist im Restaurant „Wurst".
Weiner …
… er ist echt supernett.
ERE
Ich habe irgendwo gelesen, dass er sich fragt, warum niederländische Künstler nicht auch Comics machen!
?
Er glaubt nämlich, dass alle Niederländer Comics lesen …
Echt?
Aber wenn man bedenkt, welchen Stellenwert Comics in Frankreich haben!
Das kann man nicht vergleichen!
Hier sind Comics die neunte Kunst!
TO SEE

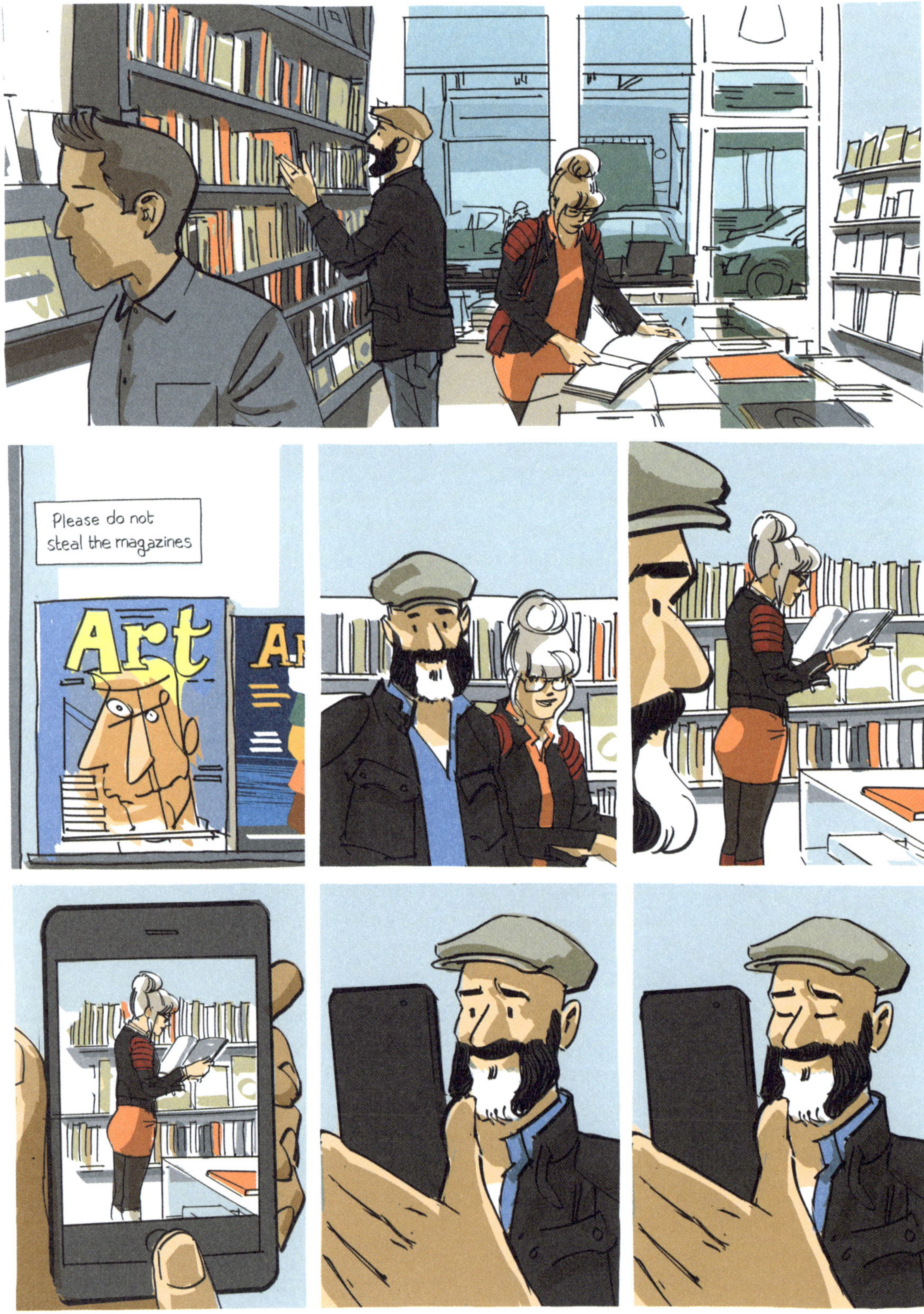
Please do not steal the magazines
Art

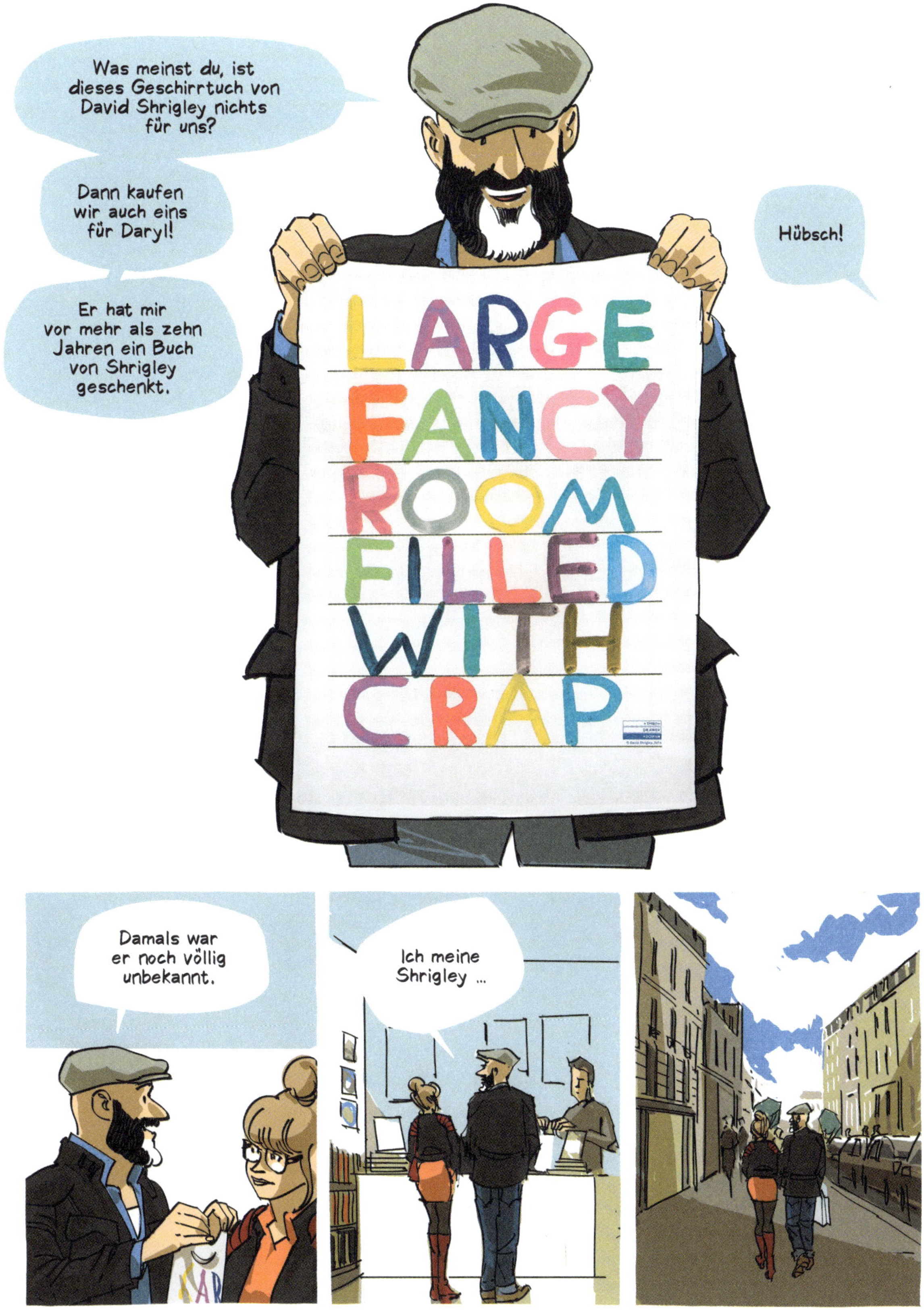
Was meinst du, ist dieses Geschirrtuch von David Shrigley nichts für uns?
Dann kaufen wir auch eins für Daryl!
Er hat mir vor mehr als zehn Jahren ein Buch von Shrigley geschenkt.
LARGE FANCY ROOM FILLED WITH CRAP
Hübsch!
Damals war er noch völlig unbekannt.
Ich meine Shrigley …

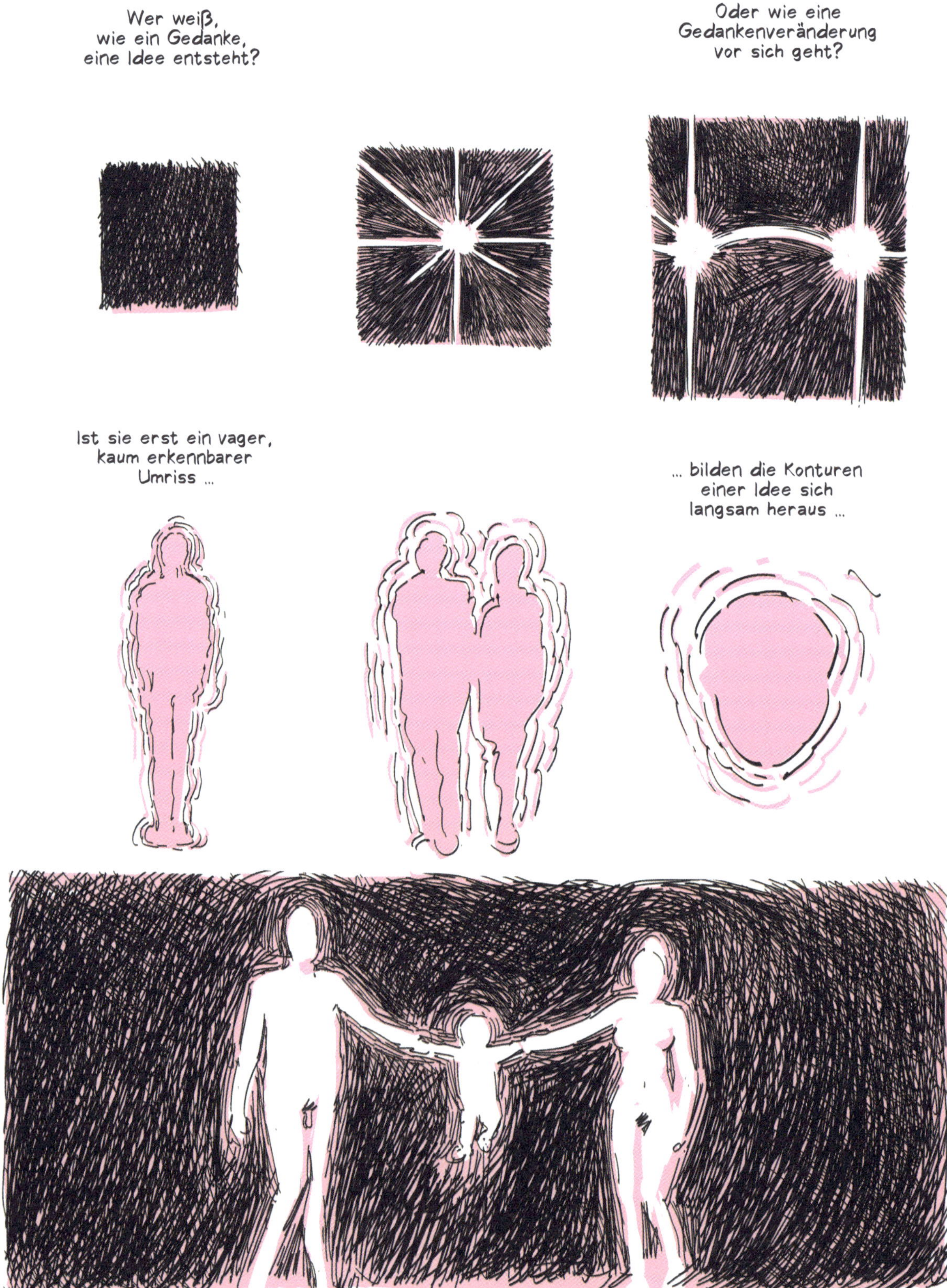
Wer weiß,
wie ein Gedanke,
eine Idee entsteht?
Oder wie eine
Gedankenveränderung
vor sich geht?
Ist sie erst ein vager,
kaum erkennbarer
Umriss …
… bilden die Konturen
einer Idee sich
langsam heraus …

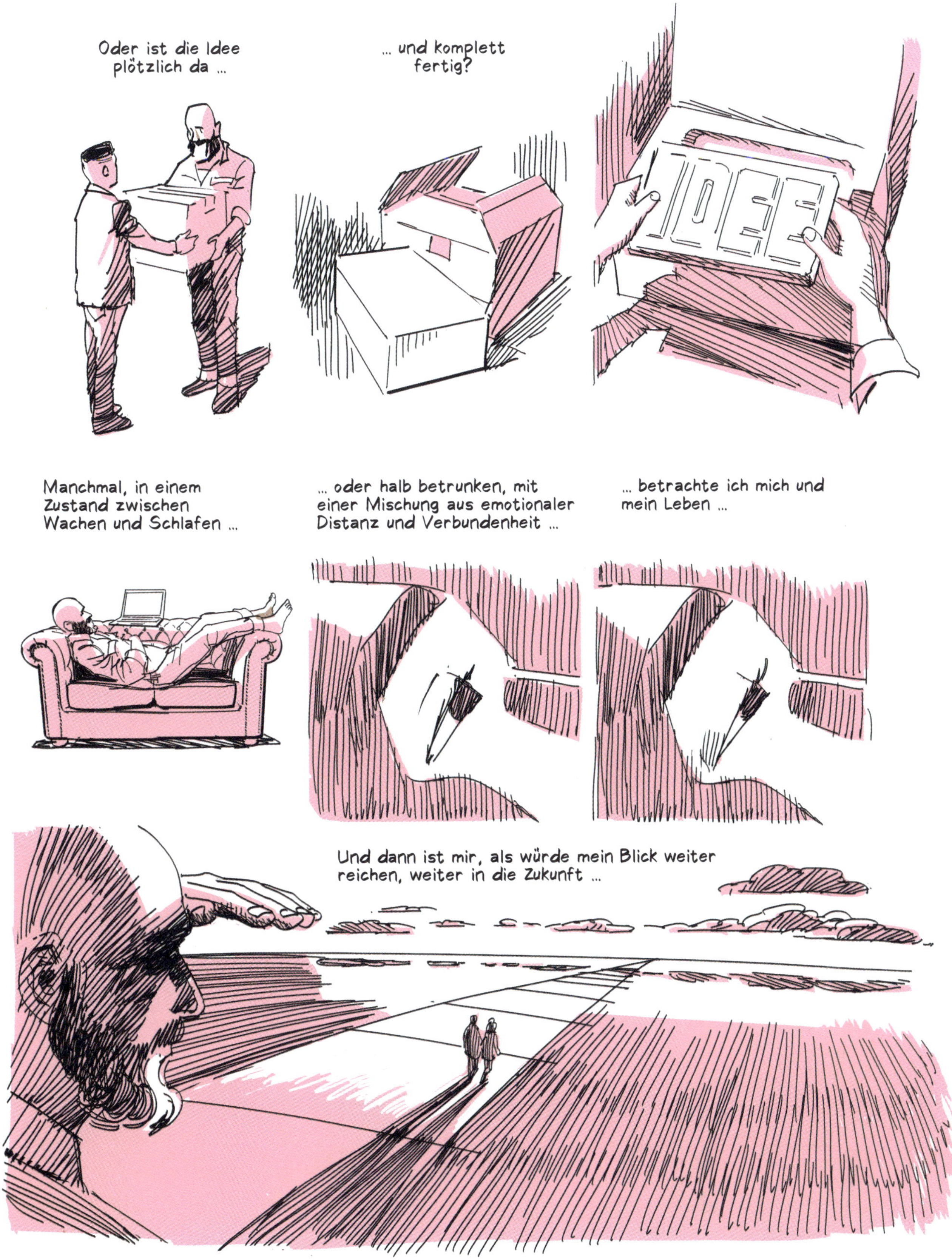
Oder ist die Idee plötzlich da ...
... und komplett fertig?
IDEE
Manchmal, in einem Zustand zwischen Wachen und Schlafen ...
... oder halb betrunken, mit einer Mischung aus emotionaler Distanz und Verbundenheit ...
... betrachte ich mich und mein Leben ...
Und dann ist mir, als würde mein Blick weiter reichen, weiter in die Zukunft ...

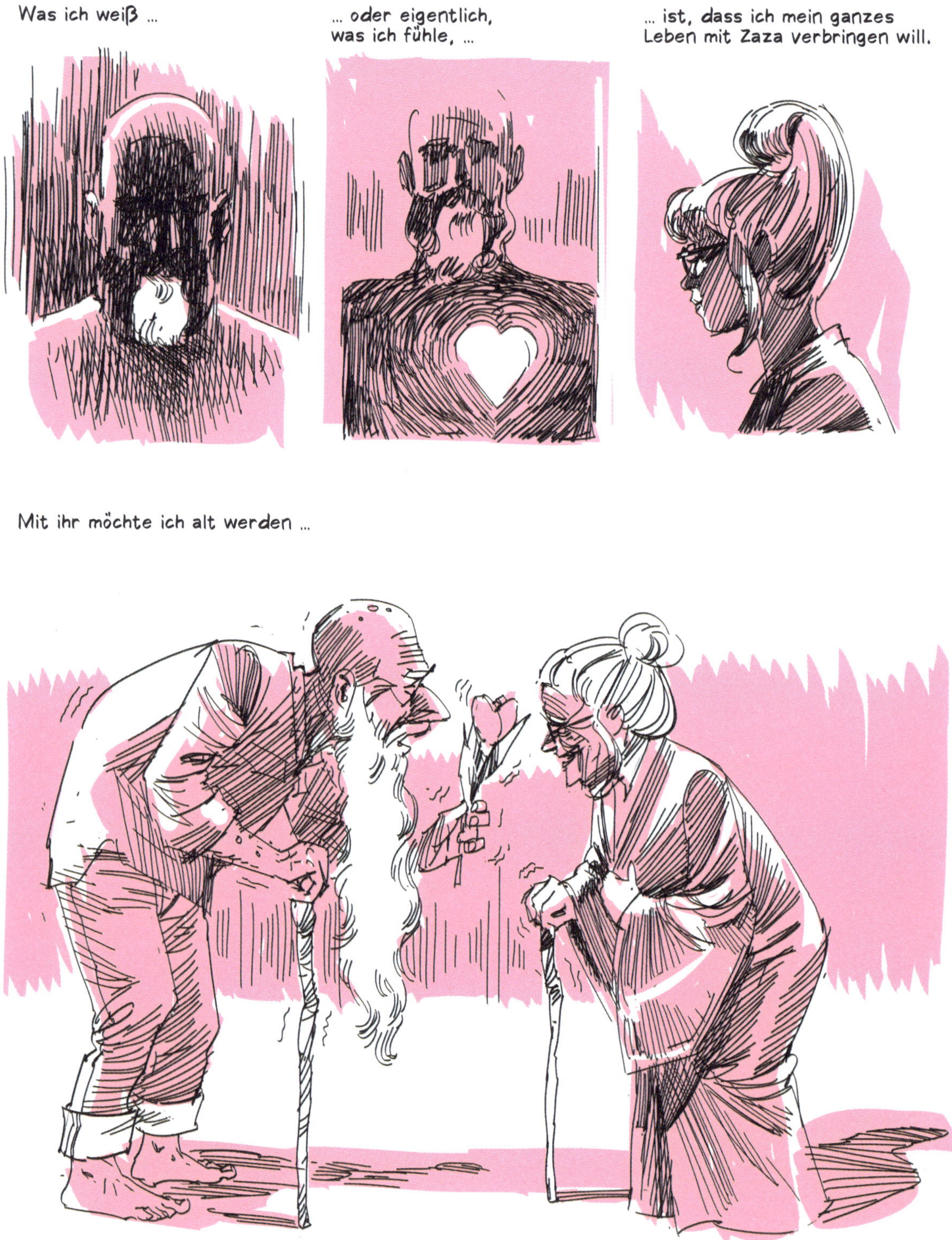
Was ich weiß …
… oder eigentlich, was ich fühle, …
… ist, dass ich mein ganzes Leben mit Zaza verbringen will.
Mit ihr möchte ich alt werden …

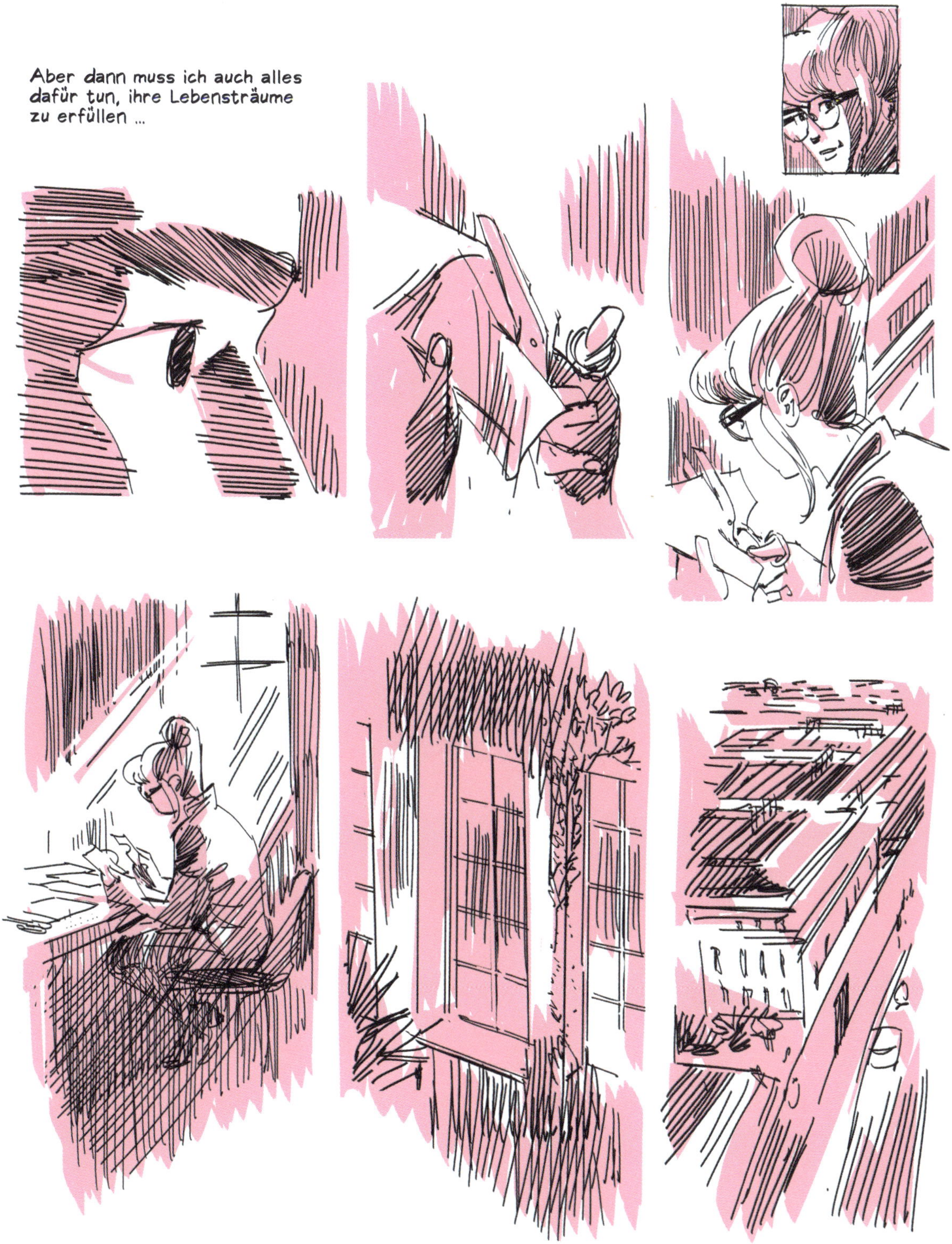
Aber dann muss ich auch alles dafür tun, ihre Lebensträume zu erfüllen ...

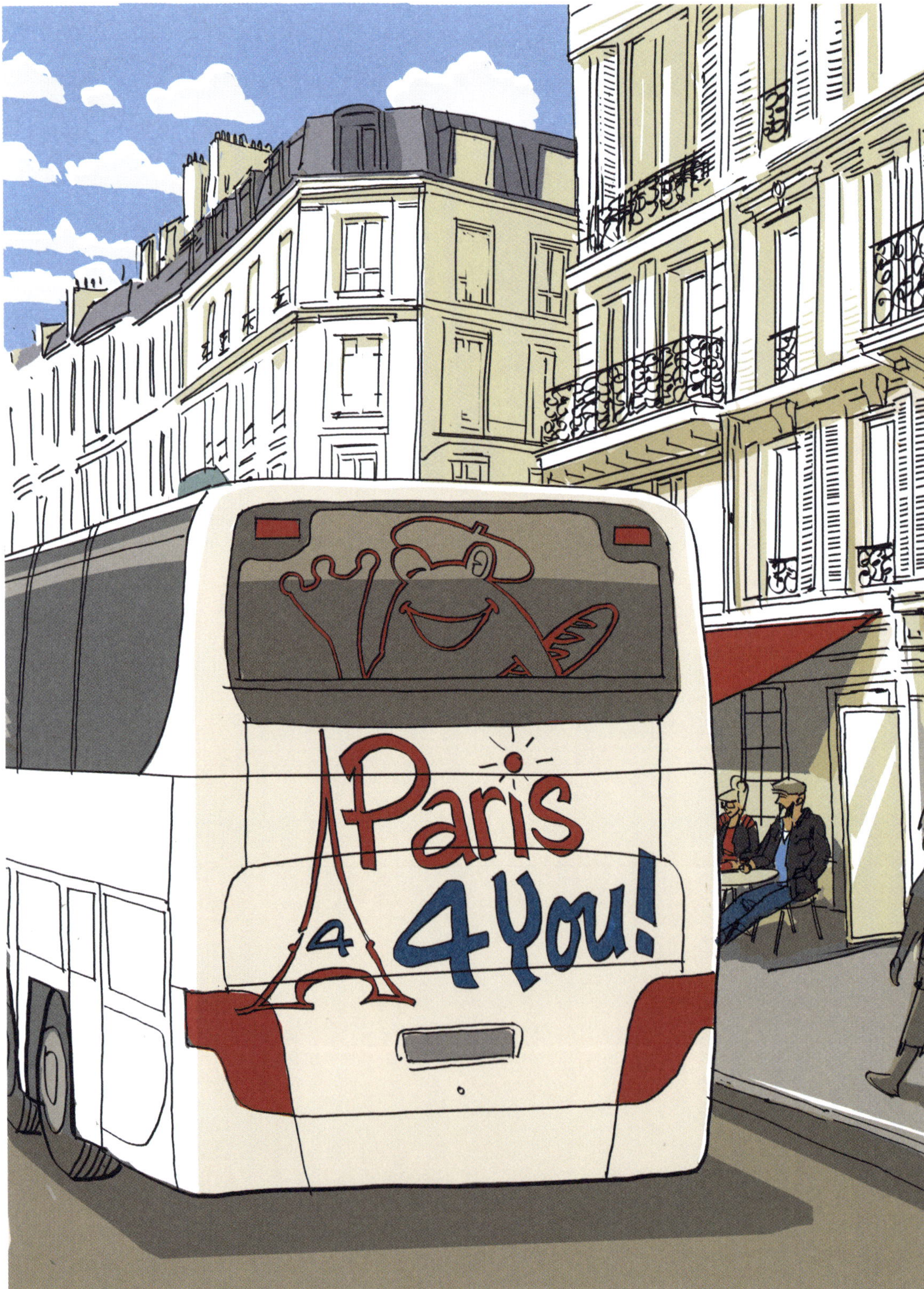
Paris 4 You!

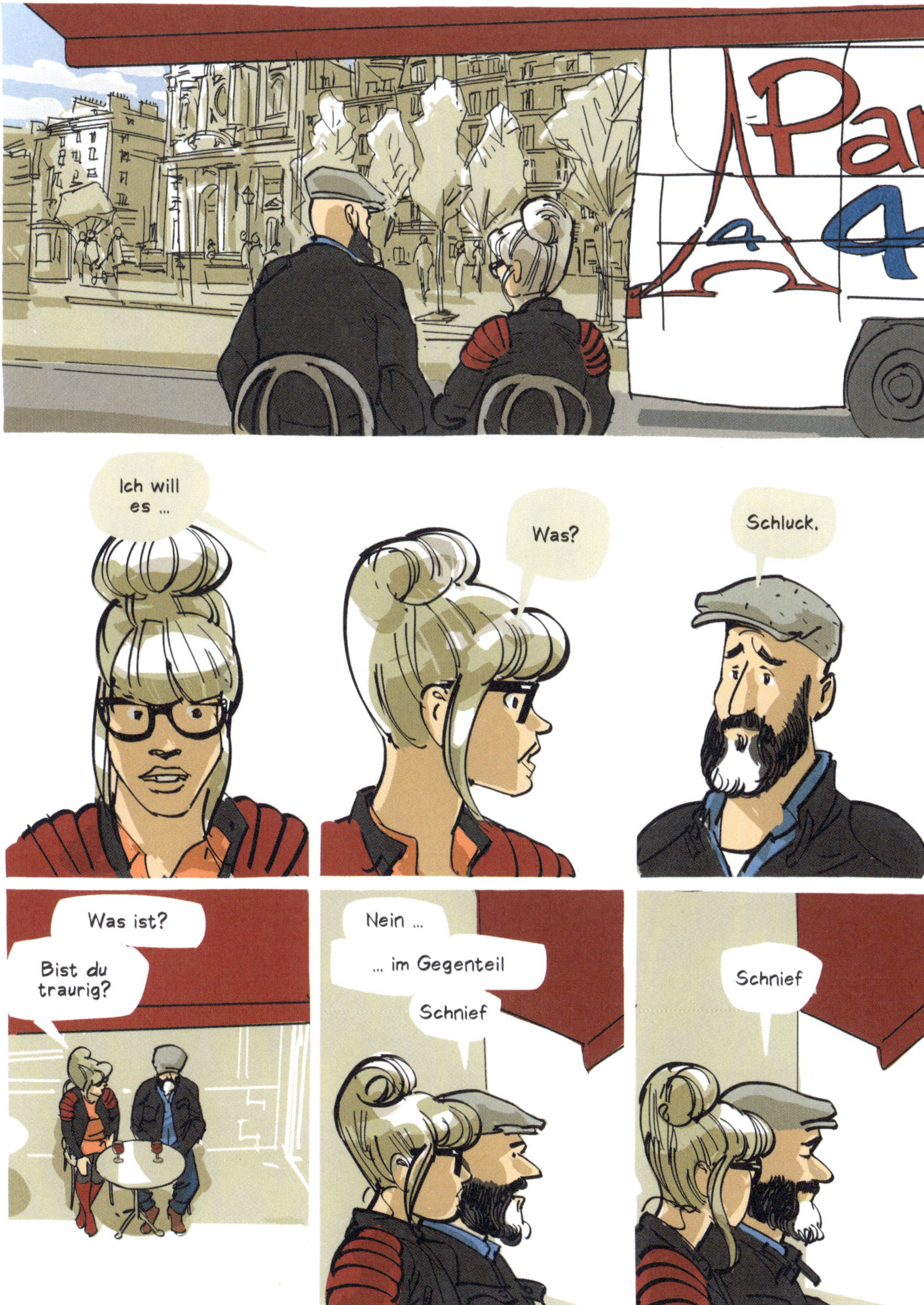

Par
4
Ich will es ...
Was?
Schluck.
Was ist?
Bist du traurig?
Nein ...
... im Gegenteil
Schnief
Schnief

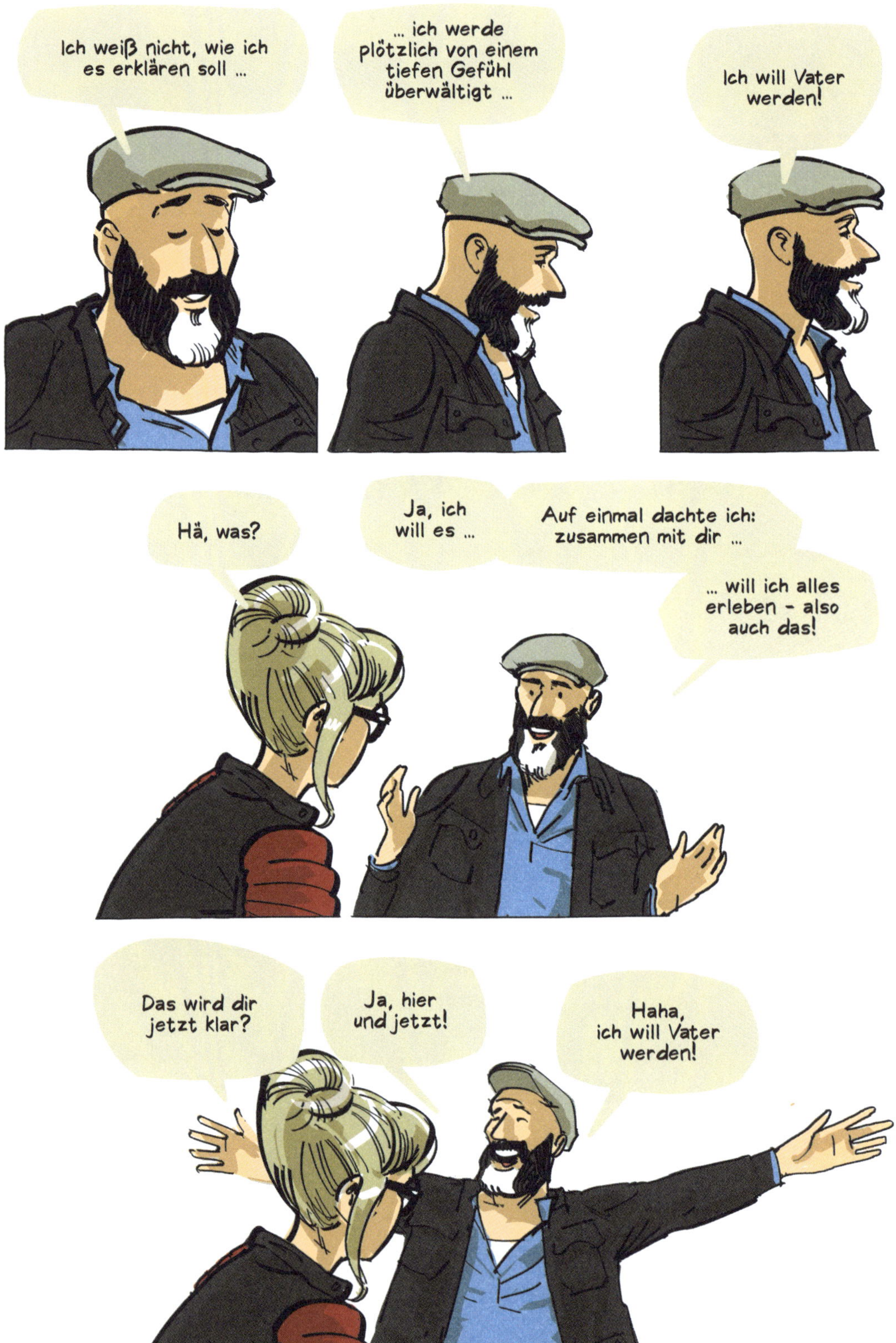
Ich weiß nicht, wie ich es erklären soll ...
... ich werde plötzlich von einem tiefen Gefühl überwältigt ...
Ich will Vater werden!
Hä, was?
Ja, ich will es ...
Auf einmal dachte ich: zusammen mit dir ...
... will ich alles erleben - also auch das!
Das wird dir jetzt klar?
Ja, hier und jetzt!
Haha, ich will Vater werden!

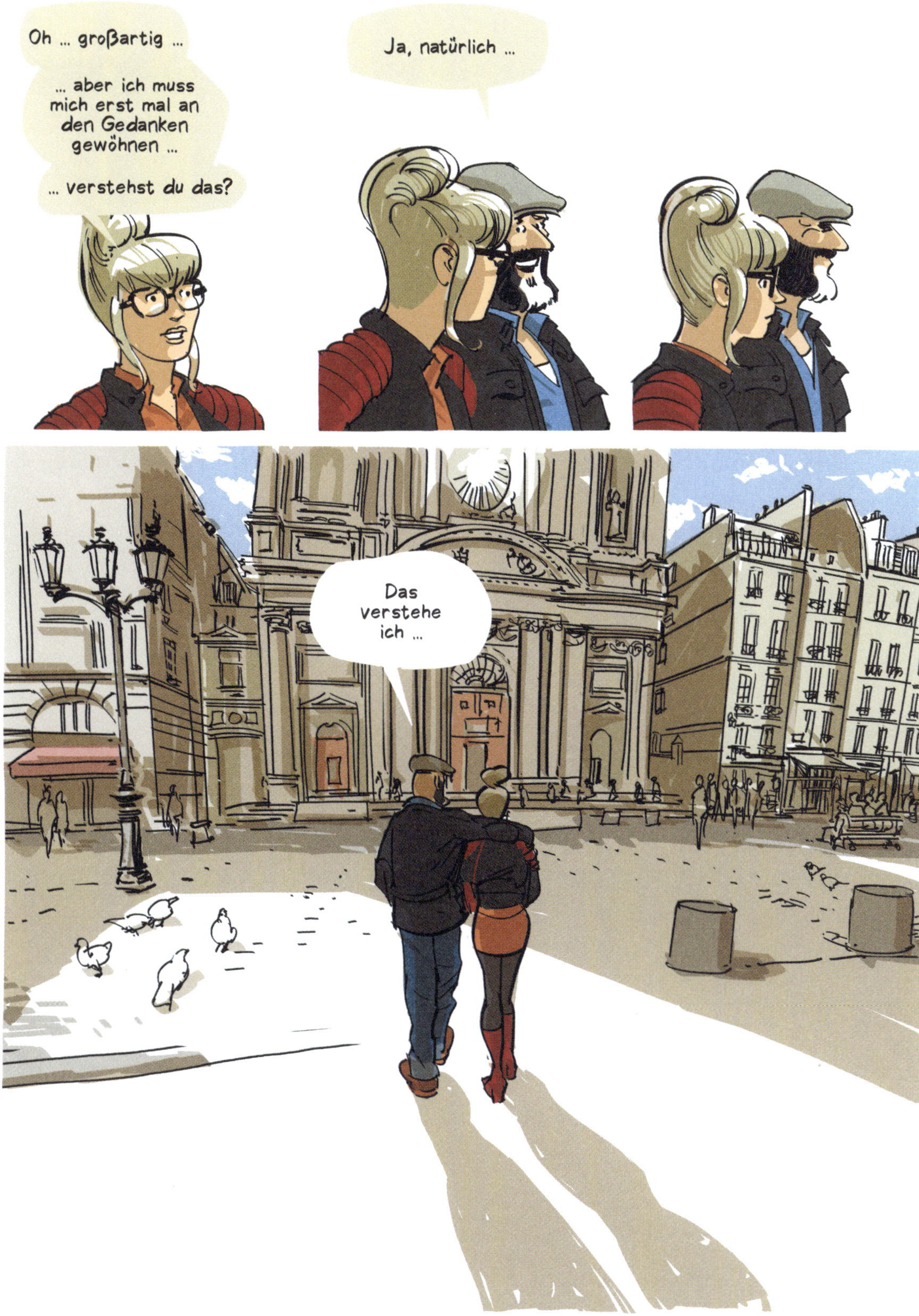
Oh ... großartig ...
... aber ich muss mich erst mal an den Gedanken gewöhnen ...
... verstehst du das?
Ja, natürlich ...
Das verstehe ich ...

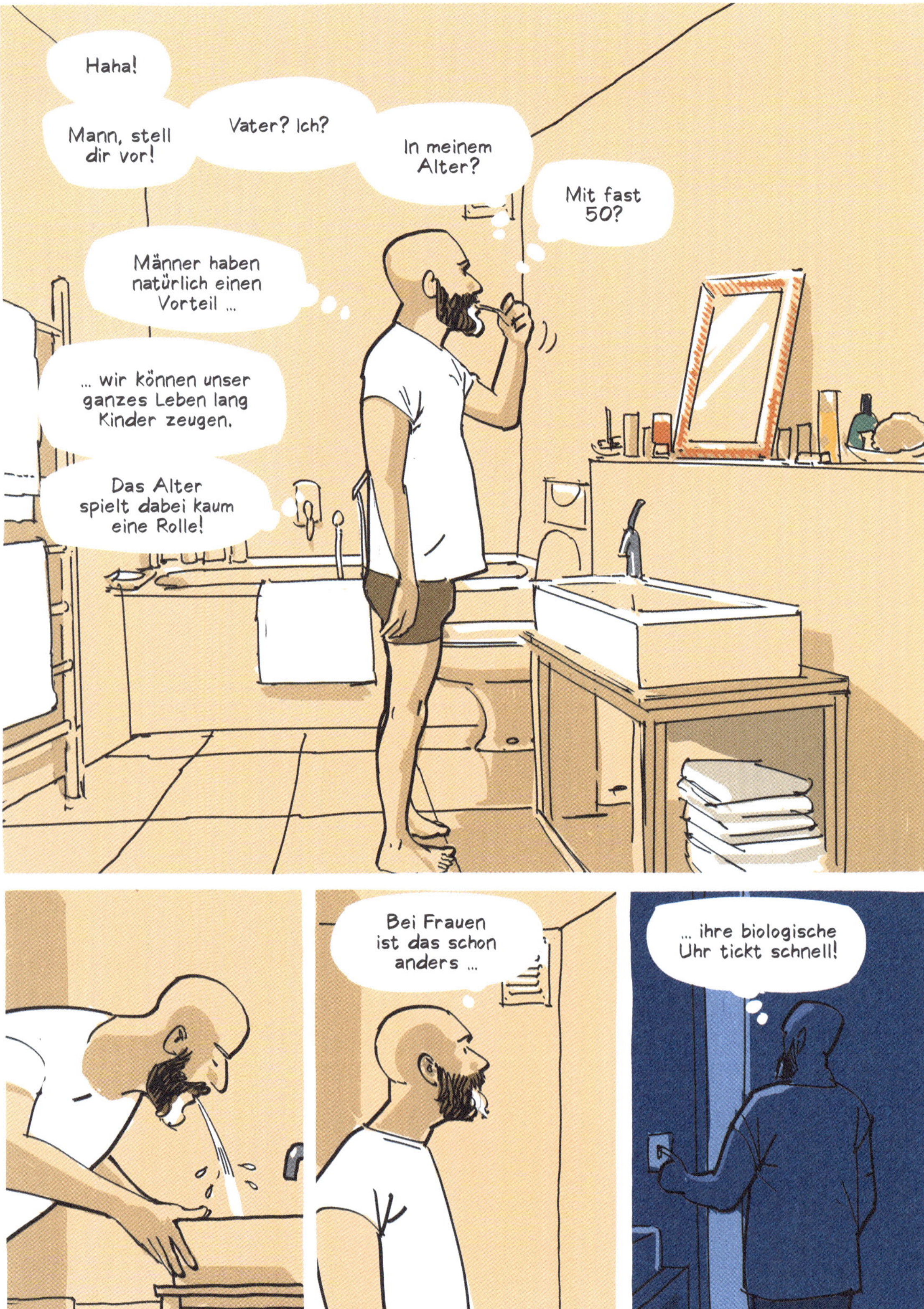
Haha!
Mann, stell dir vor!
Vater? Ich?
In meinem Alter?
Mit fast 50?
Männer haben natürlich einen Vorteil ...
... wir können unser ganzes Leben lang Kinder zeugen.
Das Alter spielt dabei kaum eine Rolle!
Bei Frauen ist das schon anders ...
... ihre biologische Uhr tickt schnell!

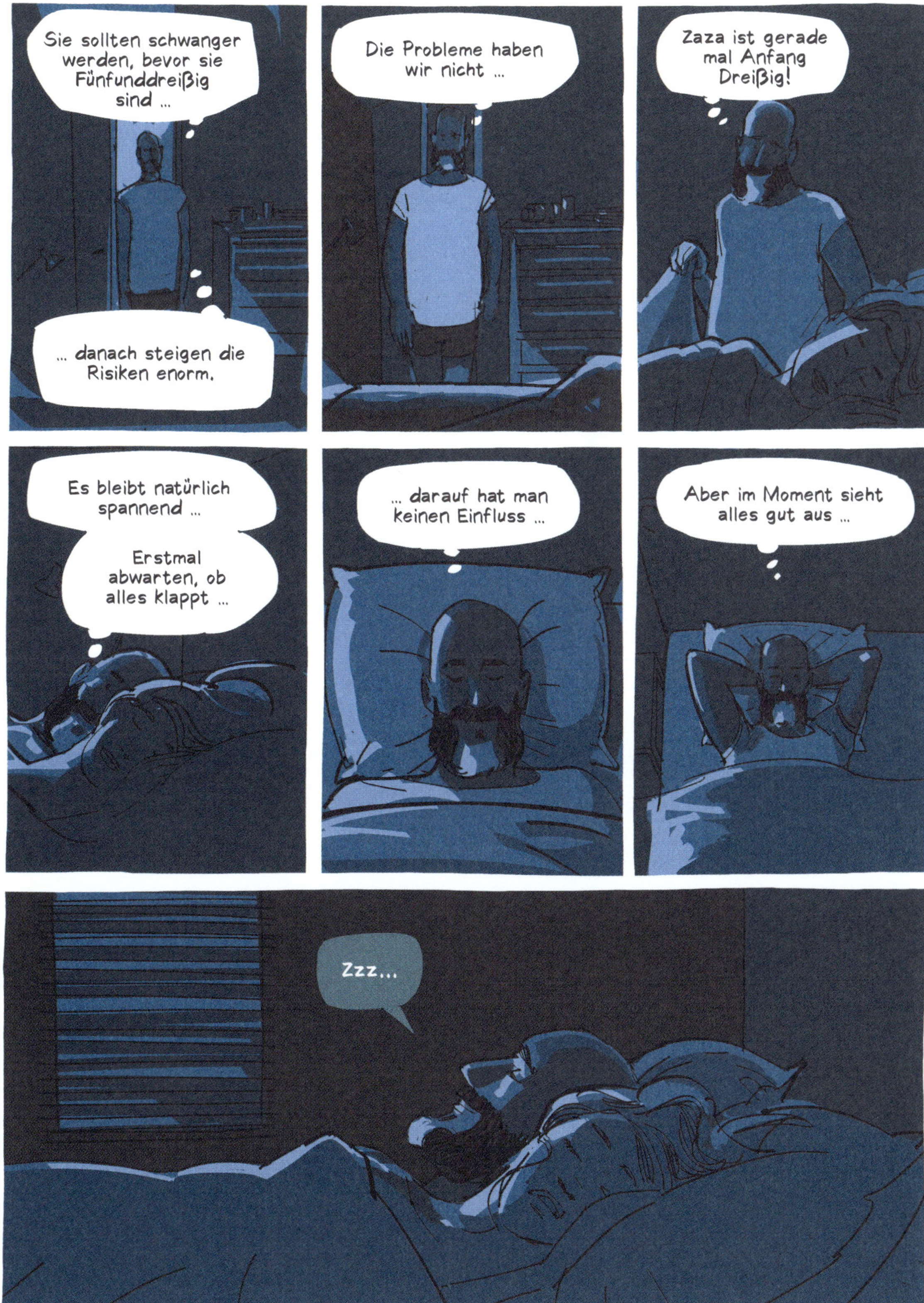
Sie sollten schwanger werden, bevor sie Fünfunddreißig sind ...
... danach steigen die Risiken enorm.
Die Probleme haben wir nicht ...
Zaza ist gerade mal Anfang Dreißig!
Es bleibt natürlich spannend ...
Erstmal abwarten, ob alles klappt ...
... darauf hat man keinen Einfluss ...
Aber im Moment sieht alles gut aus ...
Zzz...

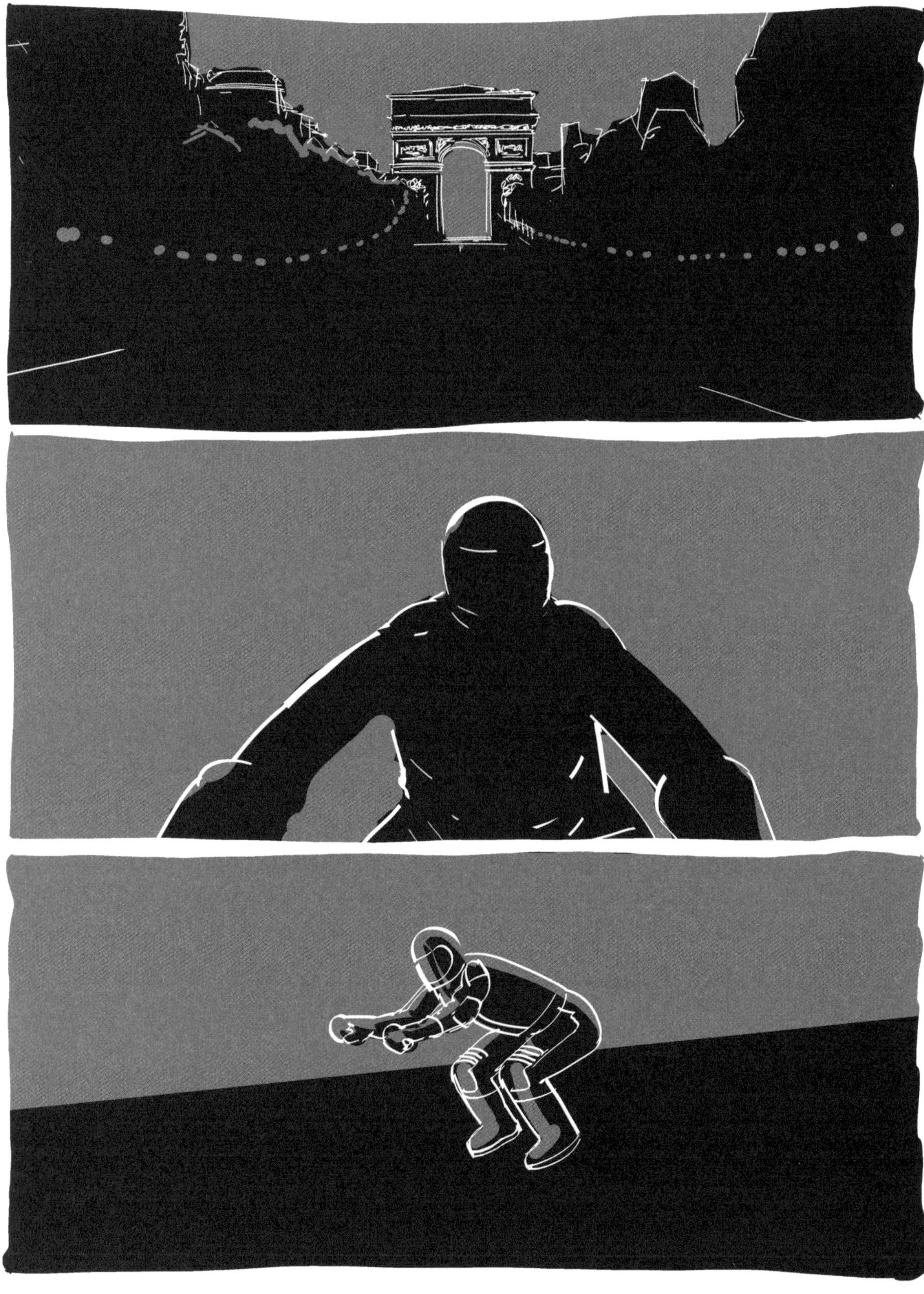

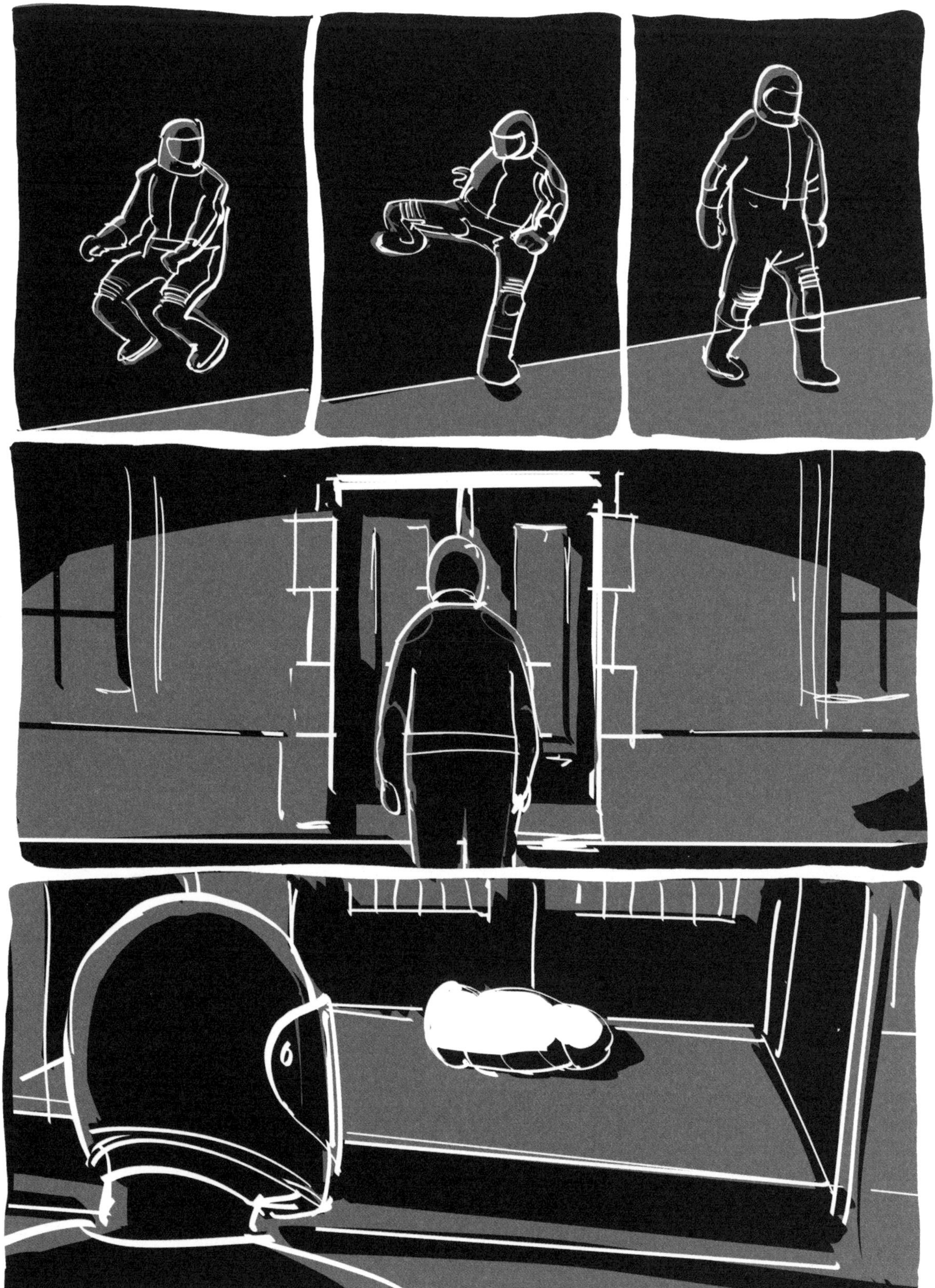

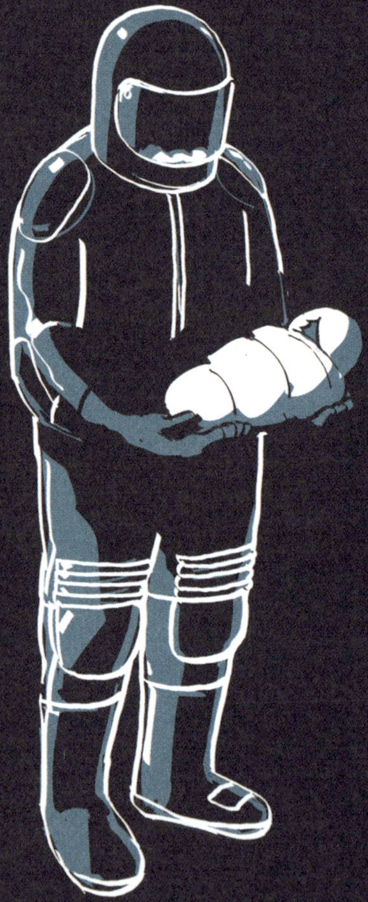

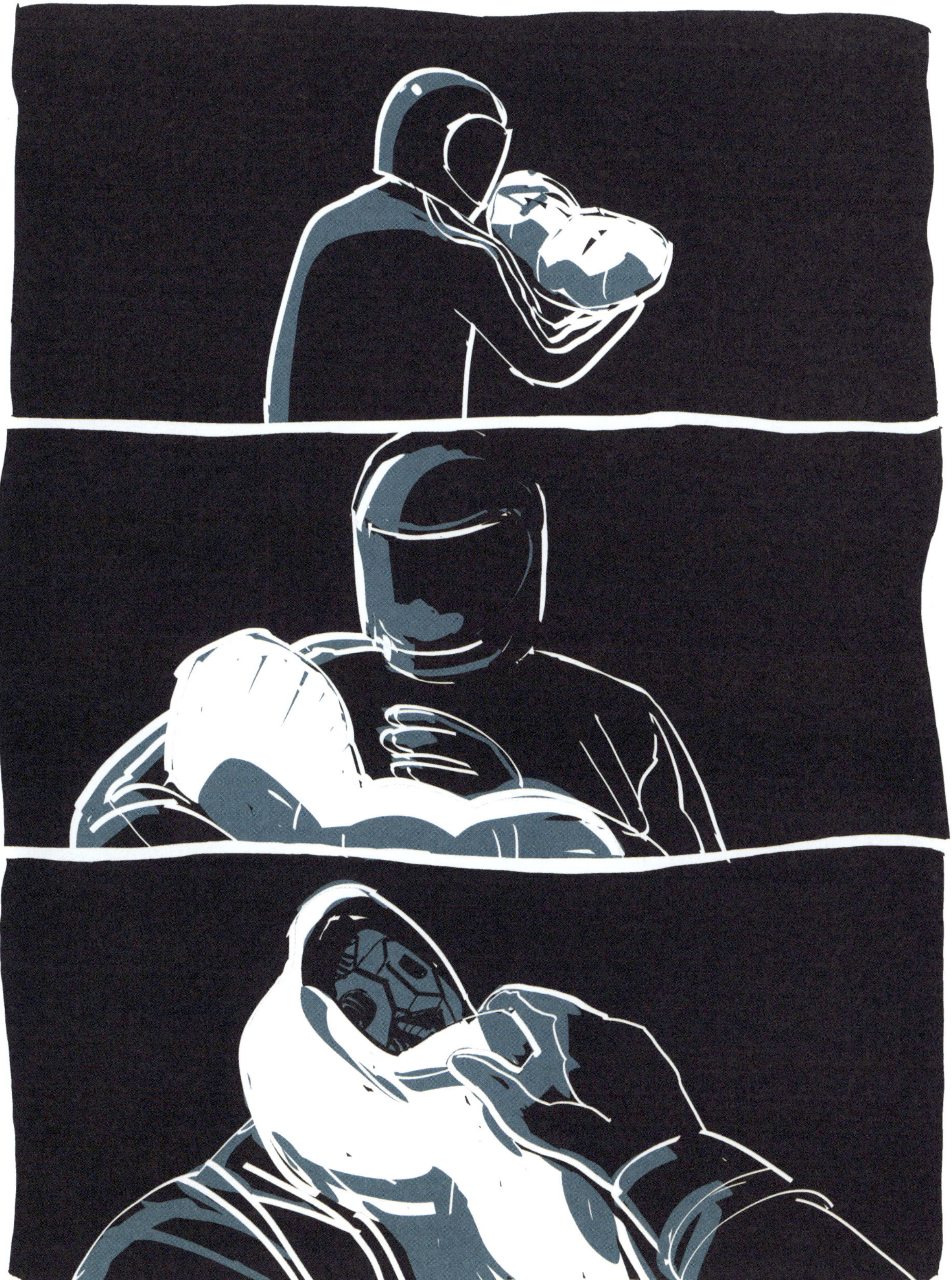

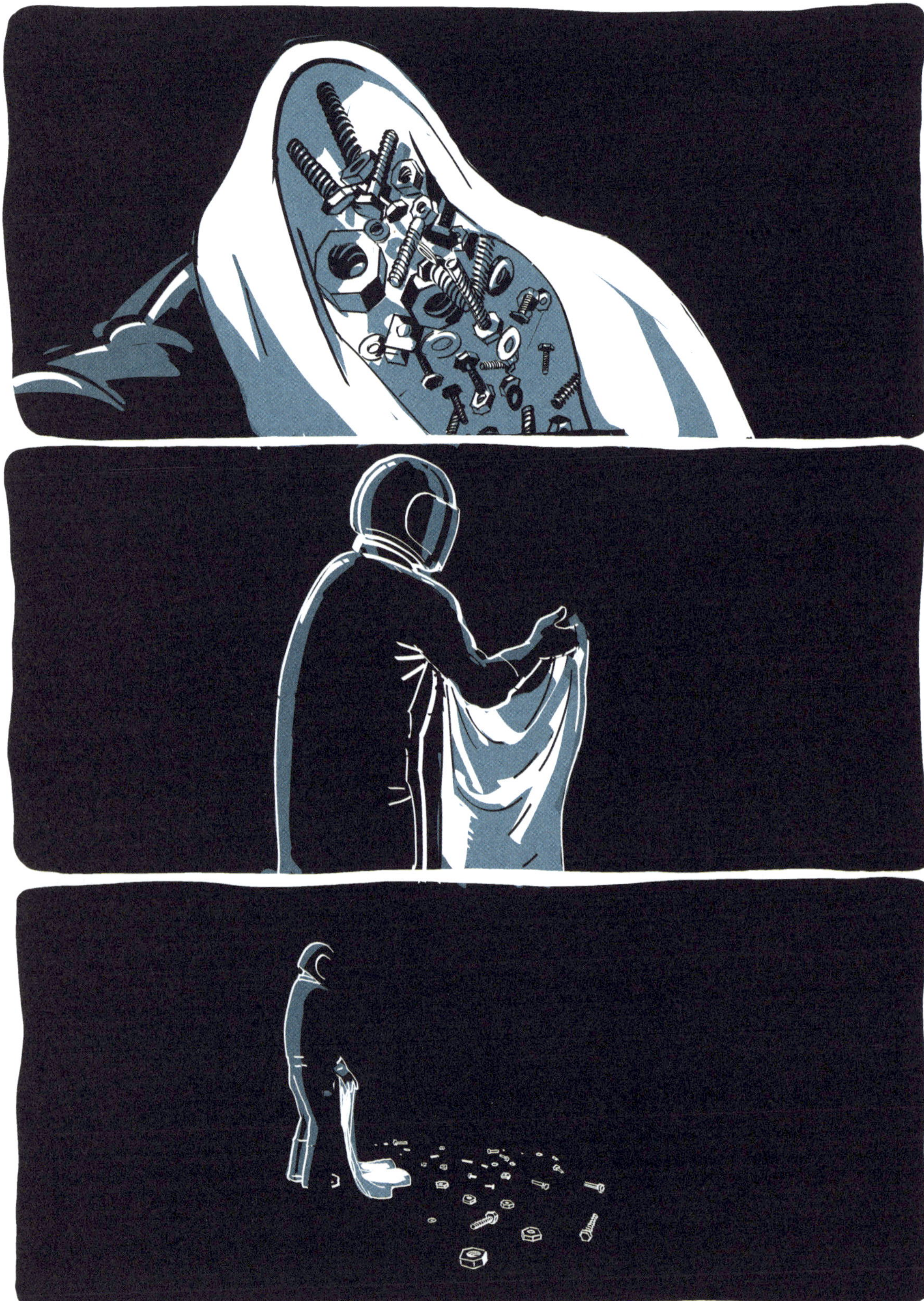

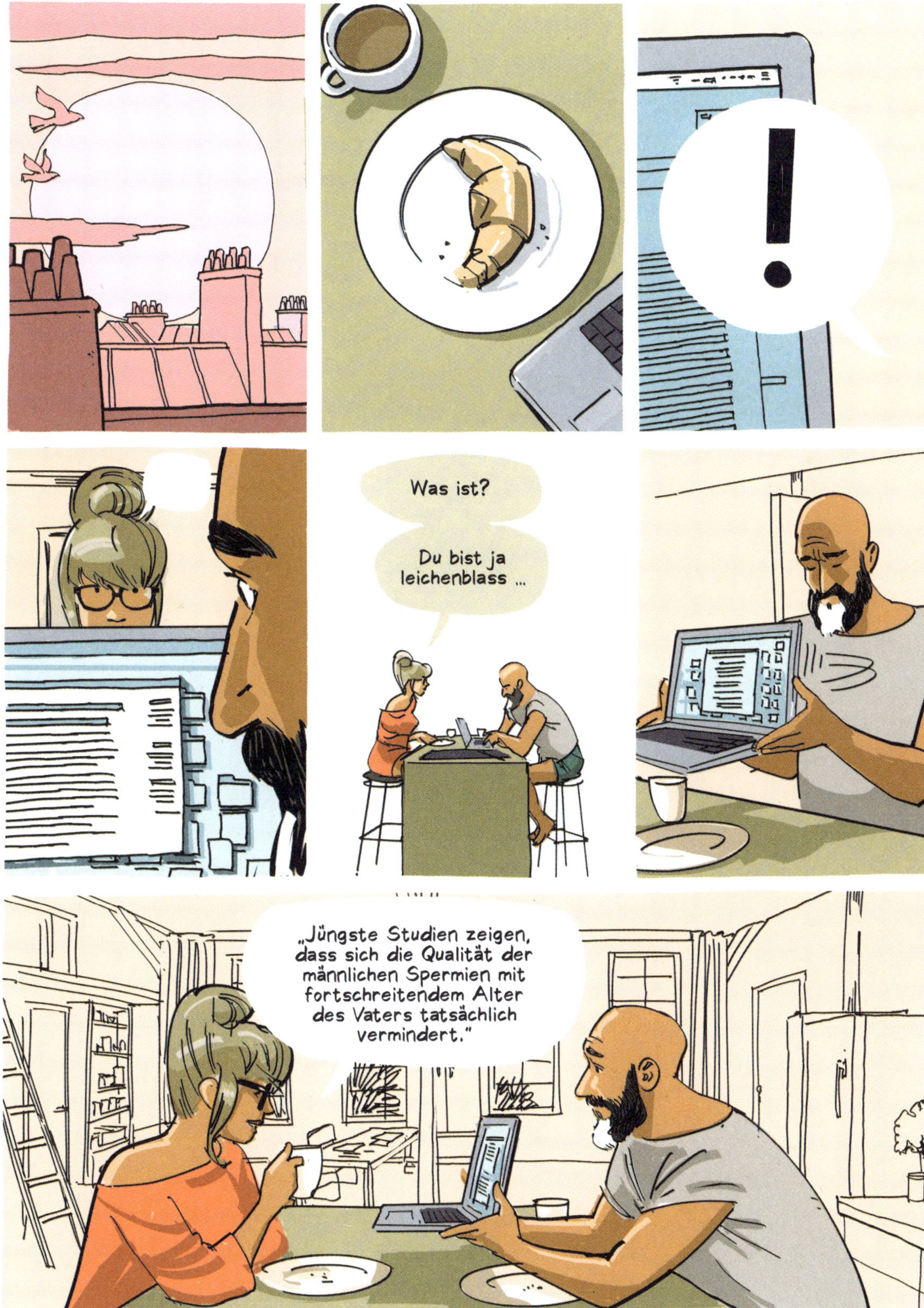
!
Was ist?
Du bist ja leichenblass ...
„Jüngste Studien zeigen, dass sich die Qualität der männlichen Spermien mit fortschreitendem Alter des Vaters tatsächlich vermindert."

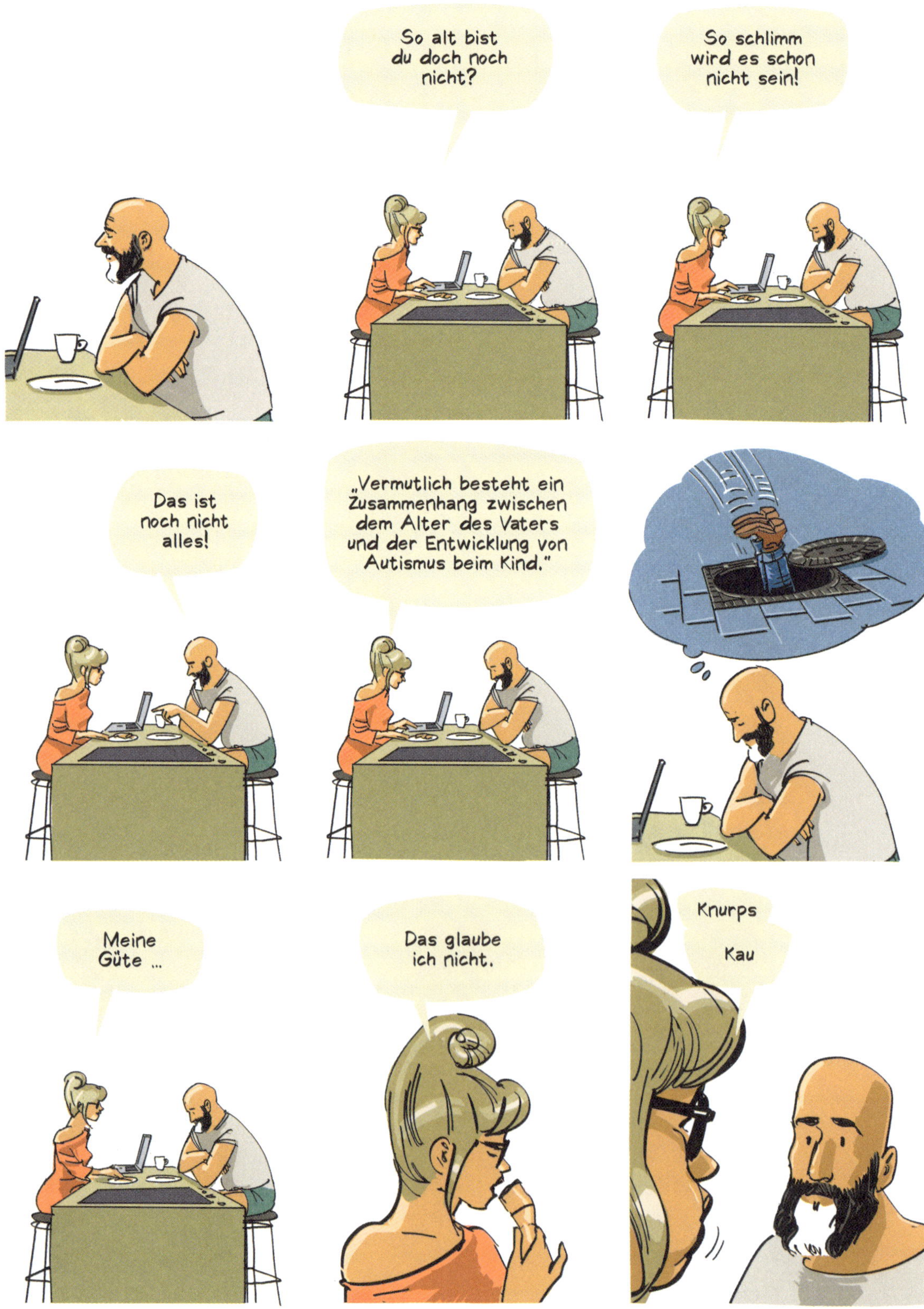
So alt bist du doch noch nicht?
So schlimm wird es schon nicht sein!
Das ist noch nicht alles!
„Vermutlich besteht ein Zusammenhang zwischen dem Alter des Vaters und der Entwicklung von Autismus beim Kind."
Meine Güte ...
Das glaube ich nicht.
Knurps
Kau

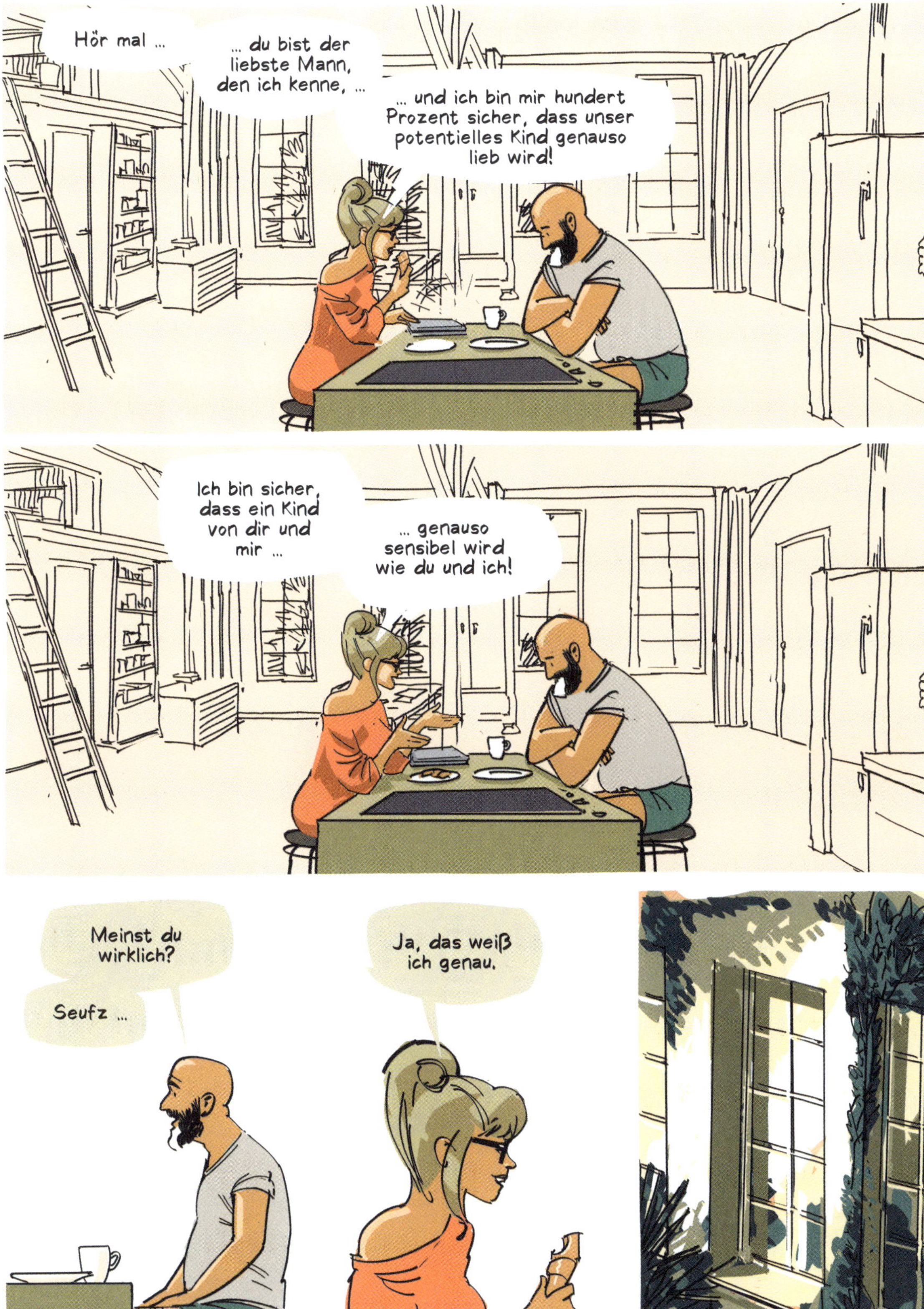
Hör mal ...
... du bist der liebste Mann, den ich kenne, ...
... und ich bin mir hundert Prozent sicher, dass unser potentielles Kind genauso lieb wird!
Ich bin sicher, dass ein Kind von dir und mir ...
... genauso sensibel wird wie du und ich!
Meinst du wirklich?
Seufz ...
Ja, das weiß ich genau.

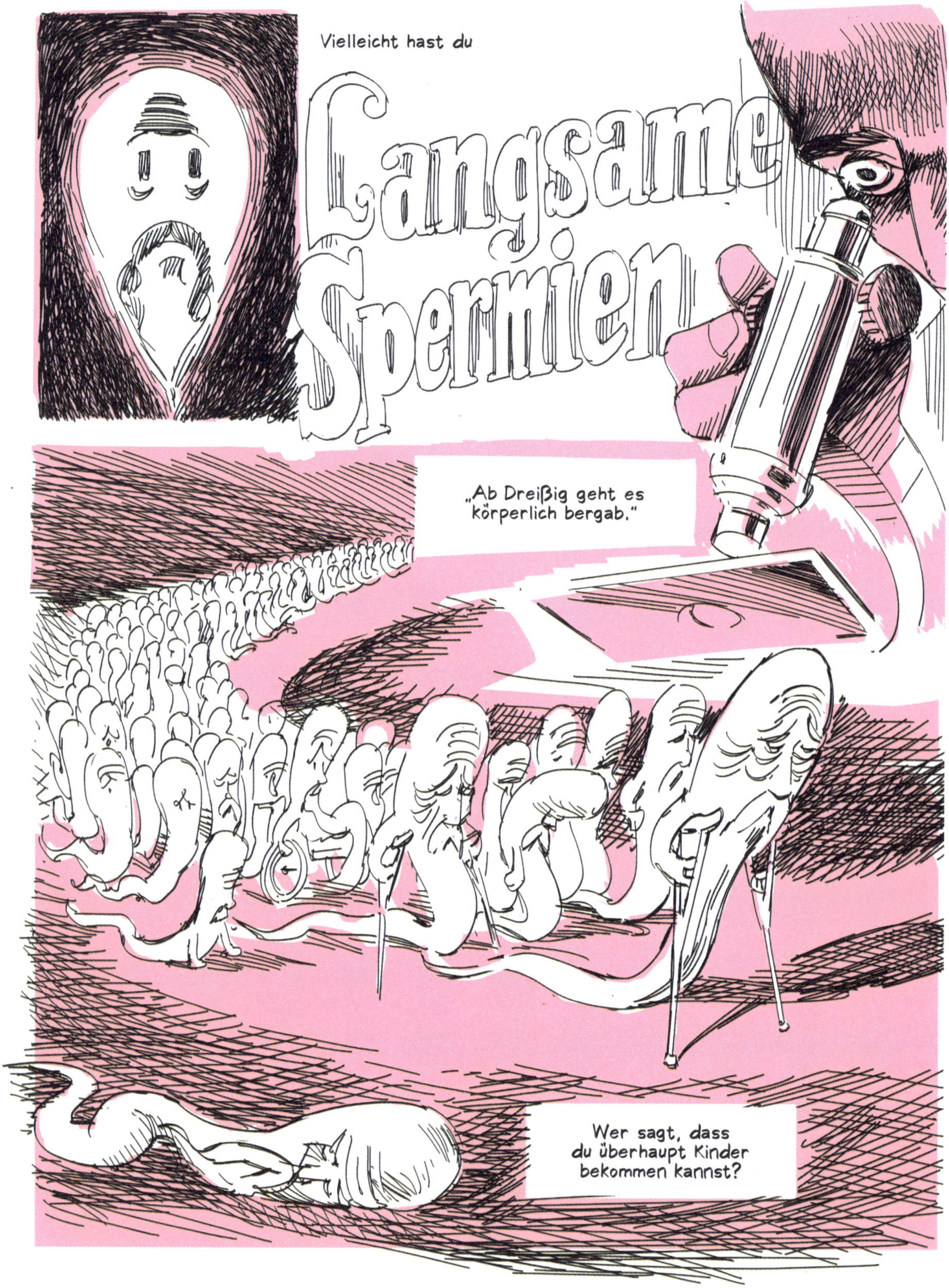
Vielleicht hast du
Langsame Spermien
„Ab Dreißig geht es körperlich bergab."
Wer sagt, dass du überhaupt Kinder bekommen kannst?

Dadurch, dass ich den Gedanken oder das Verlangen Vater zu werden zugelassen habe, erreiche ich anscheinend ein völlig neues Bewusstseinsniveau.

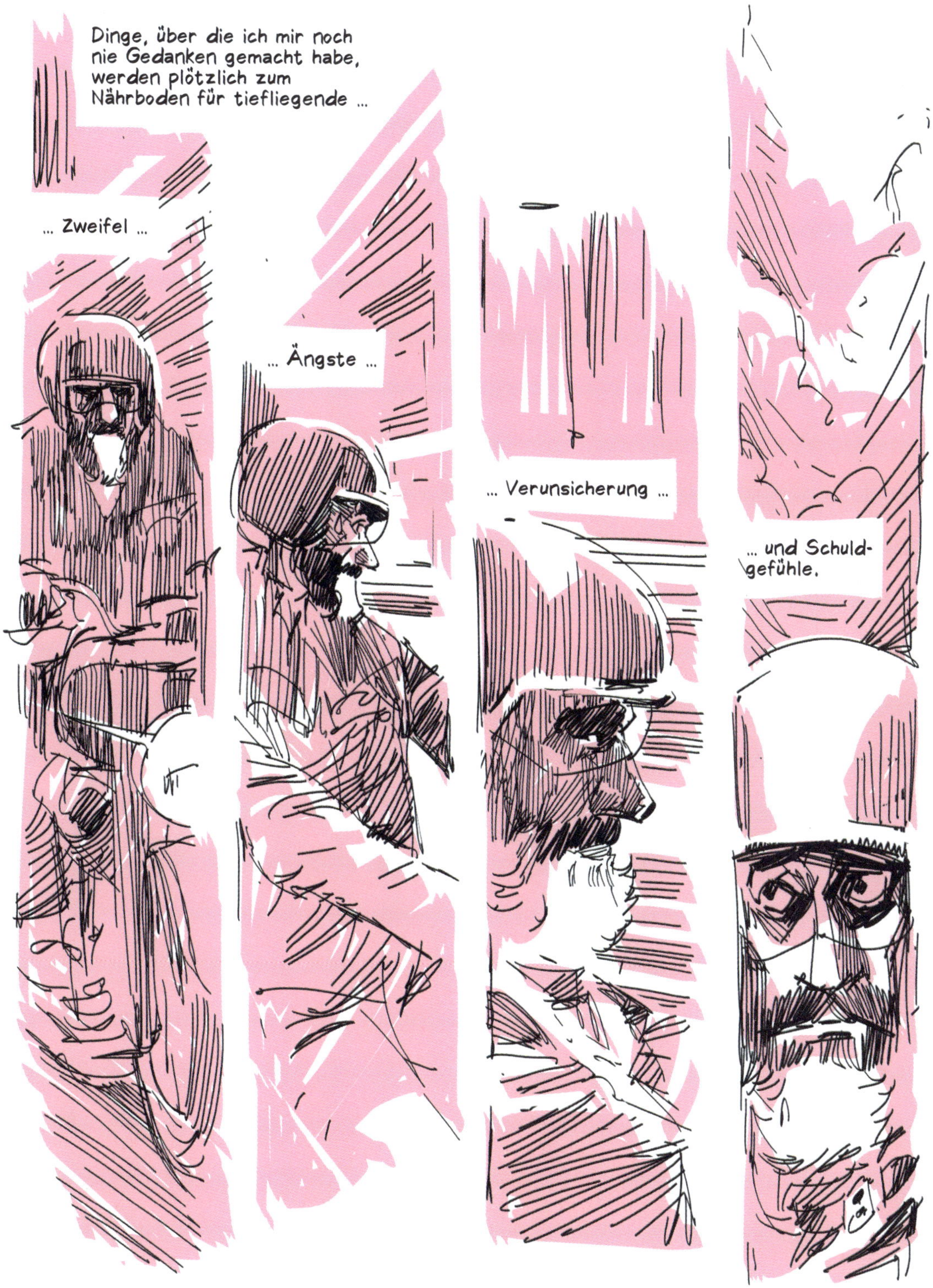
Dinge, über die ich mir noch nie Gedanken gemacht habe, werden plötzlich zum Nährboden für tiefliegende …
… Zweifel …
… Ängste …
… Verunsicherung …
… und Schuldgefühle.

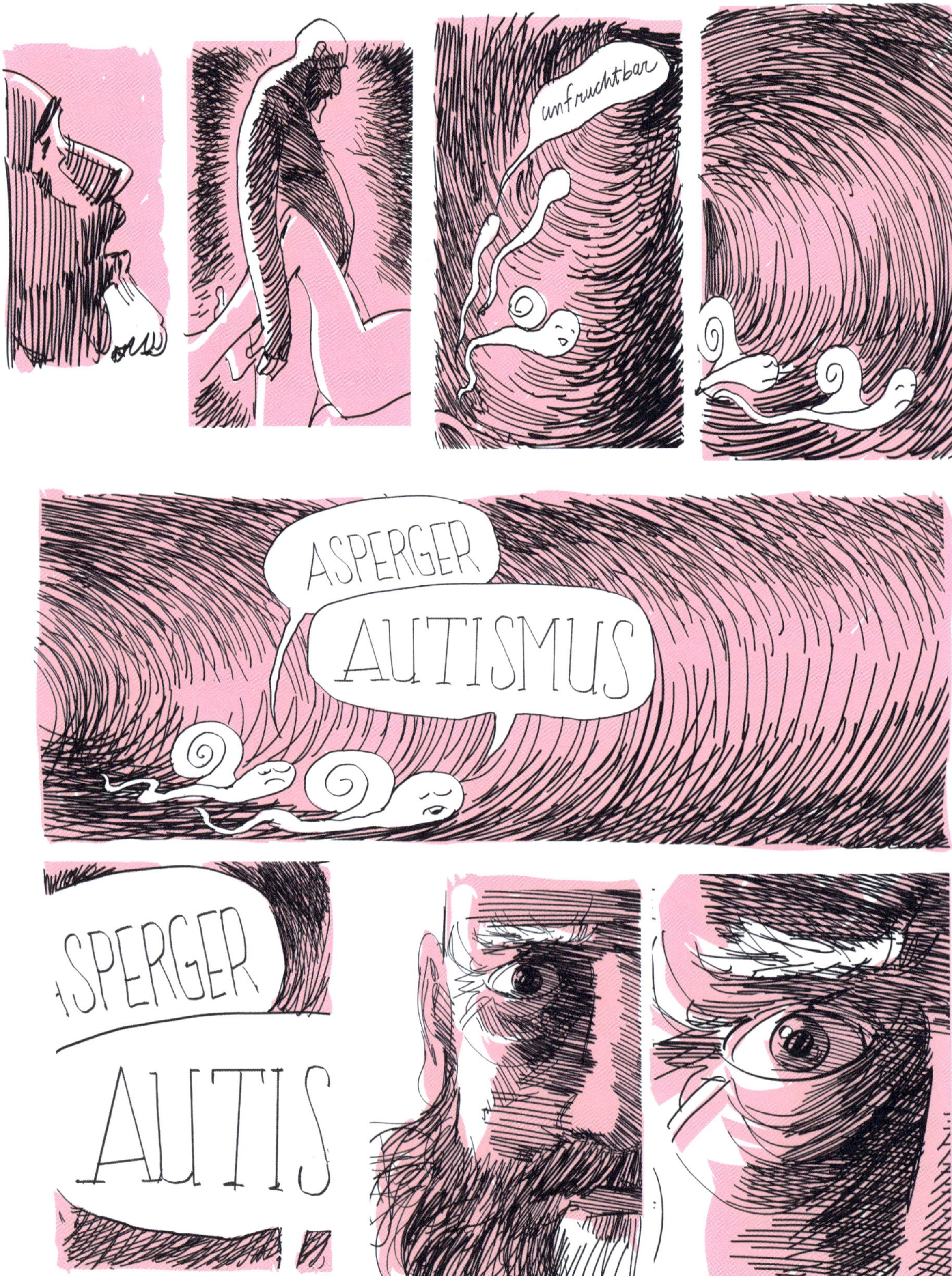
unfruchtbar
ASPERGER
AUTISMUS
SPERGER
AUTIS

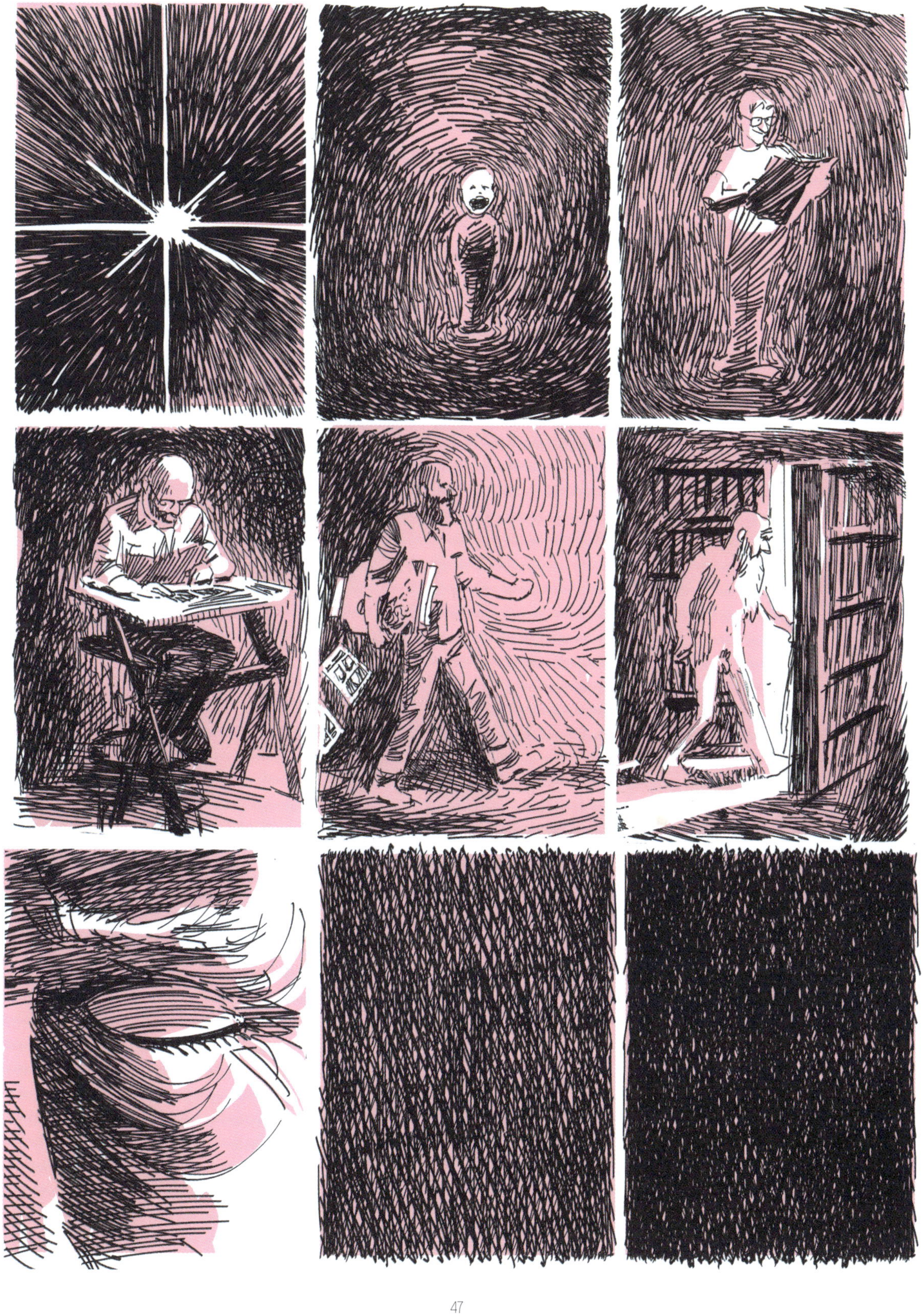

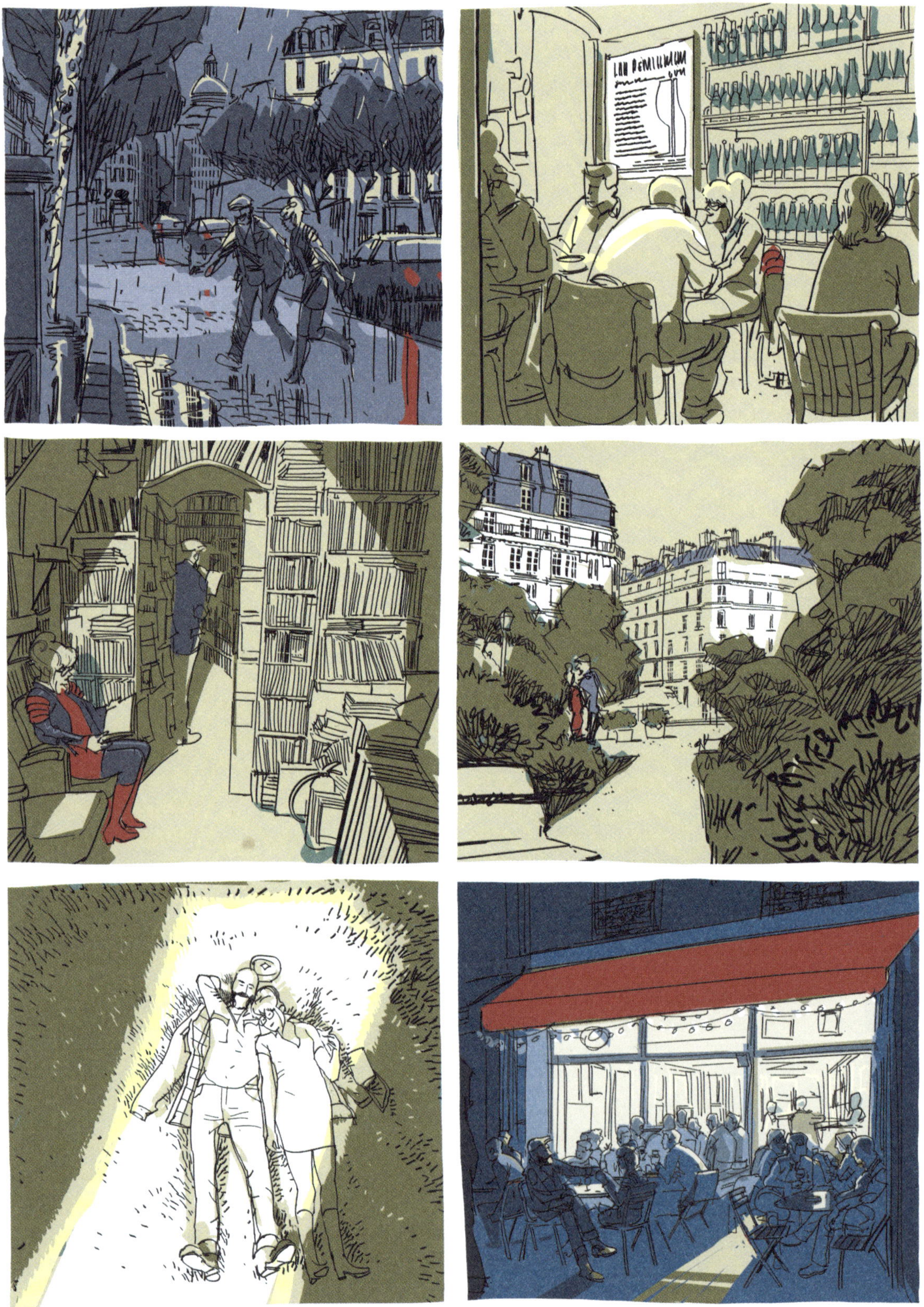

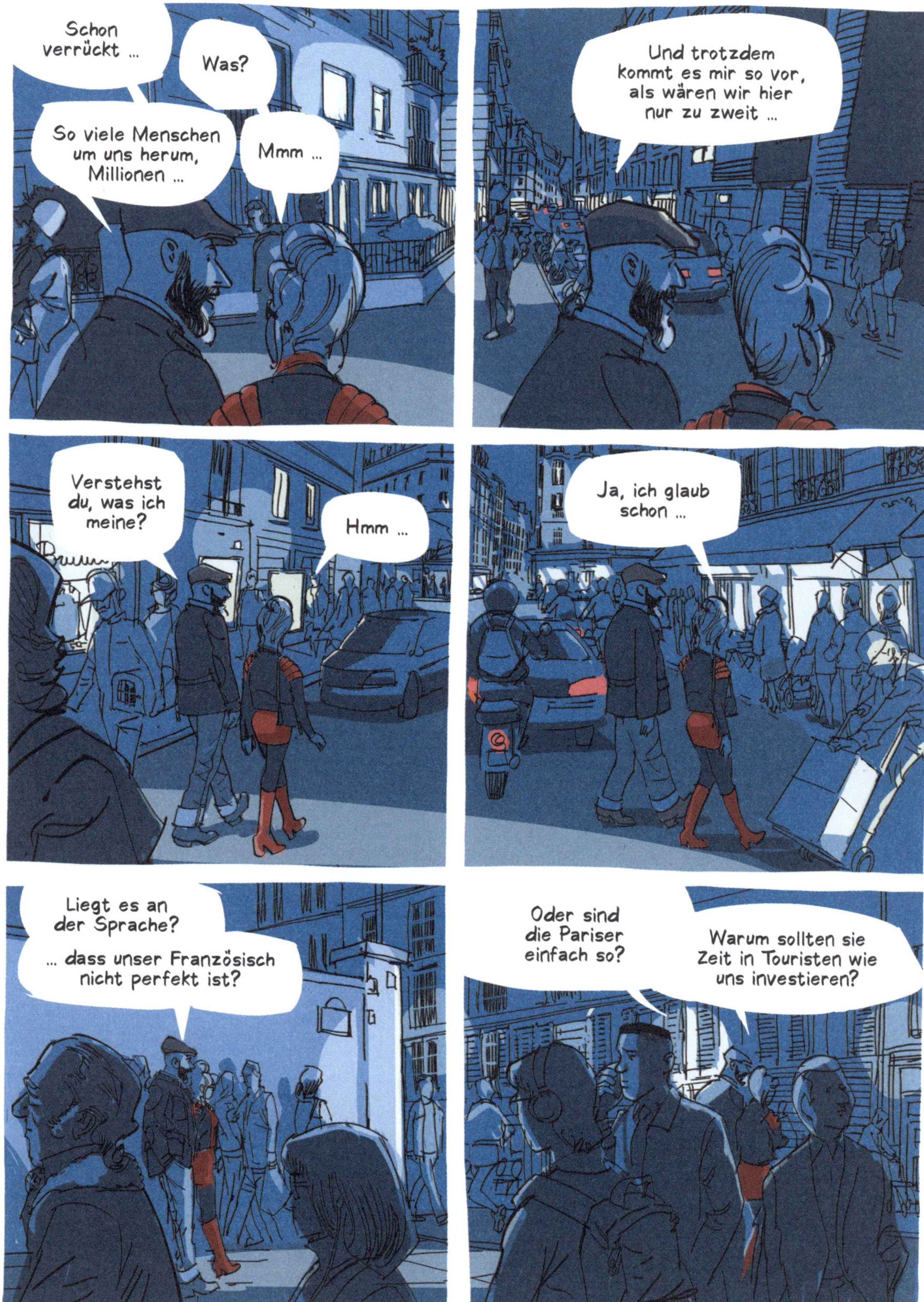
Schon verrückt ...
Was?
So viele Menschen um uns herum, Millionen ...
Mmm ...
Und trotzdem kommt es mir so vor, als wären wir hier nur zu zweit ...
Verstehst du, was ich meine?
Hmm ...
Ja, ich glaub schon ...
Liegt es an der Sprache?
... dass unser Französisch nicht perfekt ist?
Oder sind die Pariser einfach so?
Warum sollten sie Zeit in Touristen wie uns investieren?

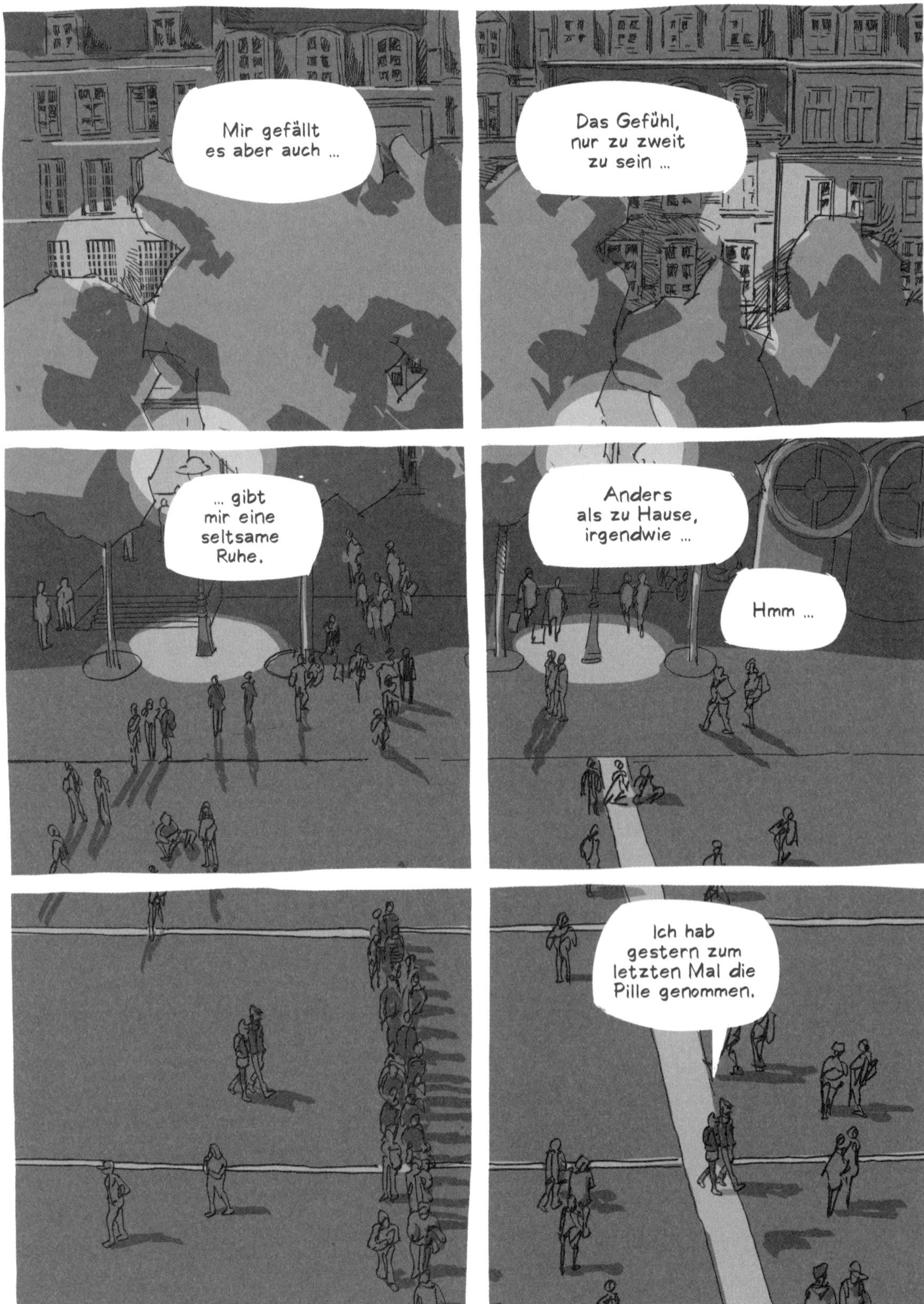
Mir gefällt es aber auch ...
Das Gefühl, nur zu zweit zu sein ...
... gibt mir eine seltsame Ruhe.
Anders als zu Hause, irgendwie ...
Hmm ...
Ich hab gestern zum letzten Mal die Pille genommen.

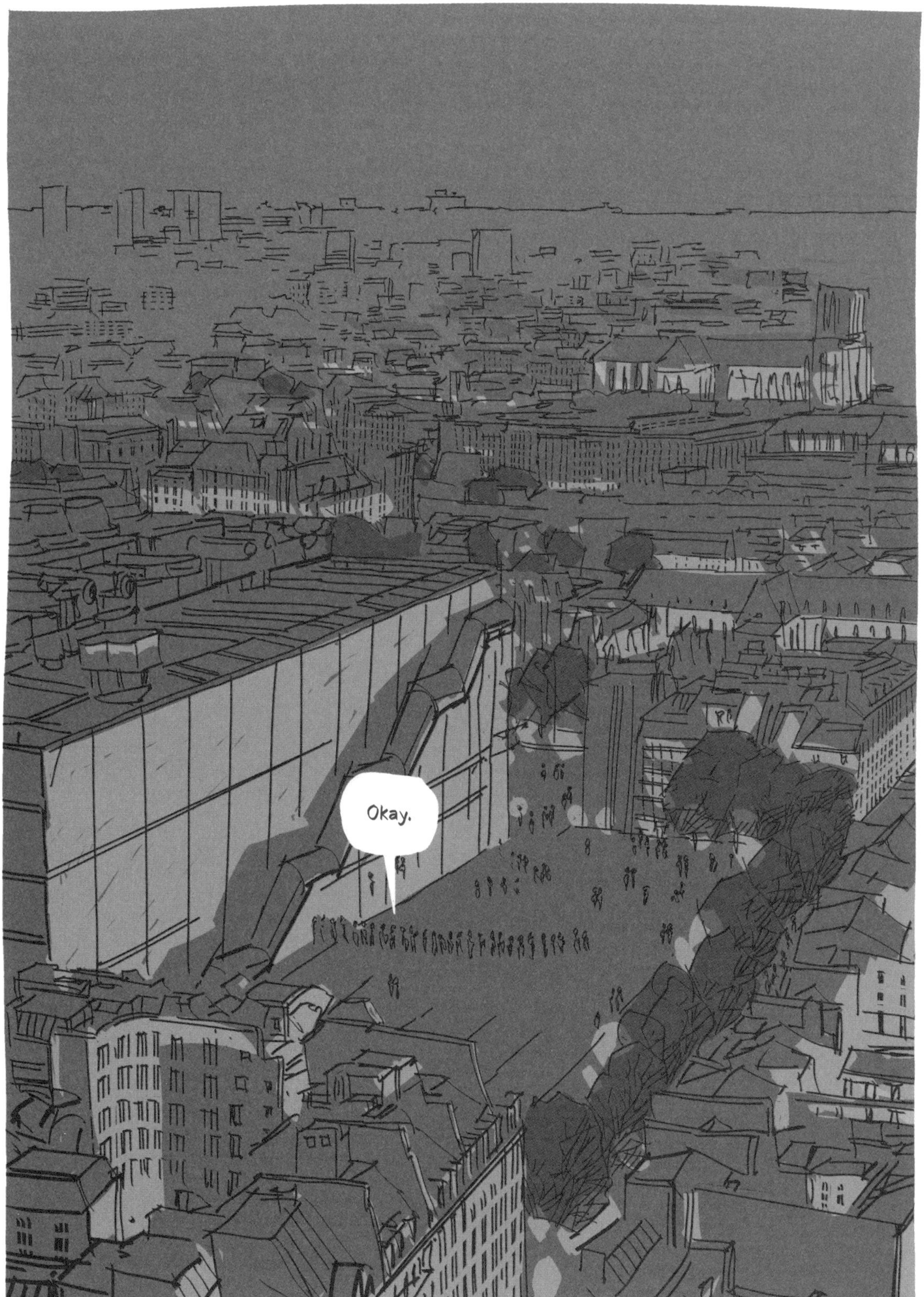
Okay.

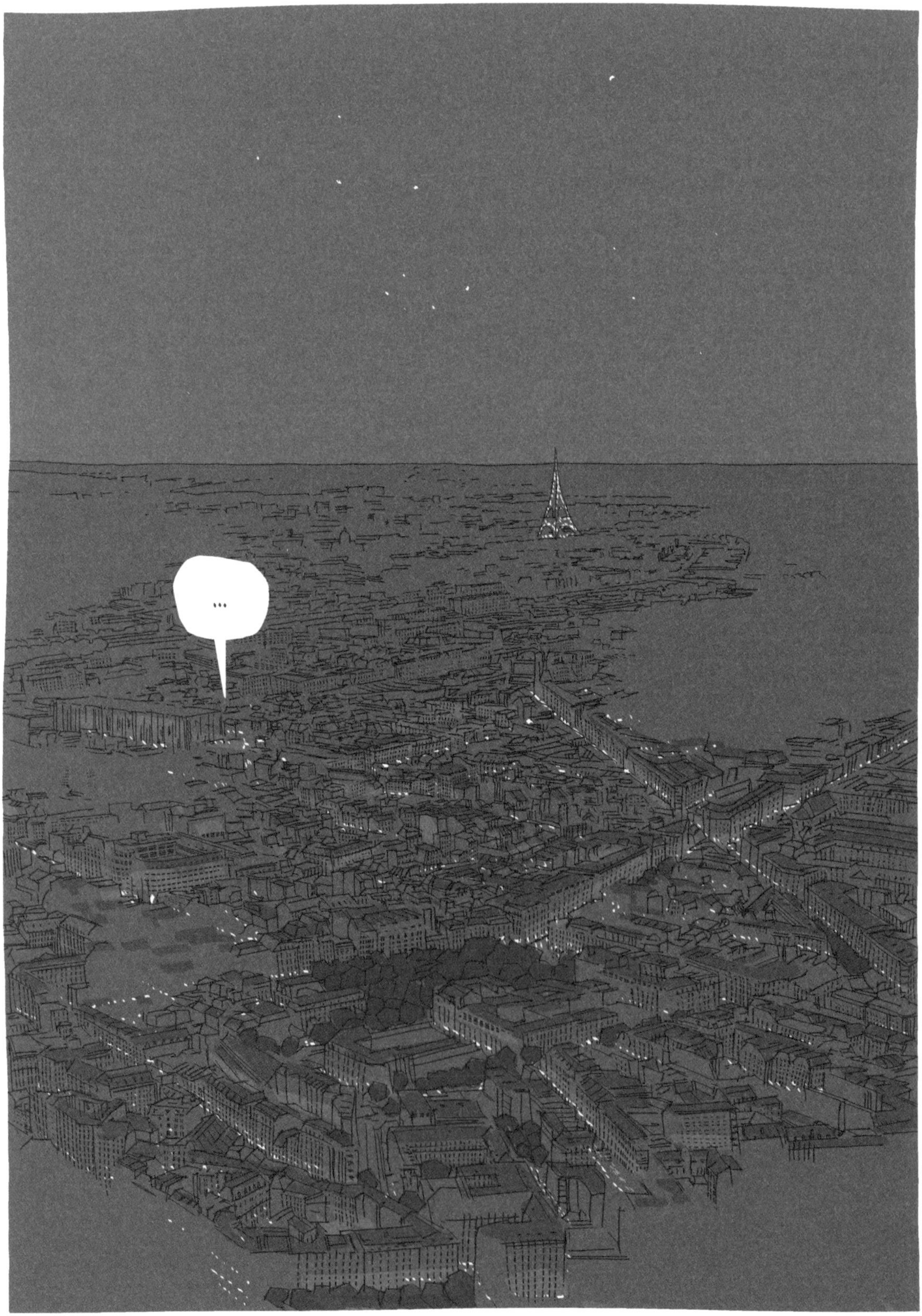

2. Teil

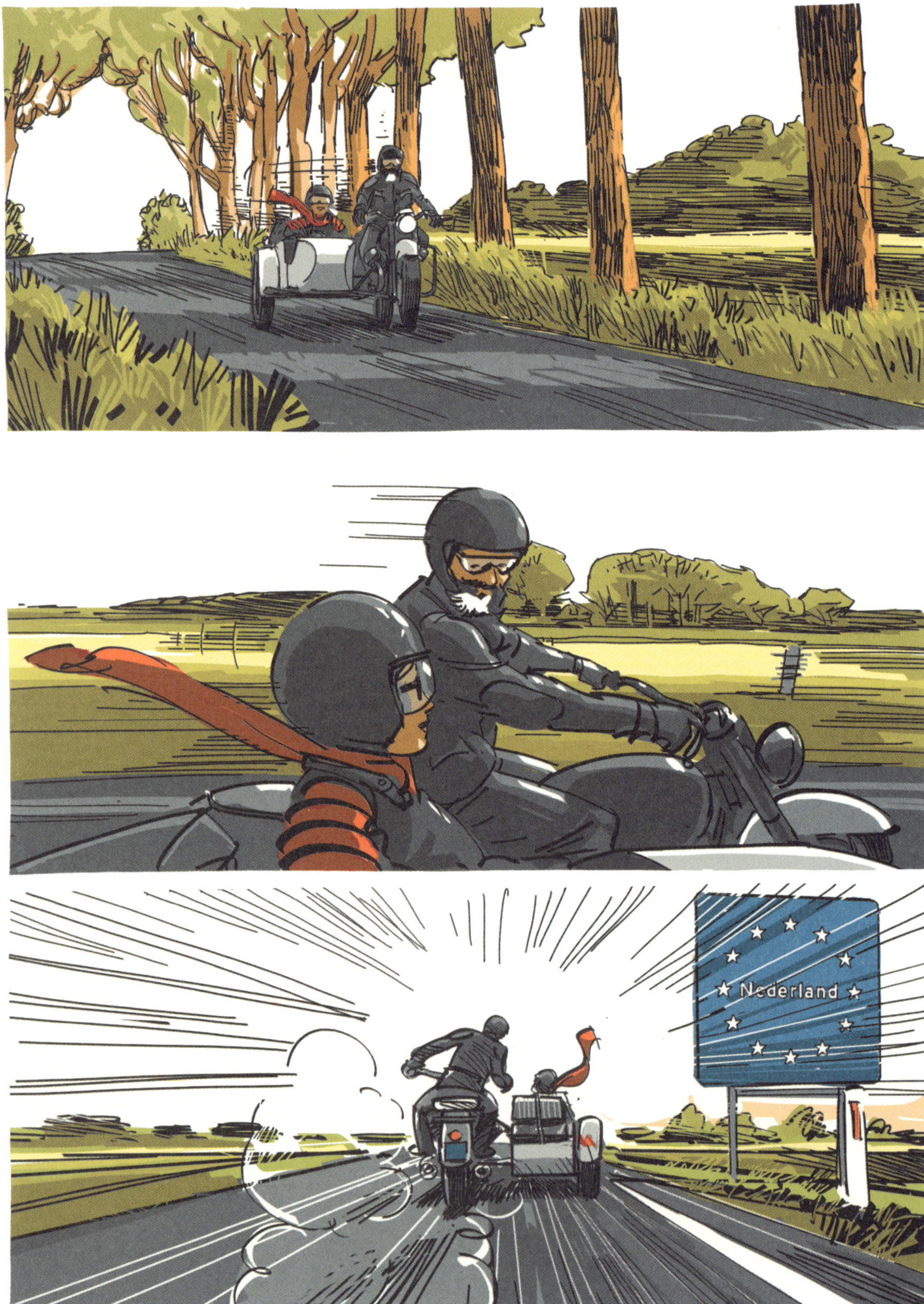
Nederland

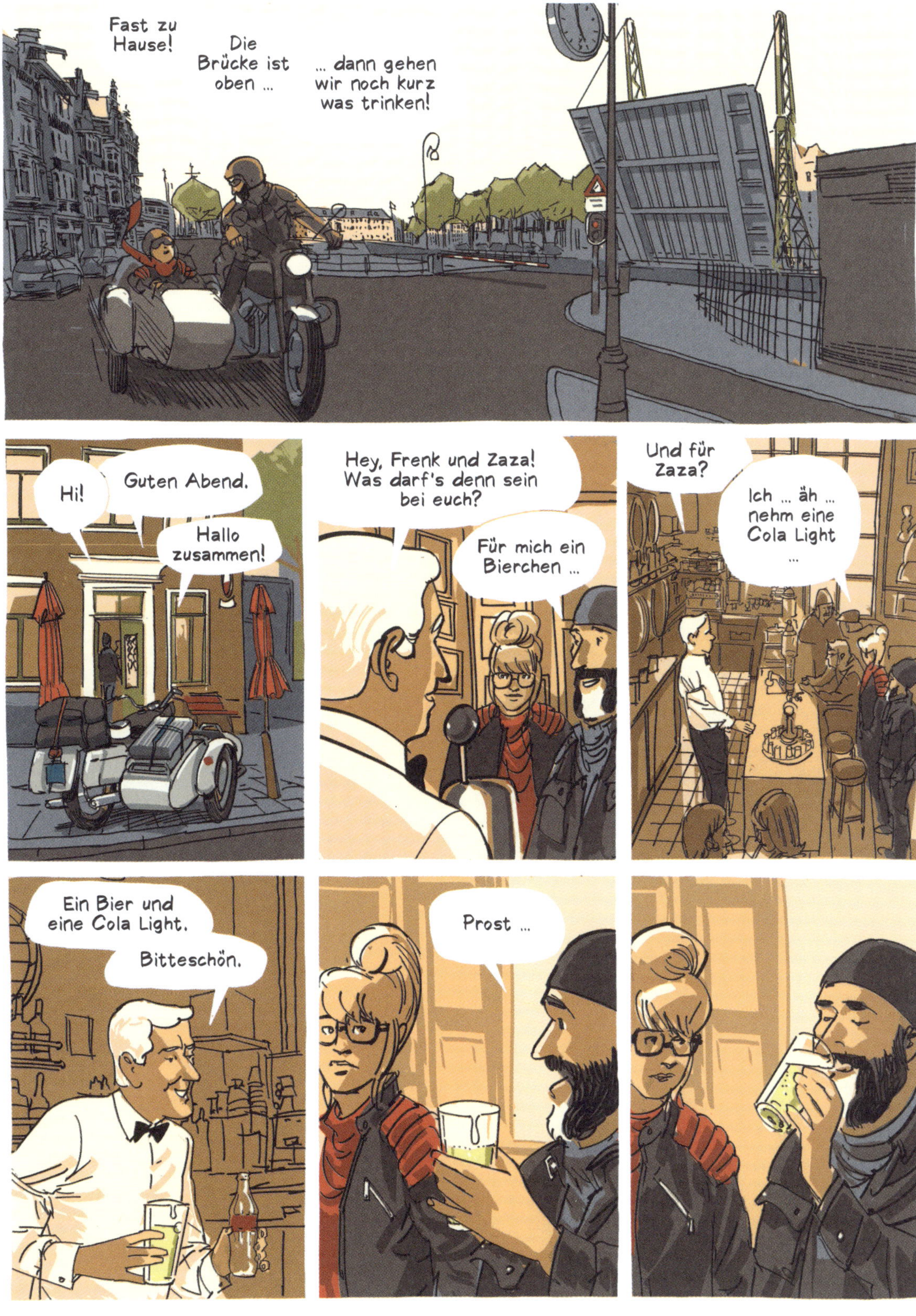

Fast zu Hause!
Die Brücke ist oben ...
... dann gehen wir noch kurz was trinken!
Hi!
Guten Abend.
Hallo zusammen!
Hey, Frenk und Zaza! Was darf's denn sein bei euch?
Für mich ein Bierchen ...
Und für Zaza?
Ich ... äh ... nehm eine Cola Light ...
Ein Bier und eine Cola Light.
Bitteschön.
Prost ...

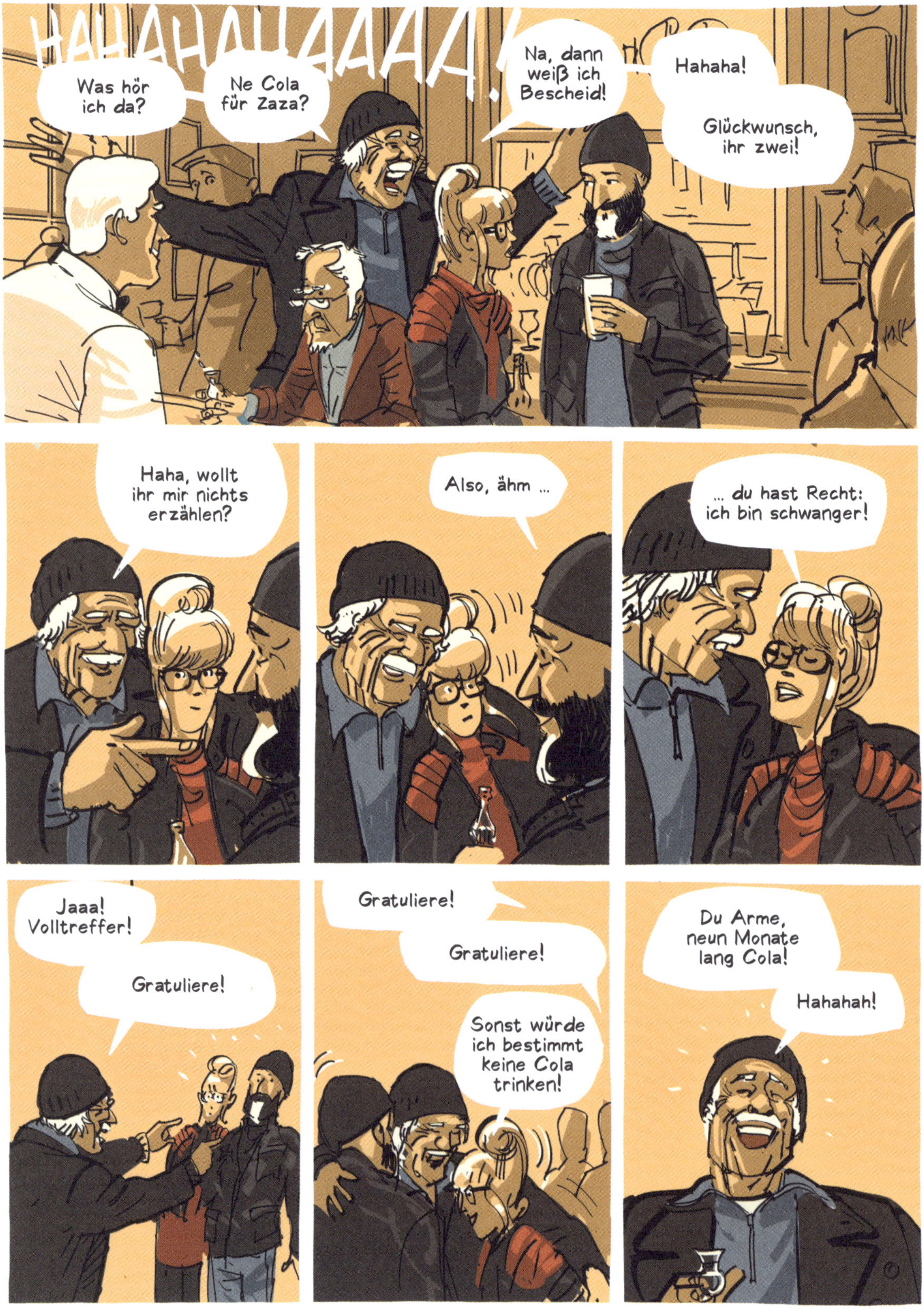
HAHAHAHAAAAA!
Was hör ich da?
Ne Cola für Zaza?
Na, dann weiß ich Bescheid!
Hahaha!
Glückwunsch, ihr zwei!
Haha, wollt ihr mir nichts erzählen?
Also, ähm ...
... du hast Recht: ich bin schwanger!
Jaaa! Volltreffer!
Gratuliere!
Gratuliere!
Gratuliere!
Sonst würde ich bestimmt keine Cola trinken!
Du Arme, neun Monate lang Cola!
Hahahah!

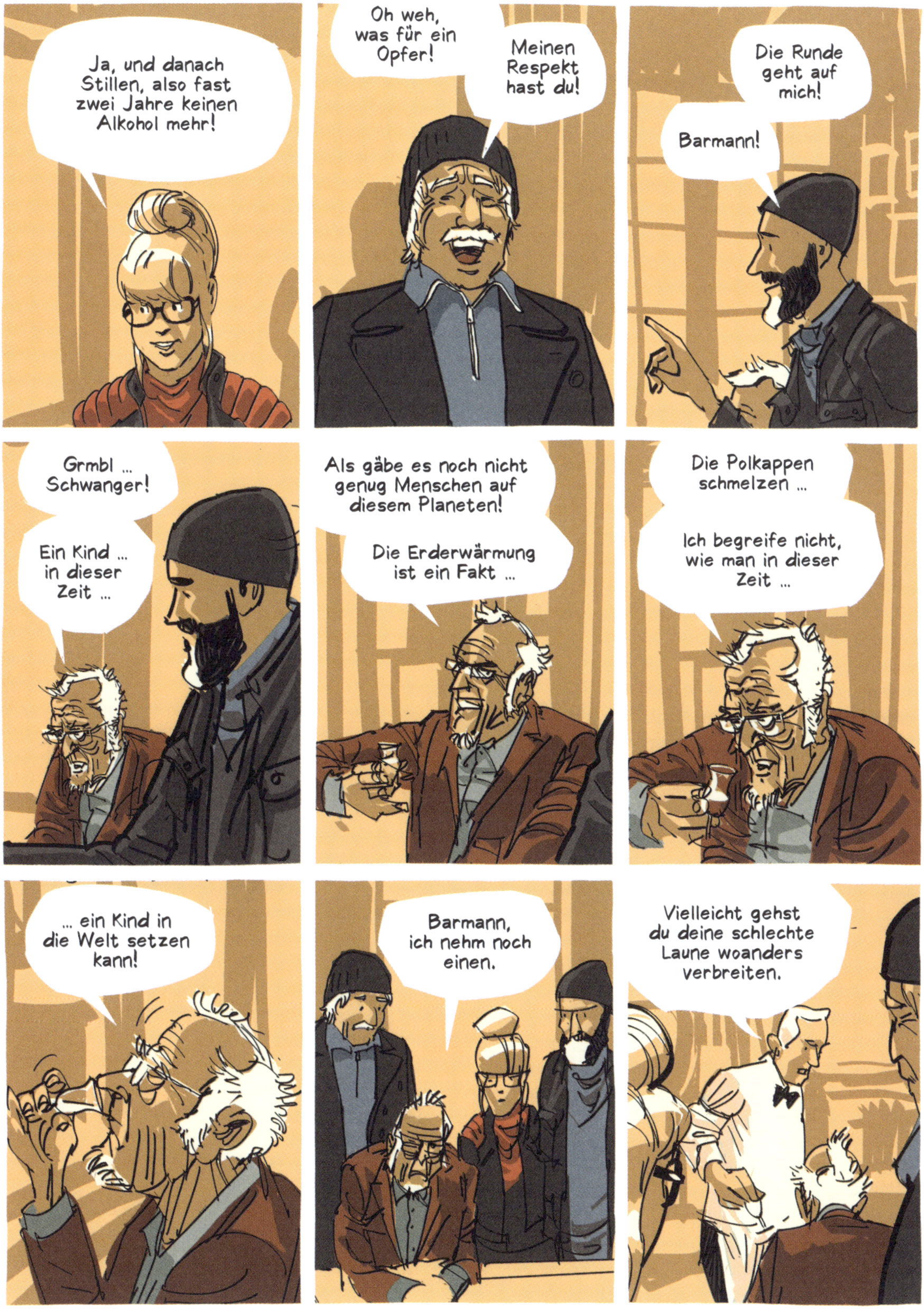
Ja, und danach Stillen, also fast zwei Jahre keinen Alkohol mehr!
Oh weh, was für ein Opfer!
Meinen Respekt hast du!
Die Runde geht auf mich!
Barmann!
Grmbl … Schwanger!
Ein Kind … in dieser Zeit …
Als gäbe es noch nicht genug Menschen auf diesem Planeten!
Die Erderwärmung ist ein Fakt …
Die Polkappen schmelzen …
Ich begreife nicht, wie man in dieser Zeit …
… ein Kind in die Welt setzen kann!
Barmann, ich nehm noch einen.
Vielleicht gehst du deine schlechte Laune woanders verbreiten.

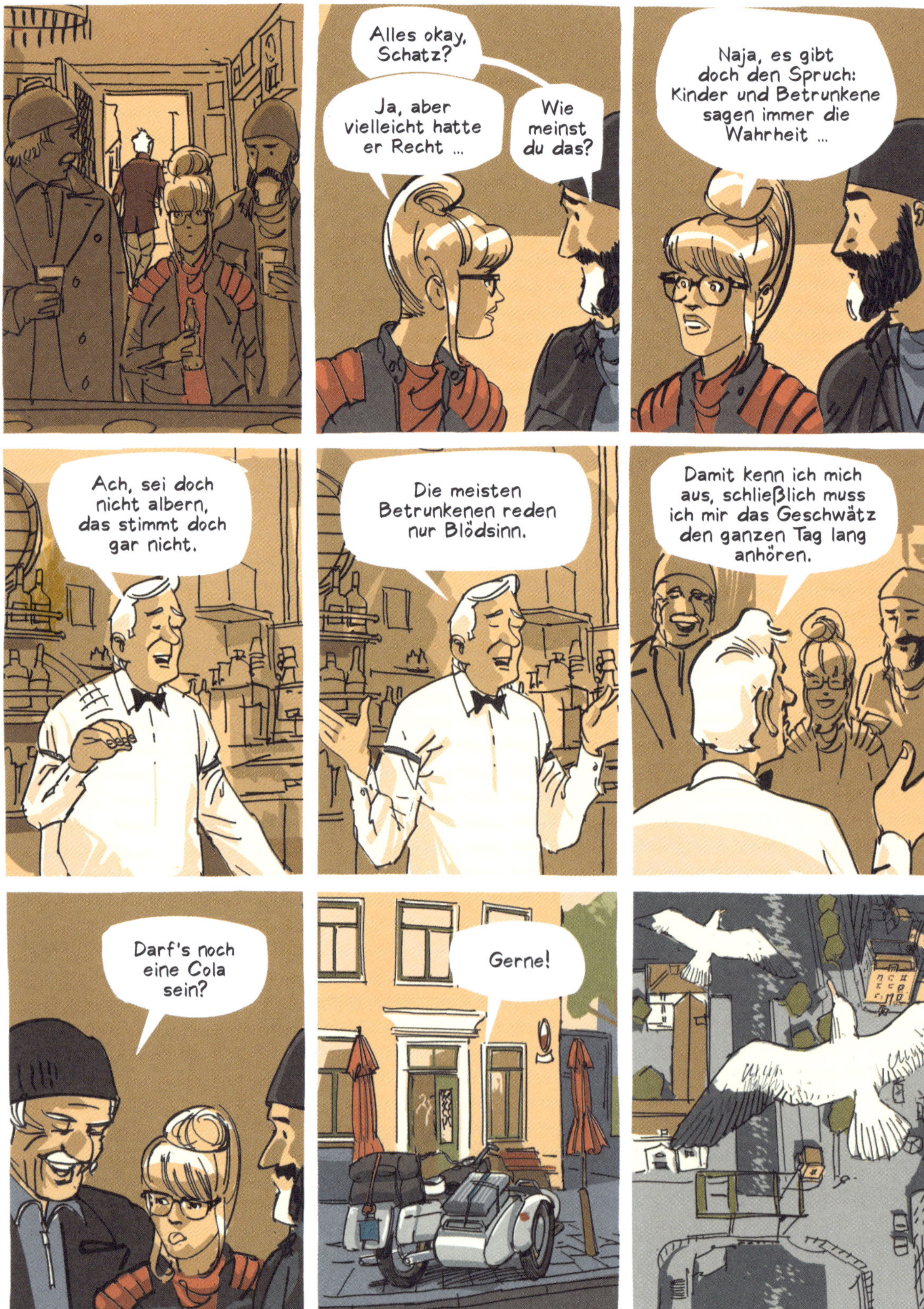
Alles okay, Schatz?
Ja, aber vielleicht hatte er Recht ...
Wie meinst du das?
Naja, es gibt doch den Spruch: Kinder und Betrunkene sagen immer die Wahrheit ...
Ach, sei doch nicht albern, das stimmt doch gar nicht.
Die meisten Betrunkenen reden nur Blödsinn.
Damit kenn ich mich aus, schließlich muss ich mir das Geschwätz den ganzen Tag lang anhören.
Darf's noch eine Cola sein?
Gerne!

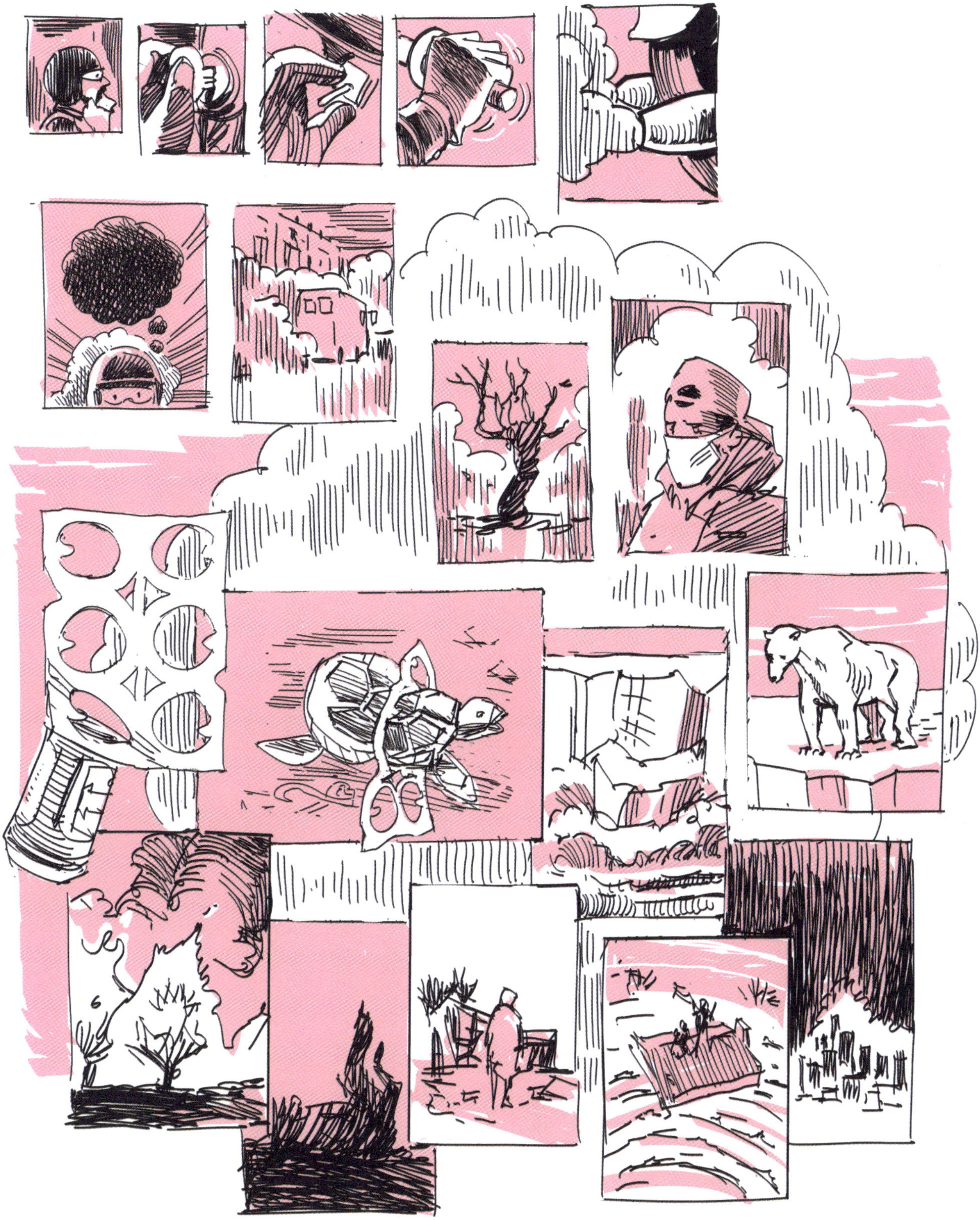

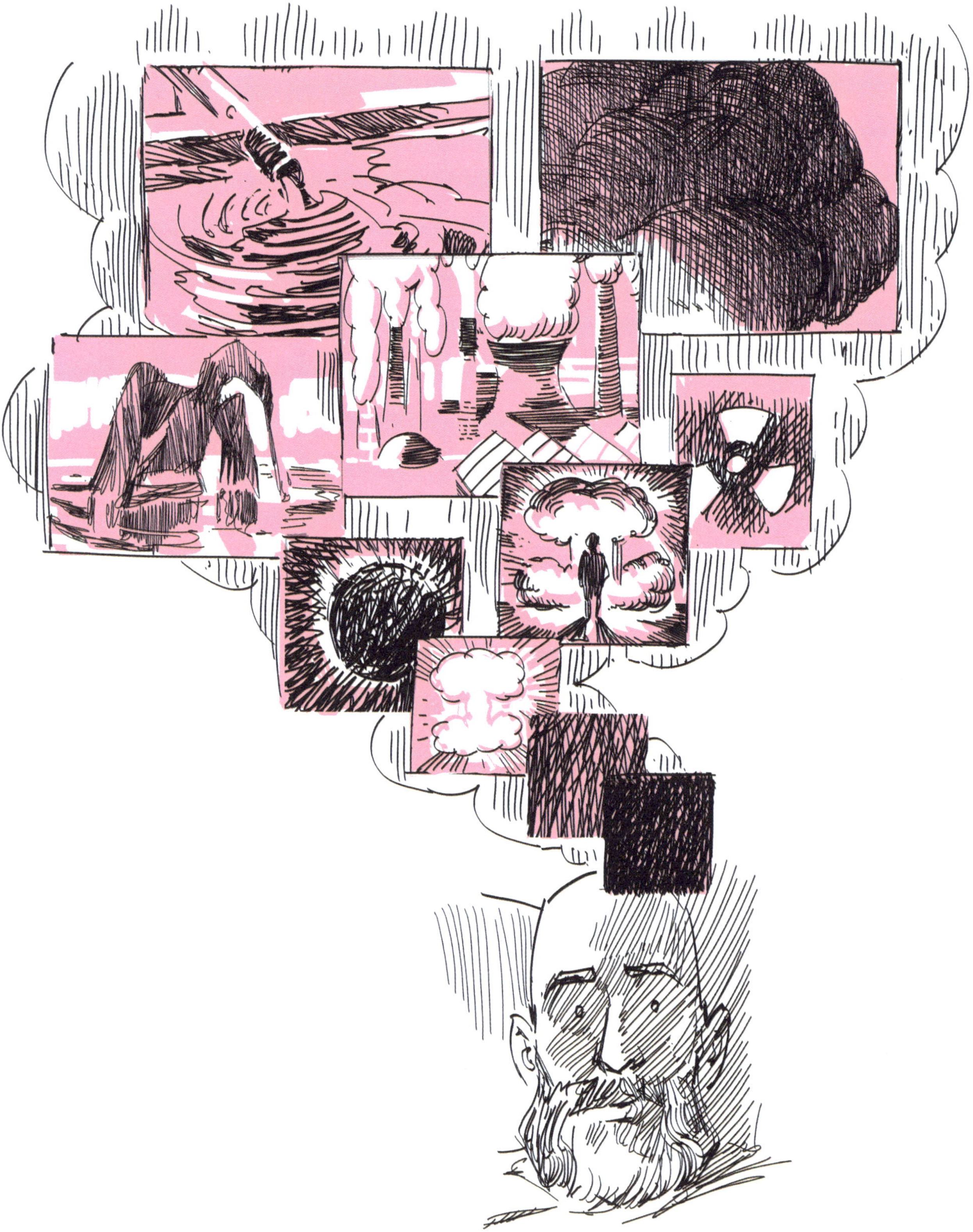

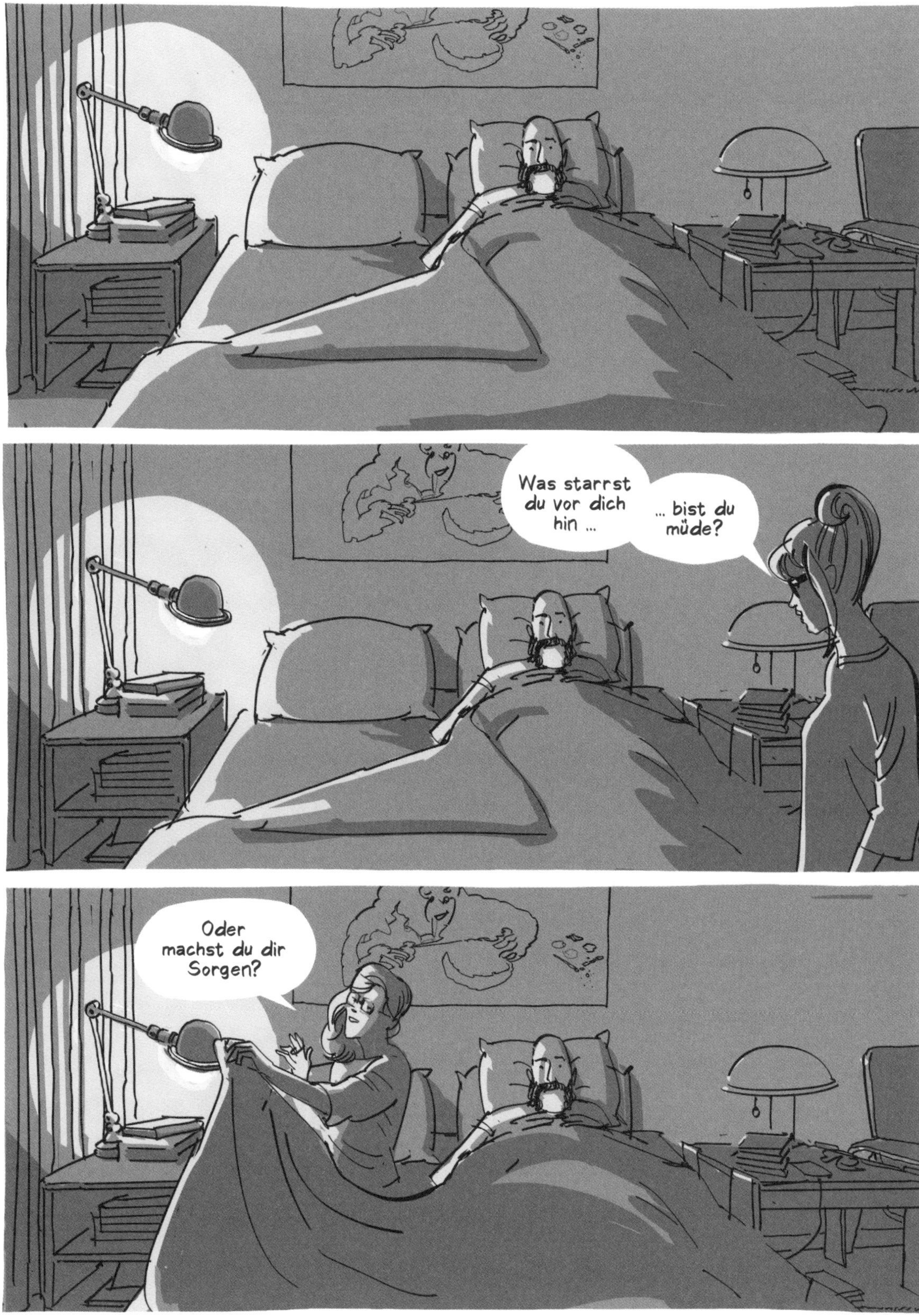
Was starrst du vor dich hin ...
... bist du müde?
Oder machst du dir Sorgen?

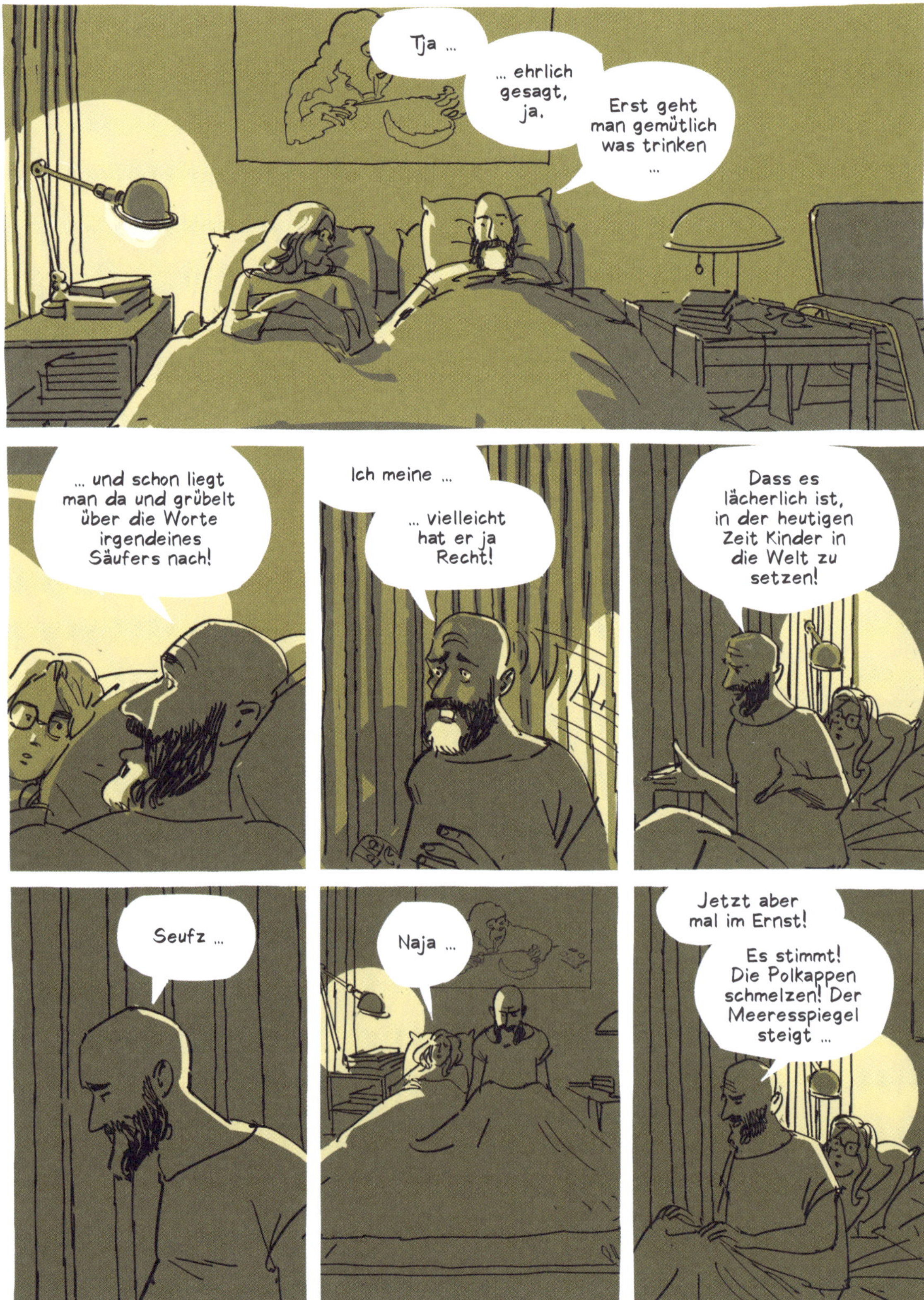
Tja ...
... ehrlich gesagt, ja.
Erst geht man gemütlich was trinken ...
... und schon liegt man da und grübelt über die Worte irgendeines Säufers nach!
Ich meine ...
... vielleicht hat er ja Recht!
Dass es lächerlich ist, in der heutigen Zeit Kinder in die Welt zu setzen!
Seufz ...
Naja ...
Jetzt aber mal im Ernst!
Es stimmt! Die Polkappen schmelzen! Der Meeresspiegel steigt ...

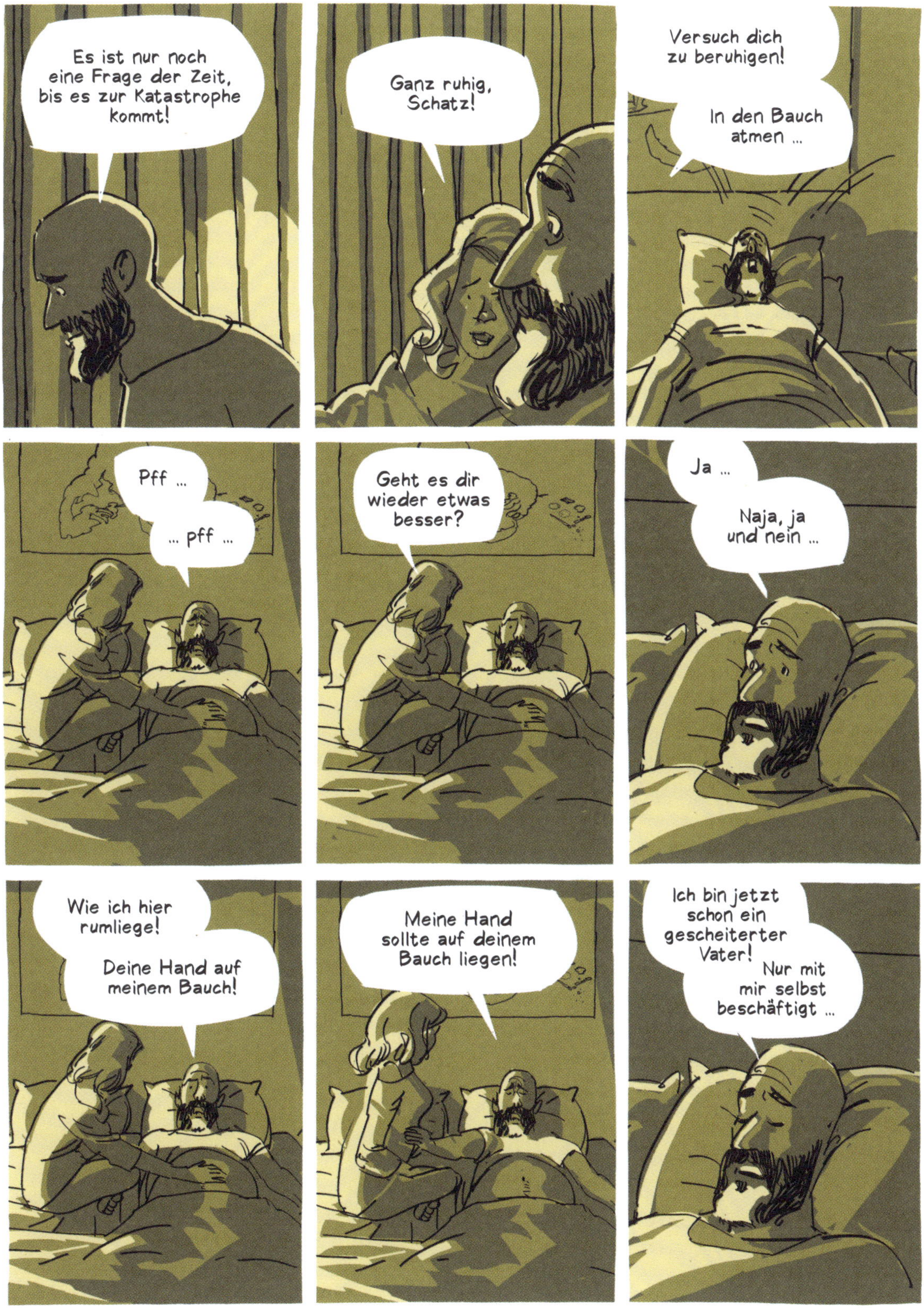

Es ist nur noch eine Frage der Zeit, bis es zur Katastrophe kommt!
Ganz ruhig, Schatz!
Versuch dich zu beruhigen!
In den Bauch atmen ...
Pff ...
... pff ...
Geht es dir wieder etwas besser?
Ja ...
Naja, ja und nein ...
Wie ich hier rumliege!
Deine Hand auf meinem Bauch!
Meine Hand sollte auf deinem Bauch liegen!
Ich bin jetzt schon ein gescheiterter Vater!
Nur mit mir selbst beschäftigt ...

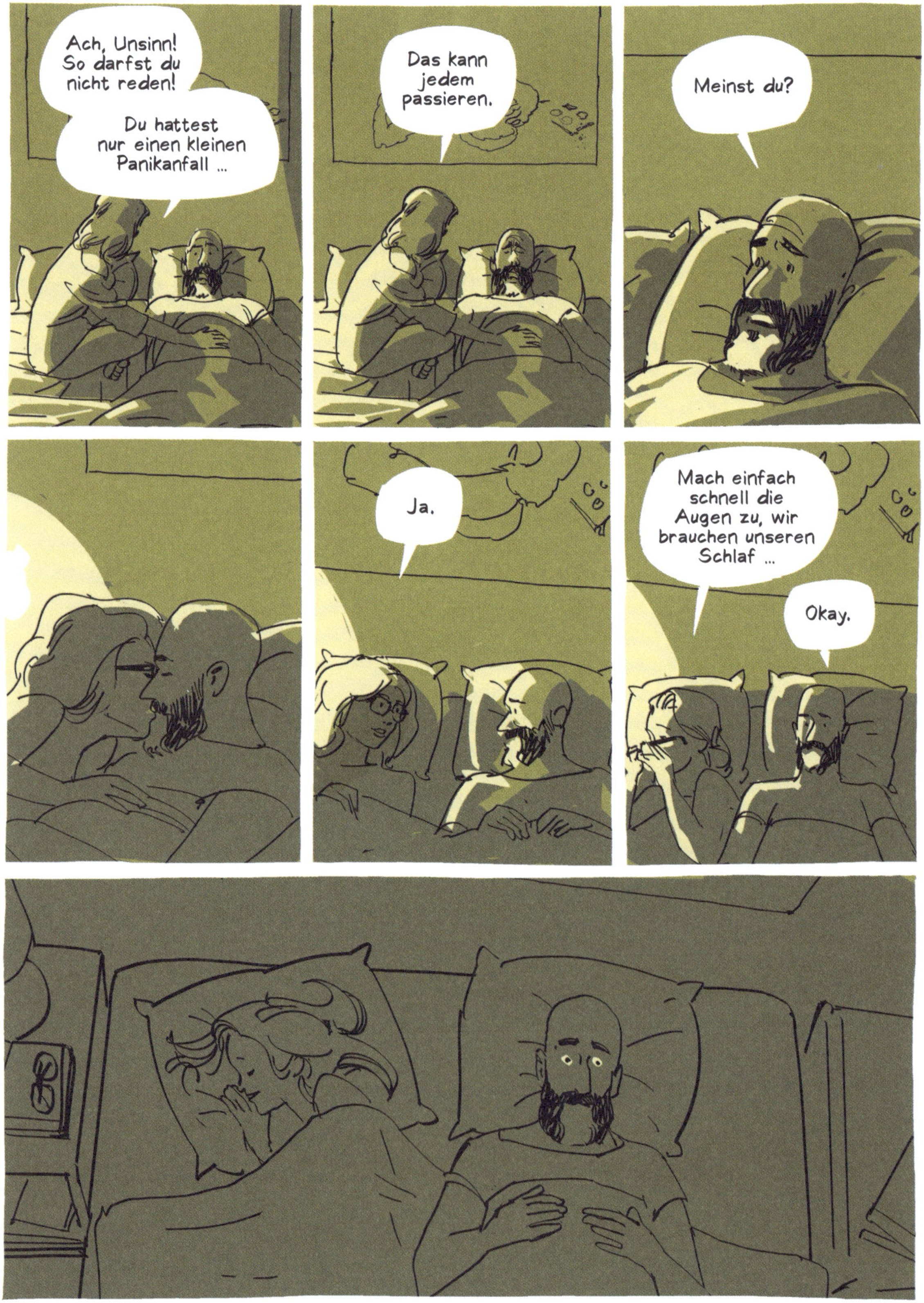
Ach, Unsinn! So darfst du nicht reden!
Du hattest nur einen kleinen Panikanfall ...
Das kann jedem passieren.
Meinst du?
Ja.
Mach einfach schnell die Augen zu, wir brauchen unseren Schlaf ...
Okay.

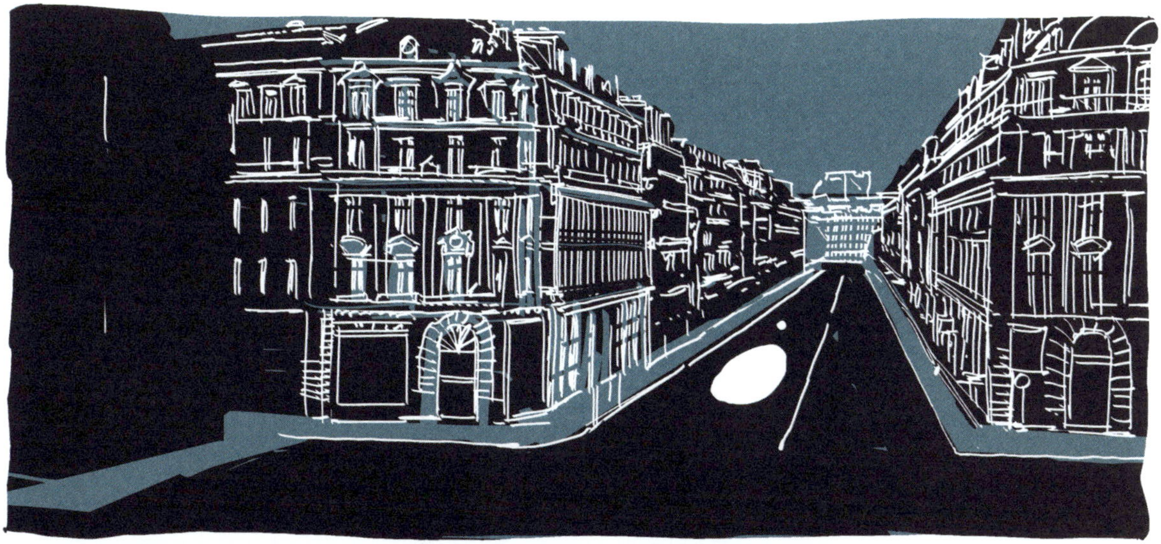

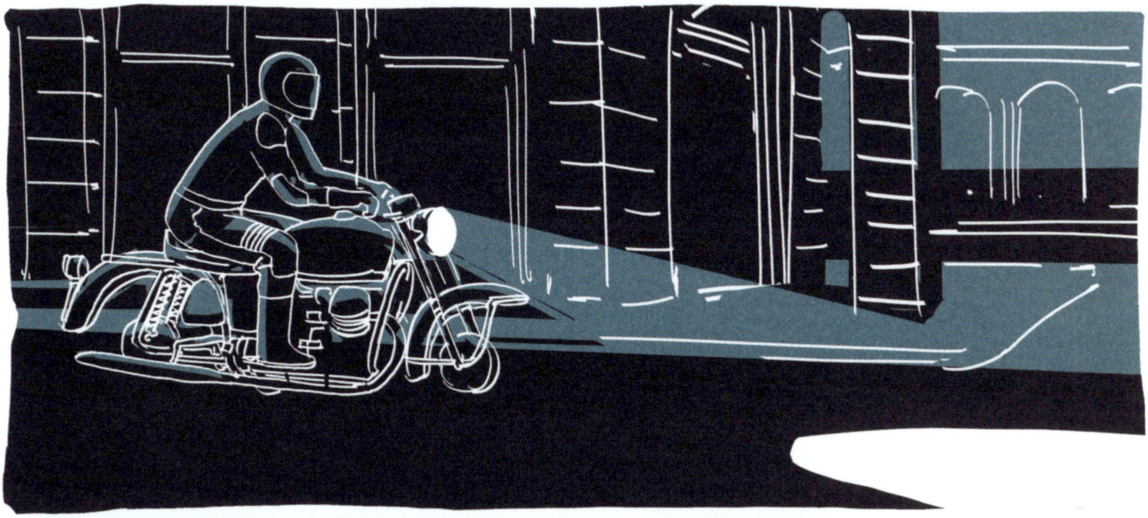

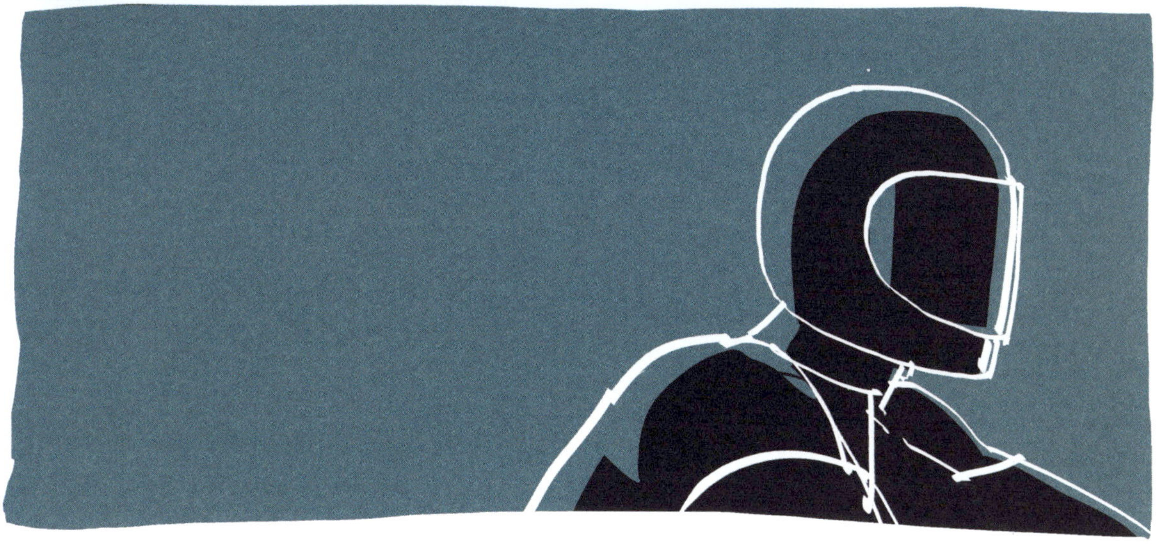

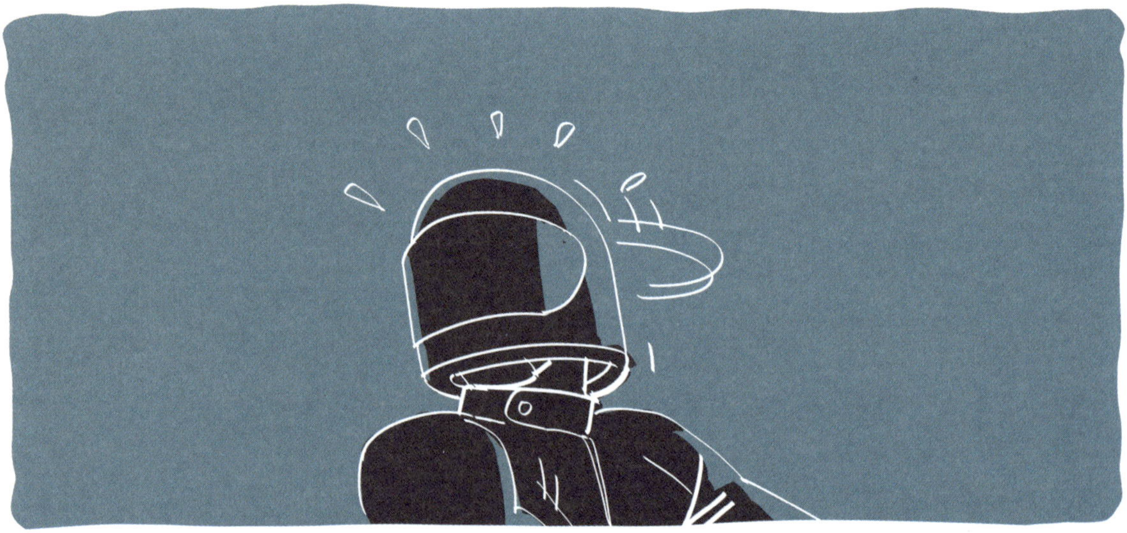

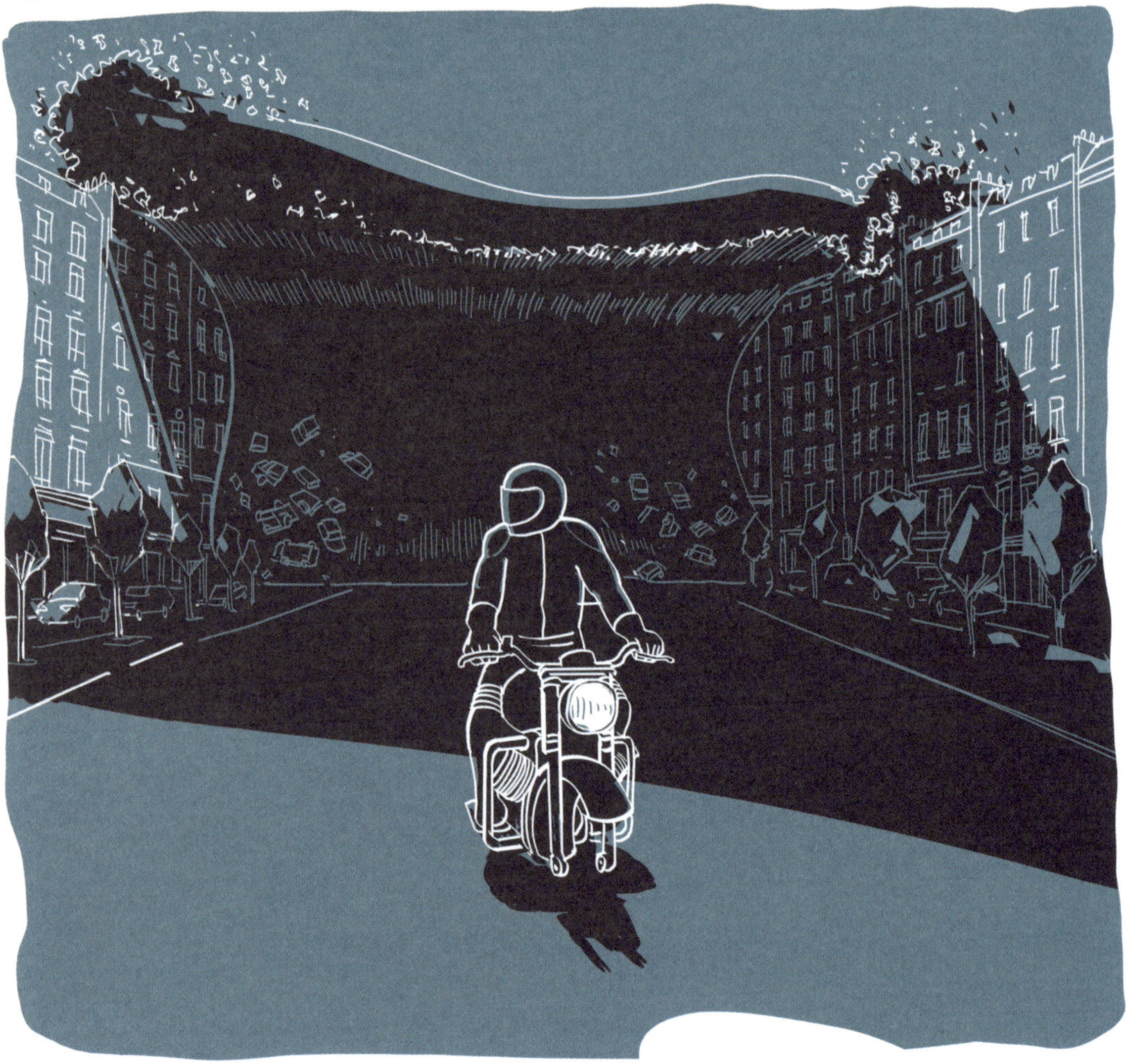

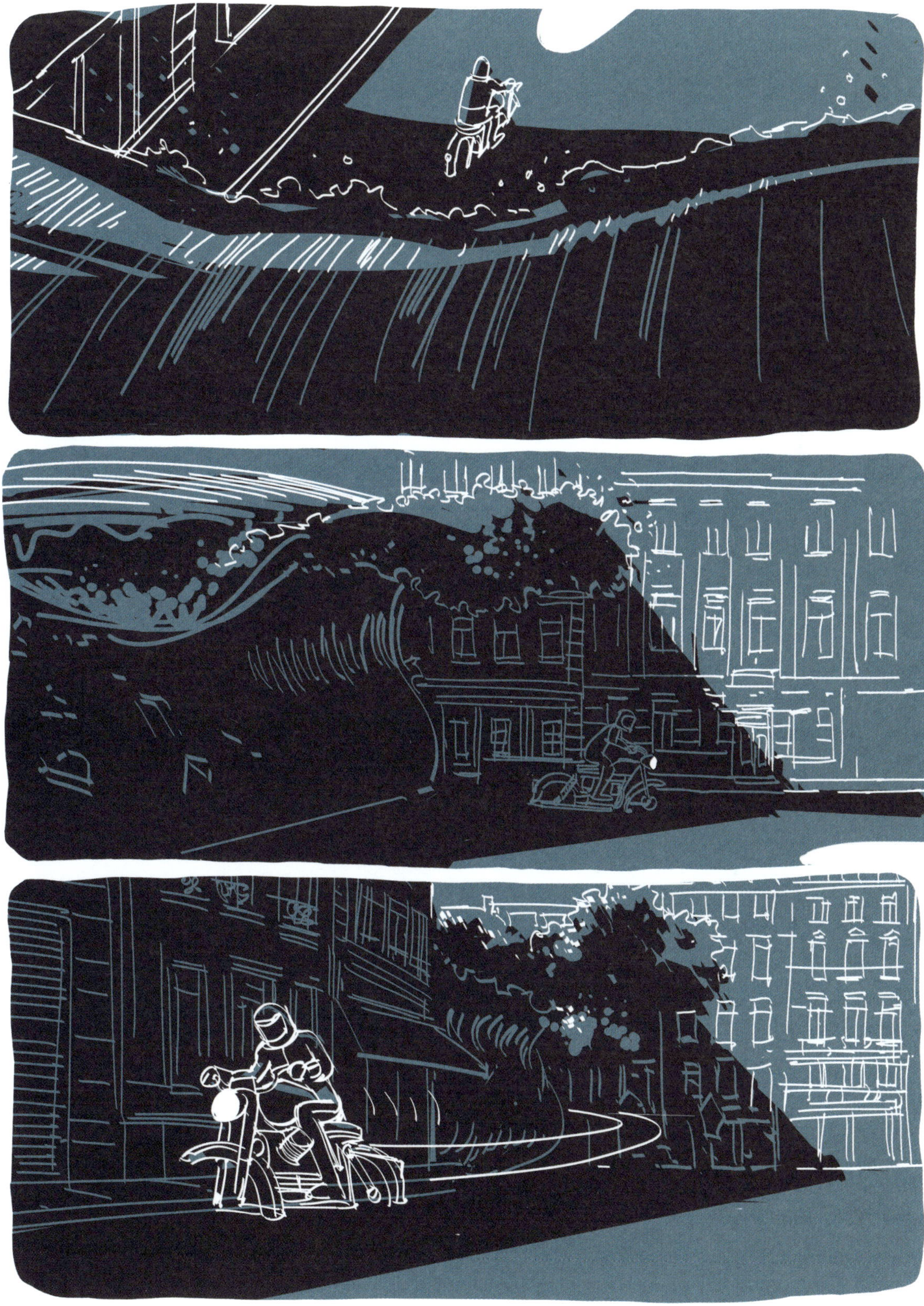

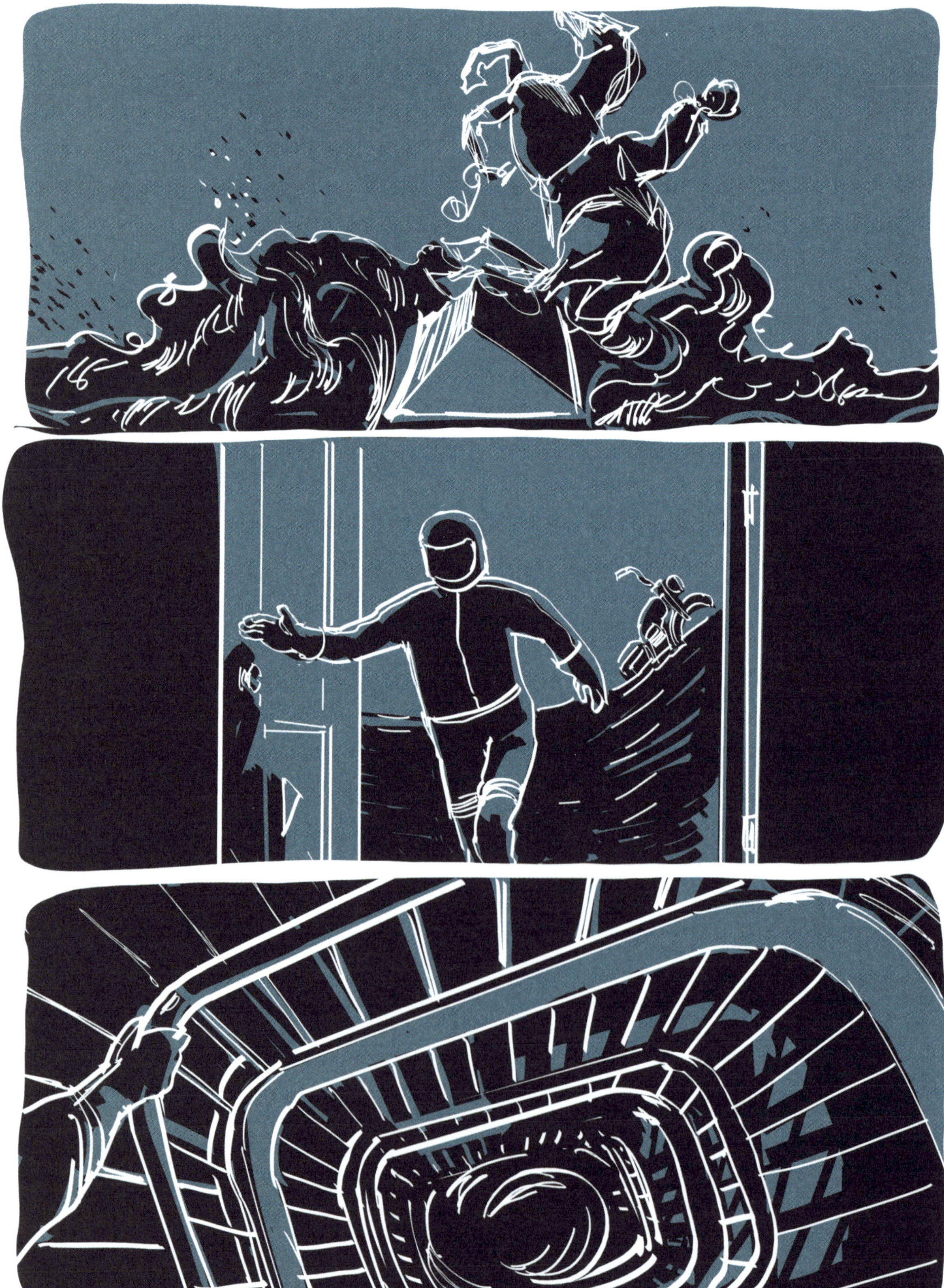

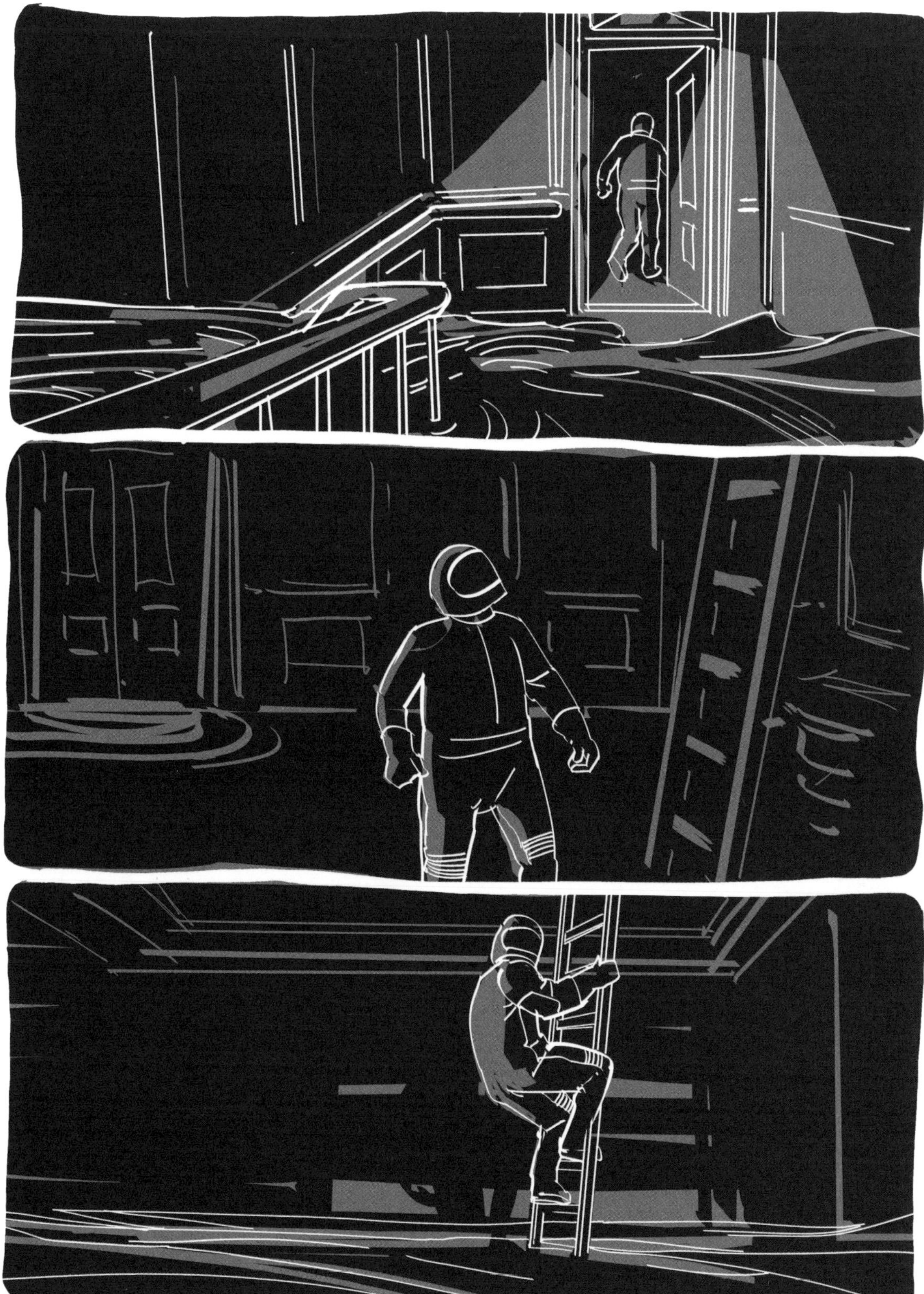

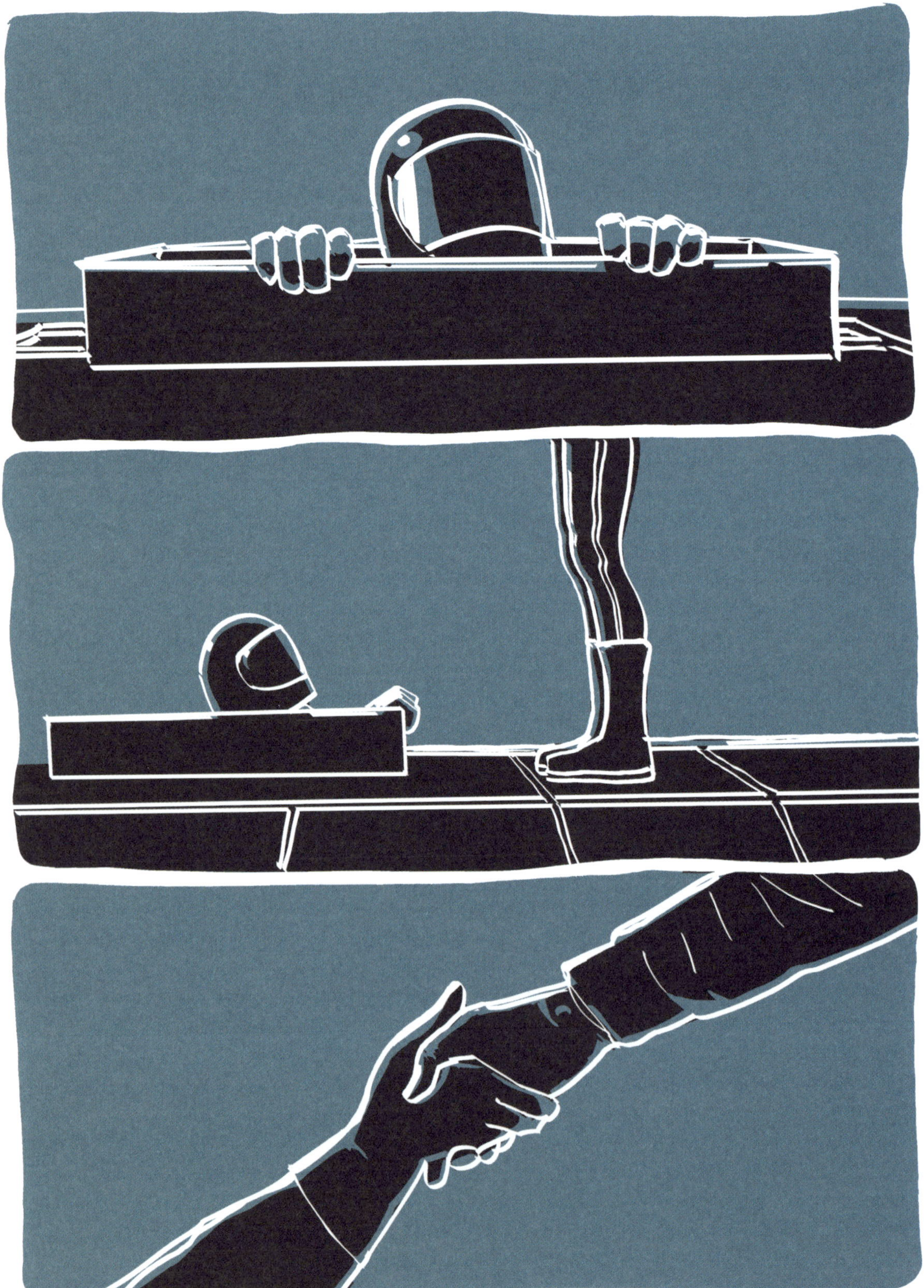

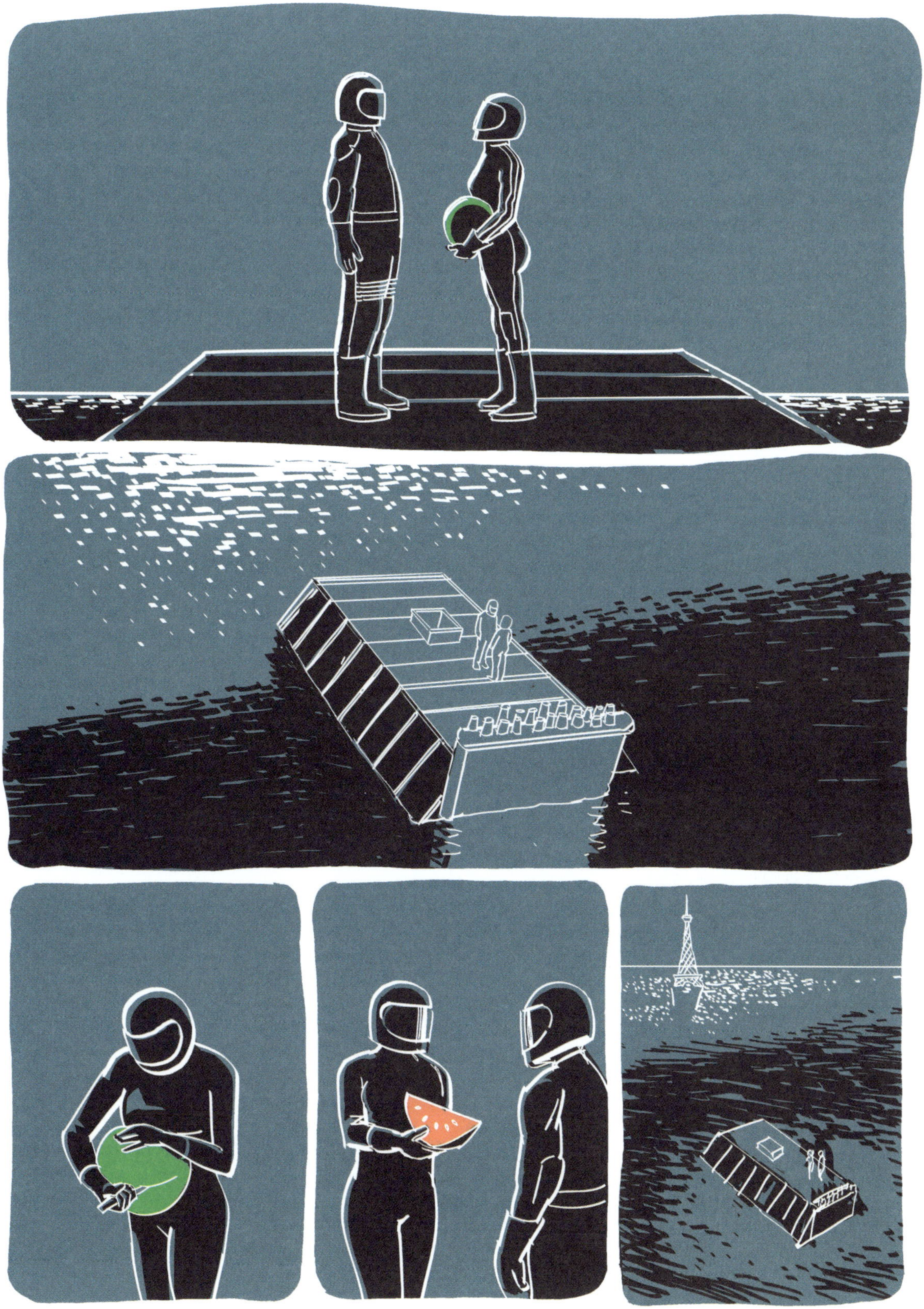

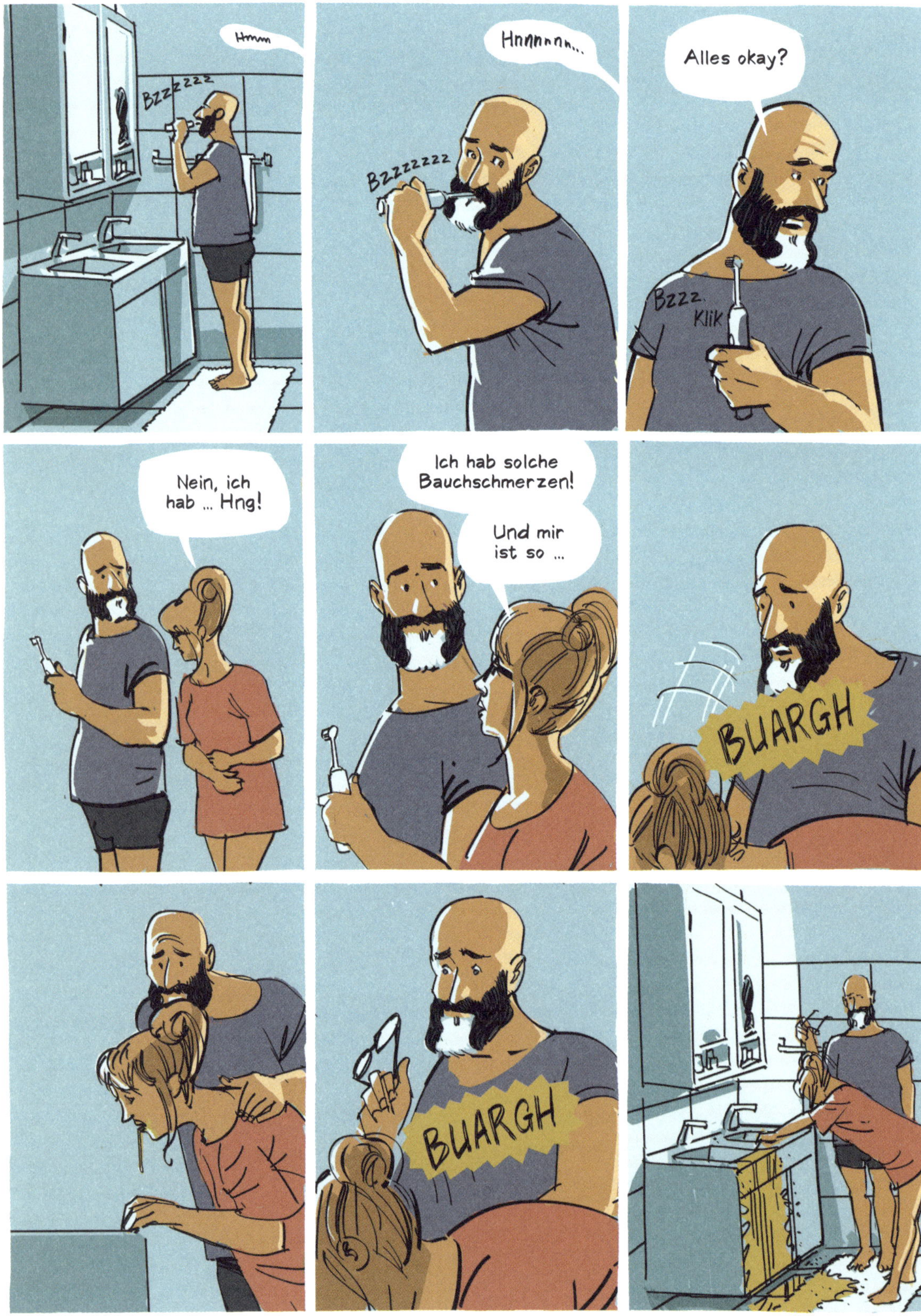
Hmm
Bzzzzzz
Hnnnnnn...
Bzzzzzzz
Alles okay?
Bzzz.
Klik
Nein, ich hab ... Hng!
Ich hab solche Bauchschmerzen!
Und mir ist so ...
BUARGH
BUARGH

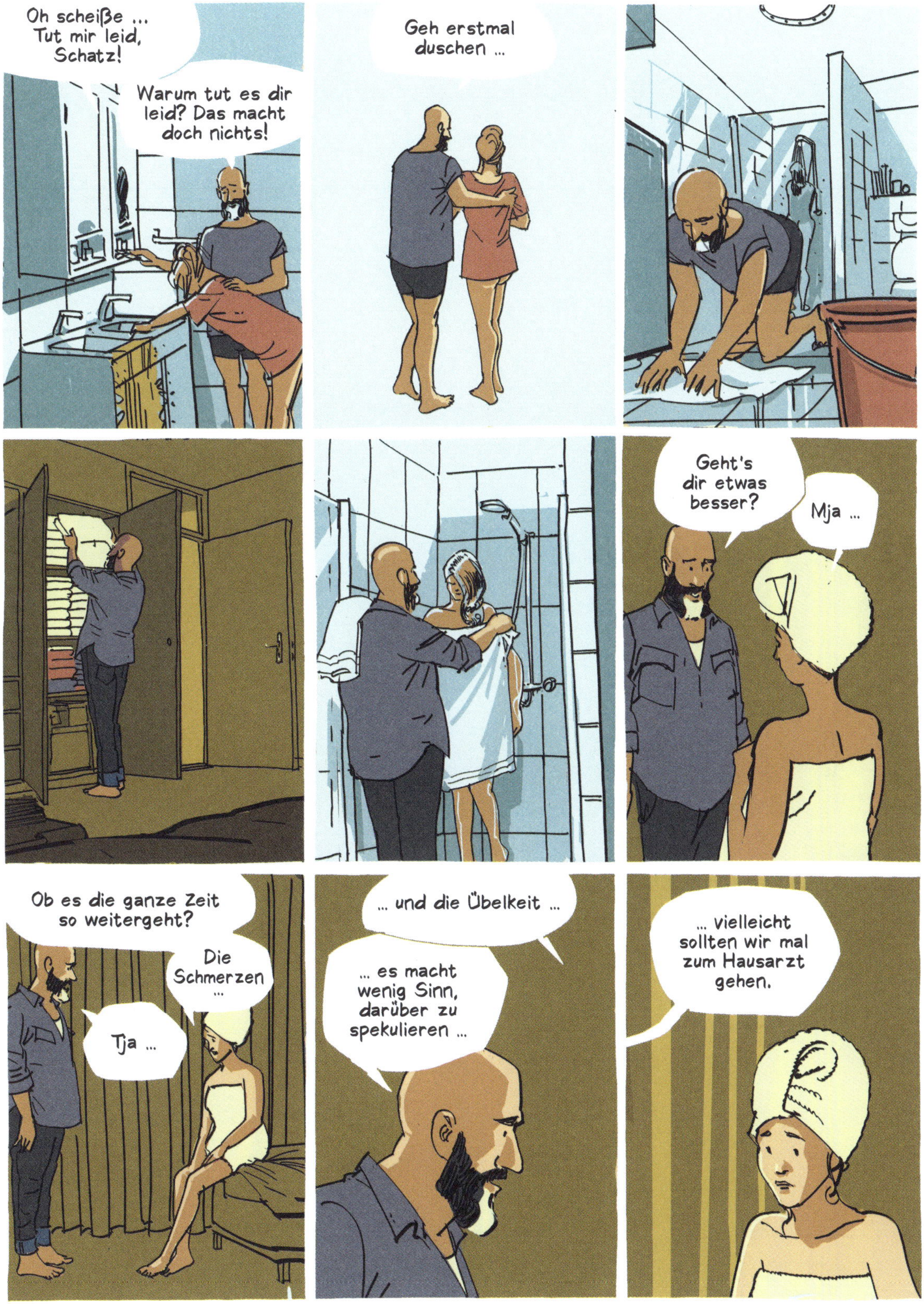
Oh scheiße ... Tut mir leid, Schatz!
Warum tut es dir leid? Das macht doch nichts!
Geh erstmal duschen ...
Geht's dir etwas besser?
Mja ...
Ob es die ganze Zeit so weitergeht?
Die Schmerzen ...
Tja ...
... und die Übelkeit ...
... es macht wenig Sinn, darüber zu spekulieren ...
... vielleicht sollten wir mal zum Hausarzt gehen.

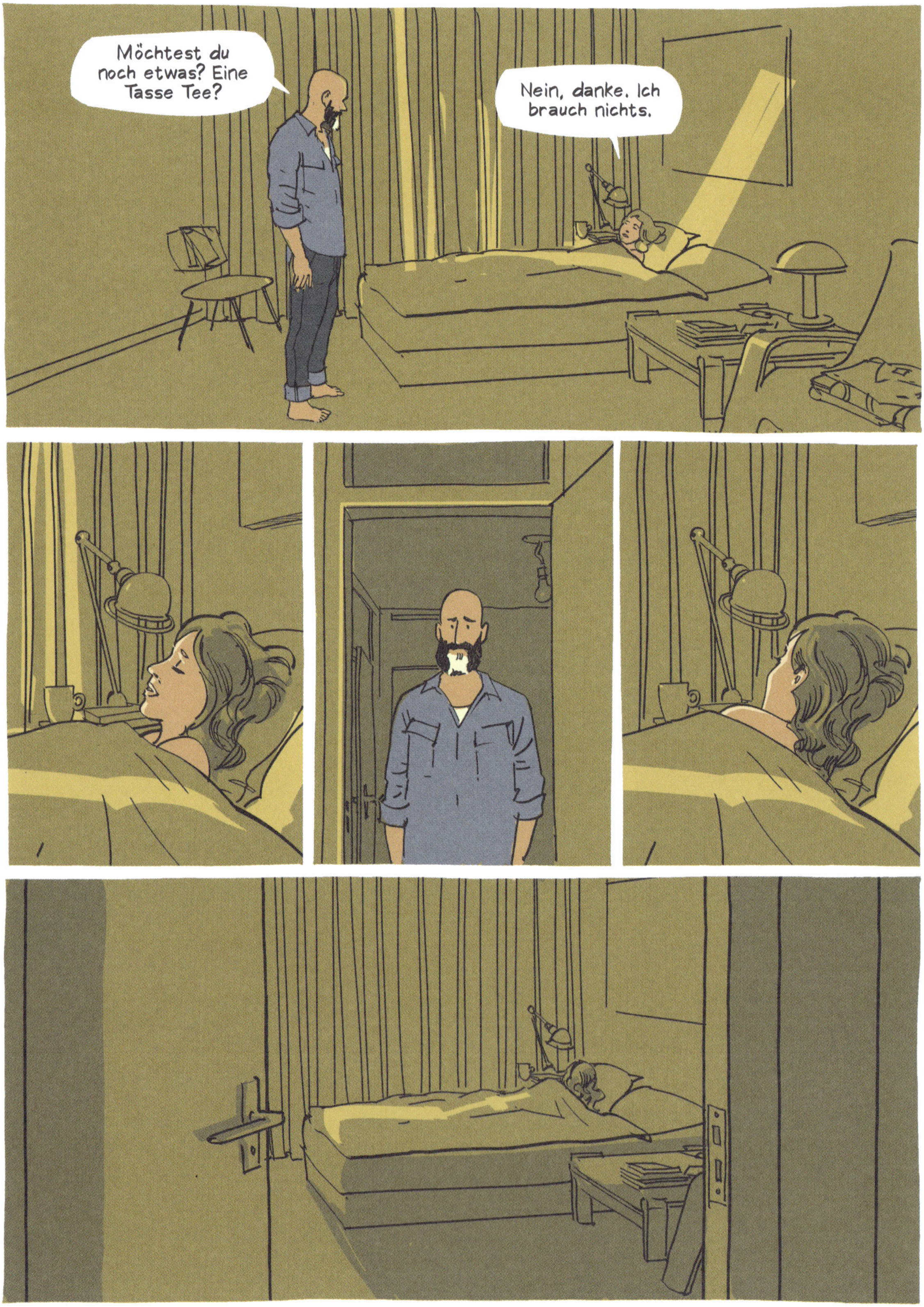

Möchtest du noch etwas? Eine Tasse Tee?
Nein, danke. Ich brauch nichts.

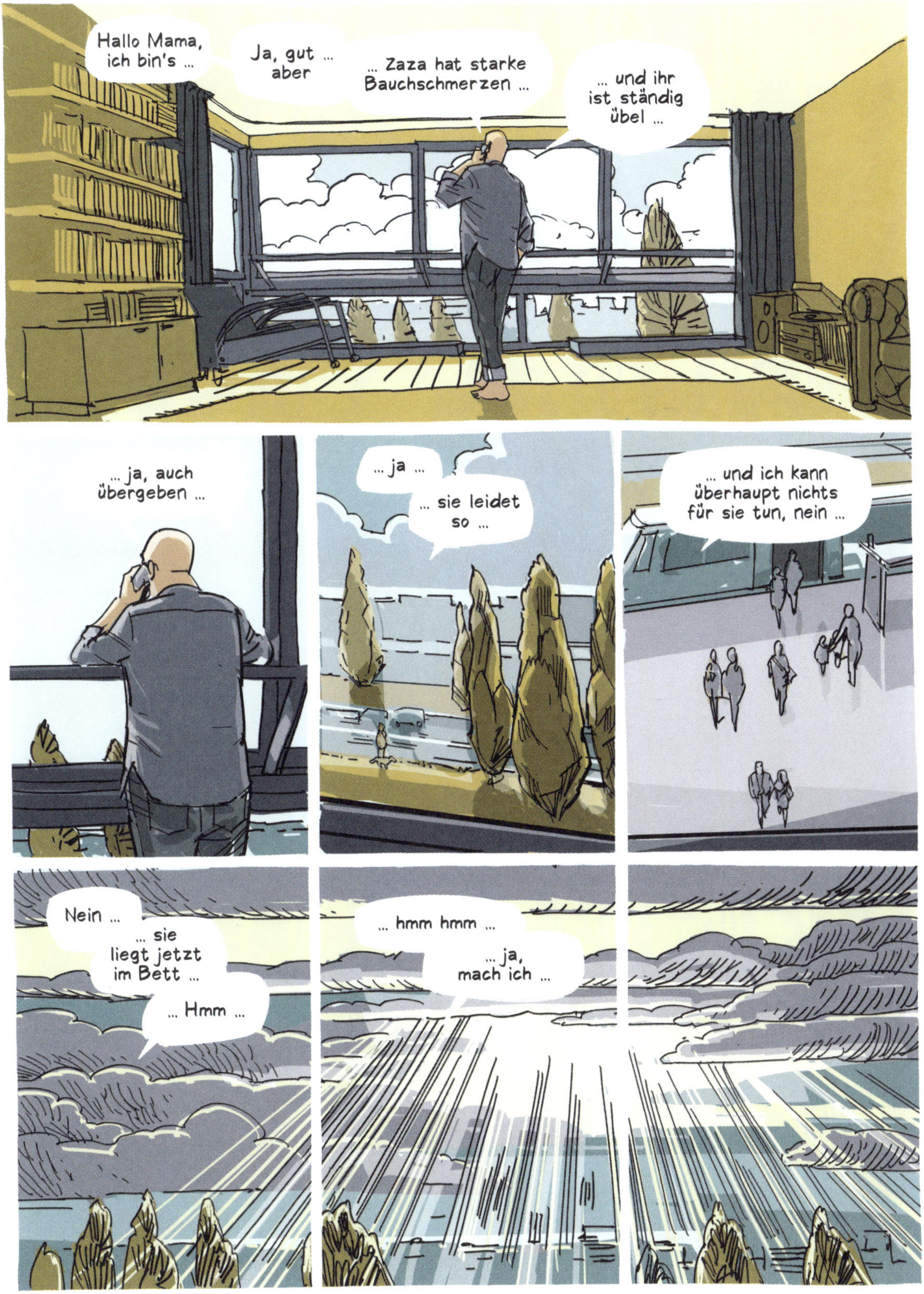
Hallo Mama, ich bin's ...
Ja, gut ... aber
... Zaza hat starke Bauchschmerzen ...
... und ihr ist ständig übel ...
... ja, auch übergeben ...
... ja ...
... sie leidet so ...
... und ich kann überhaupt nichts für sie tun, nein ...
Nein ...
... sie liegt jetzt im Bett ...
... Hmm ...
... hmm hmm ...
... ja, mach ich ...

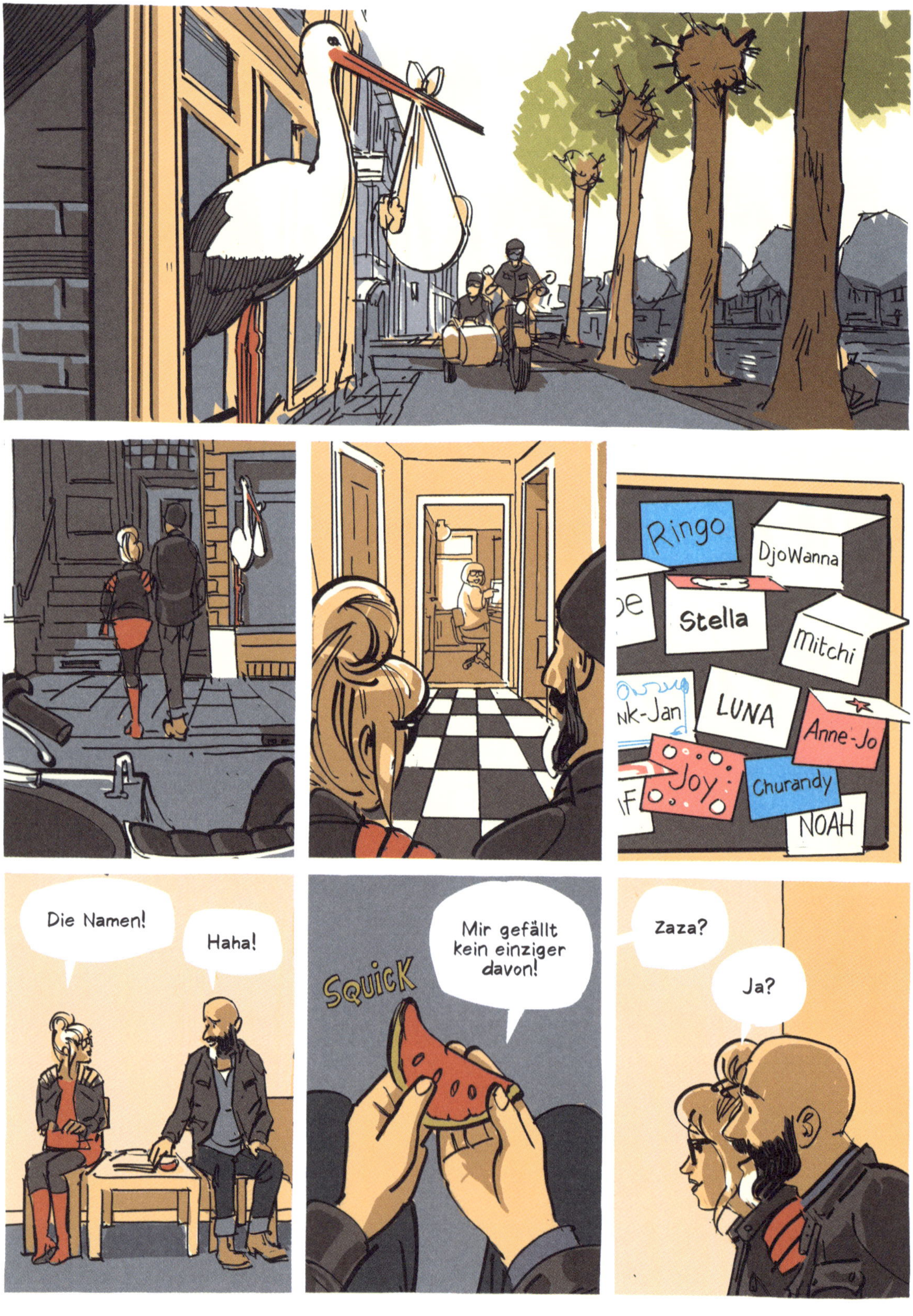
Ringo
DjoWanna
Stella
Mitchi
LUNA
Anne-Jo
Joy
Churandy
NOAH
Die Namen!
Haha!
SQUICK
Mir gefällt kein einziger davon!
Zaza?
Ja?

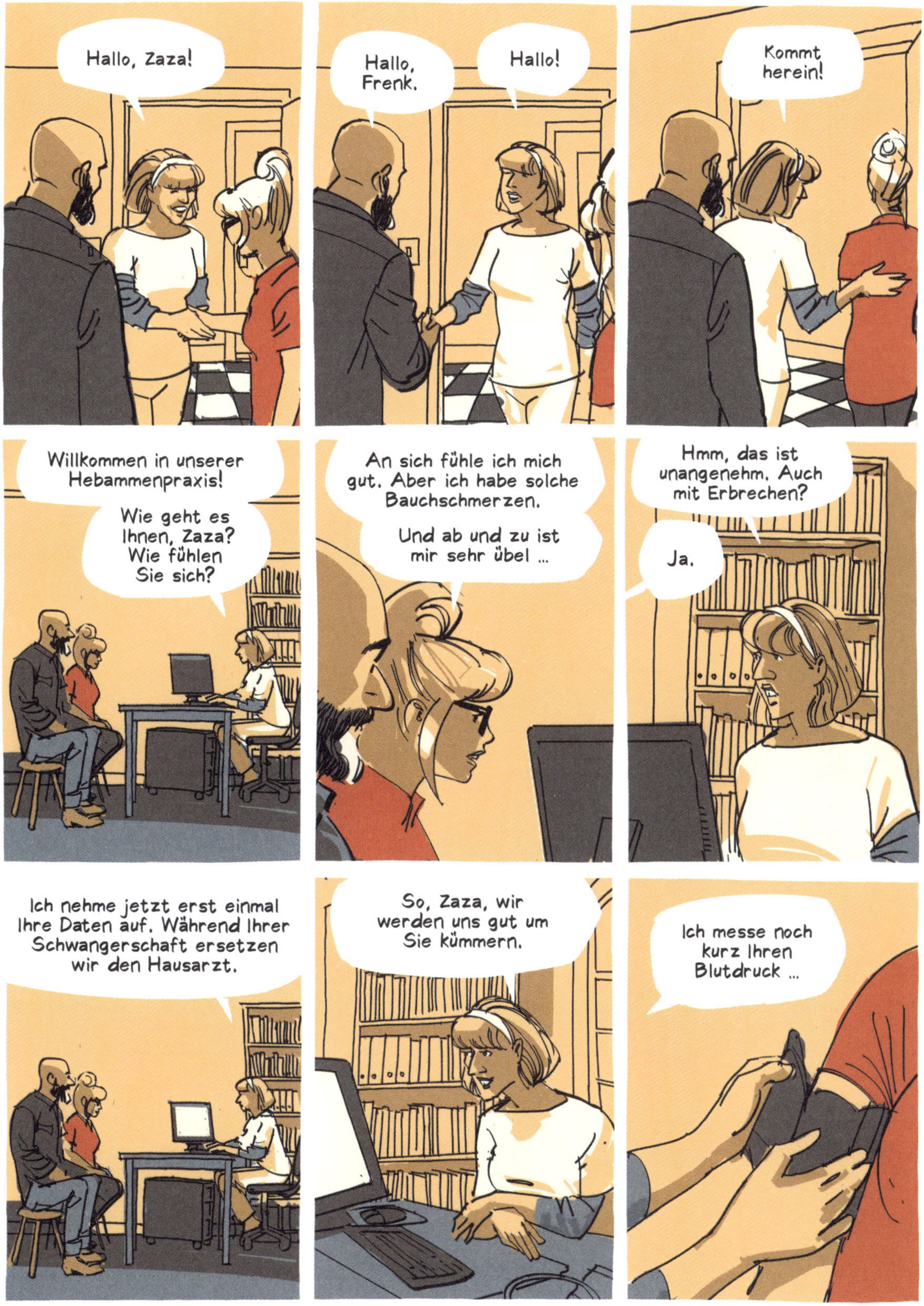
Hallo, Zaza!
Hallo, Frenk.
Hallo!
Kommt herein!
Willkommen in unserer Hebammenpraxis!
Wie geht es Ihnen, Zaza? Wie fühlen Sie sich?
An sich fühle ich mich gut. Aber ich habe solche Bauchschmerzen.
Und ab und zu ist mir sehr übel ...
Hmm, das ist unangenehm. Auch mit Erbrechen?
Ja.
Ich nehme jetzt erst einmal Ihre Daten auf. Während Ihrer Schwangerschaft ersetzen wir den Hausarzt.
So, Zaza, wir werden uns gut um Sie kümmern.
Ich messe noch kurz Ihren Blutdruck ...

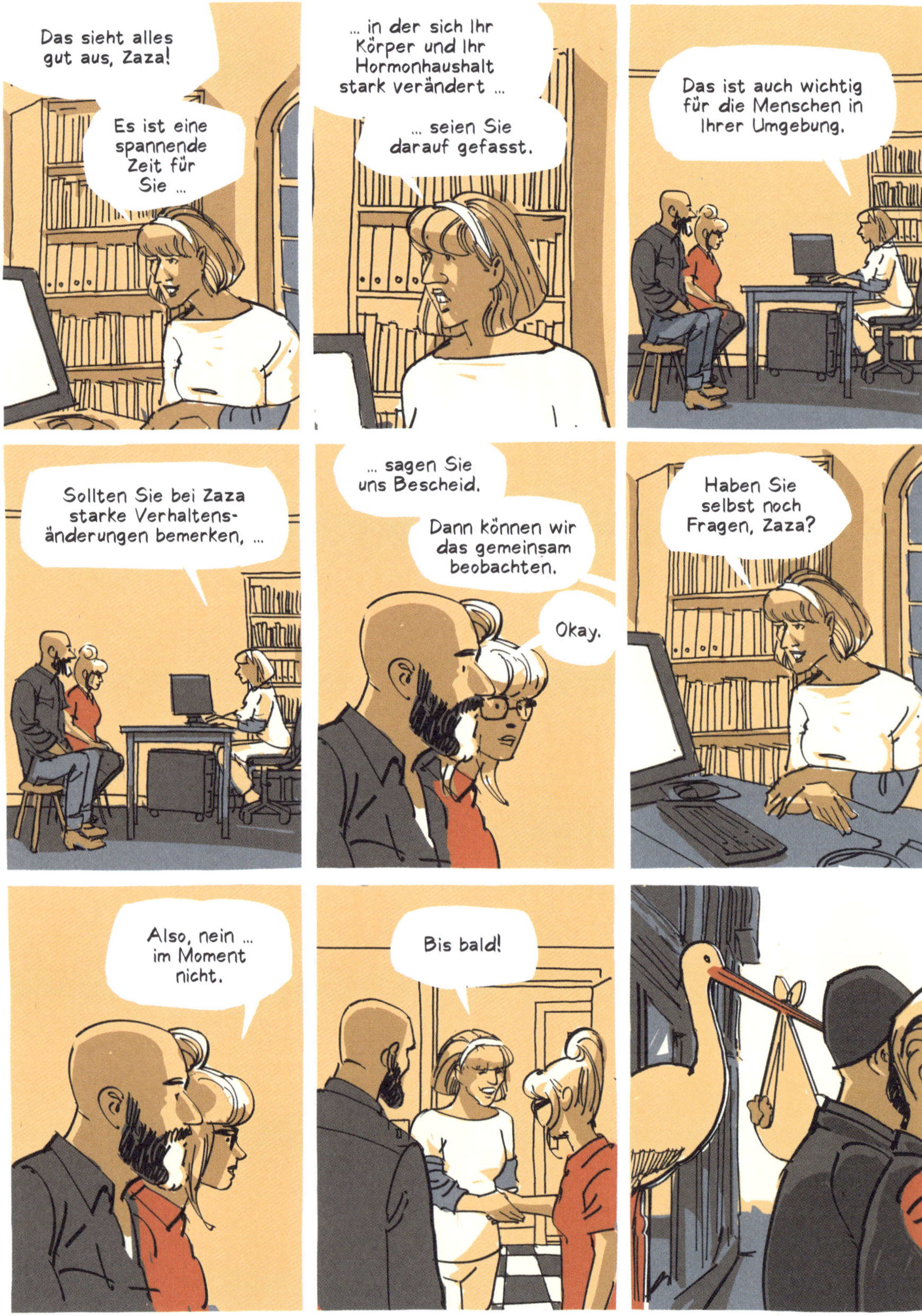
Das sieht alles gut aus, Zaza!
Es ist eine spannende Zeit für Sie ...
... in der sich Ihr Körper und Ihr Hormonhaushalt stark verändert ...
... seien Sie darauf gefasst.
Das ist auch wichtig für die Menschen in Ihrer Umgebung.
Sollten Sie bei Zaza starke Verhaltens- änderungen bemerken, ...
... sagen Sie uns Bescheid.
Dann können wir das gemeinsam beobachten.
Okay.
Haben Sie selbst noch Fragen, Zaza?
Also, nein ... im Moment nicht.
Bis bald!

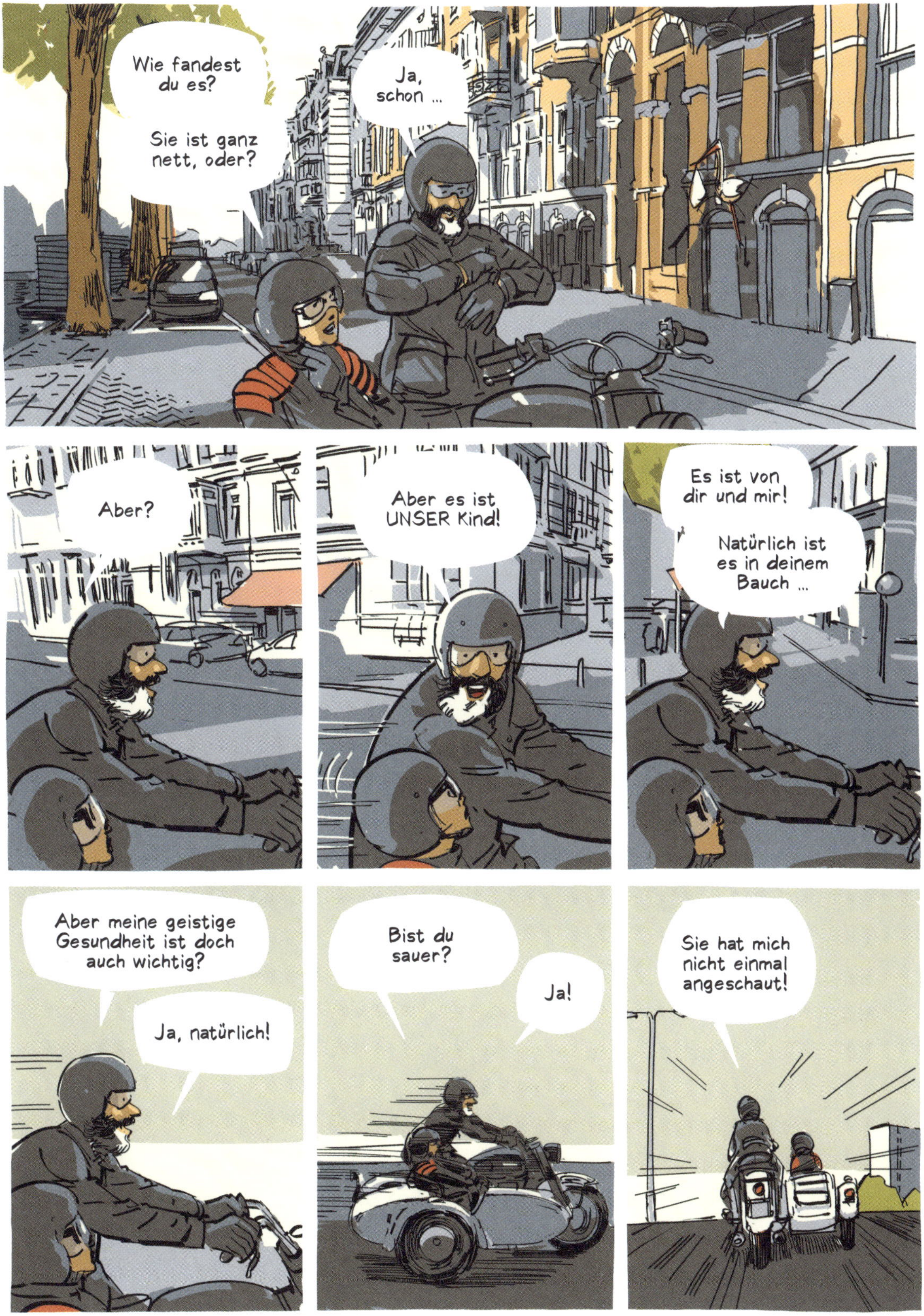
Wie fandest du es?
Sie ist ganz nett, oder?
Ja, schon ...
Aber?
Aber es ist UNSER Kind!
Es ist von dir und mir!
Natürlich ist es in deinem Bauch ...
Aber meine geistige Gesundheit ist doch auch wichtig?
Ja, natürlich!
Bist du sauer?
Ja!
Sie hat mich nicht einmal angeschaut!

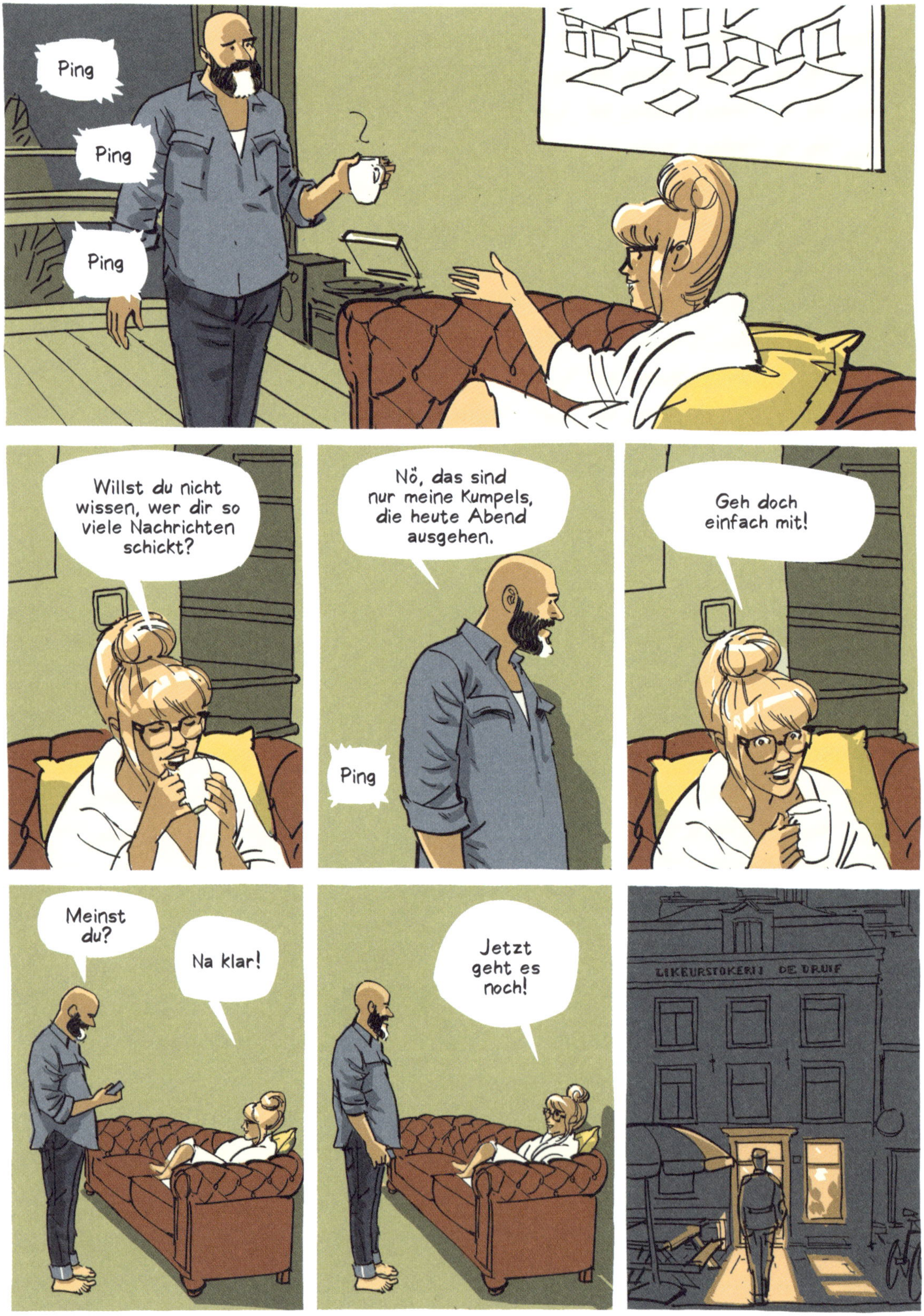
Ping
Ping
Ping
Willst du nicht wissen, wer dir so viele Nachrichten schickt?
Nö, das sind nur meine Kumpels, die heute Abend ausgehen.
Ping
Geh doch einfach mit!
Meinst du?
Na klar!
Jetzt geht es noch!
LIKEURSTOKERIJ DE DRUIF

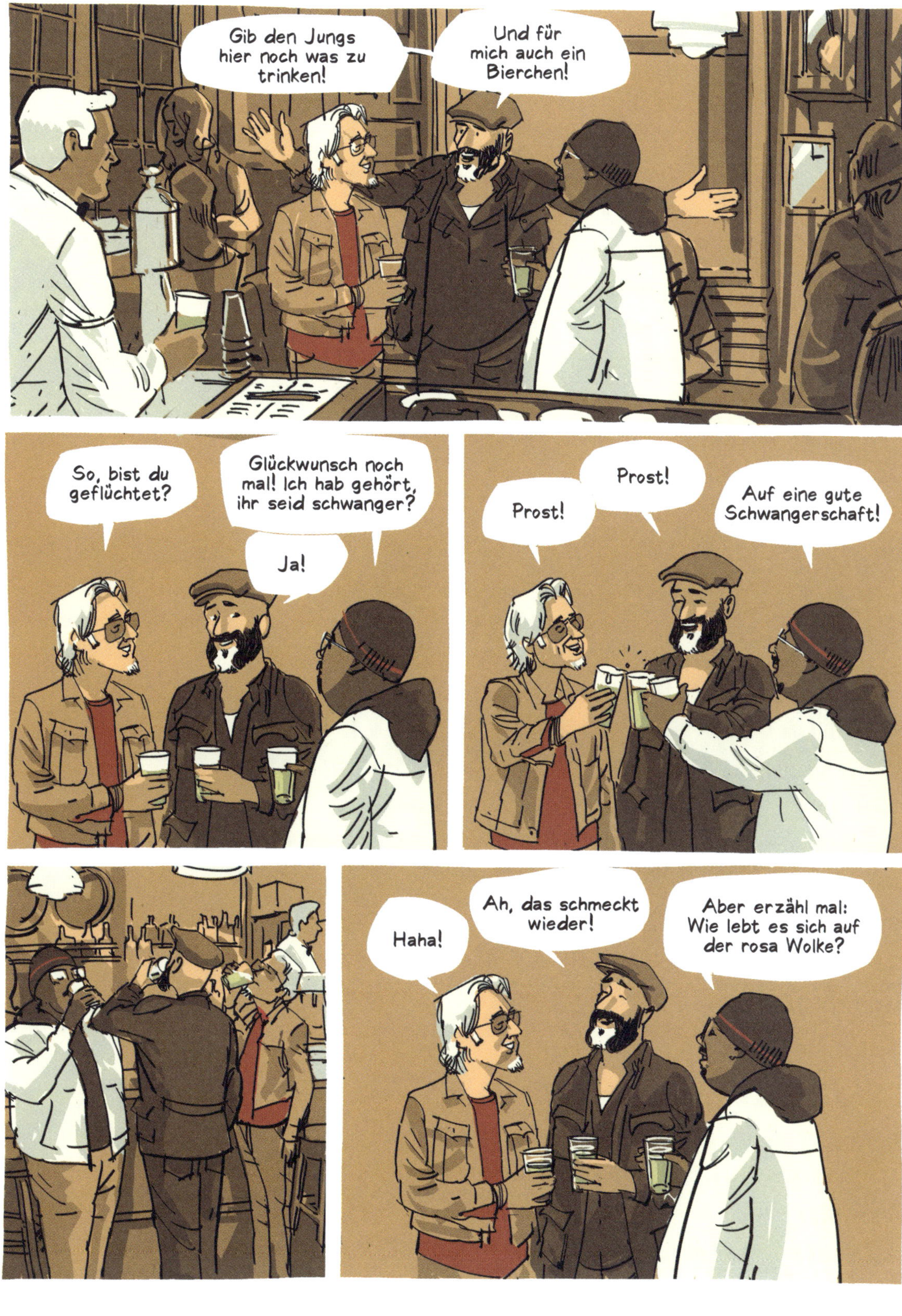
Gib den Jungs hier noch was zu trinken!
Und für mich auch ein Bierchen!
So, bist du geflüchtet?
Glückwunsch noch mal! Ich hab gehört, ihr seid schwanger?
Ja!
Prost!
Prost!
Auf eine gute Schwangerschaft!
Haha!
Ah, das schmeckt wieder!
Aber erzähl mal: Wie lebt es sich auf der rosa Wolke?

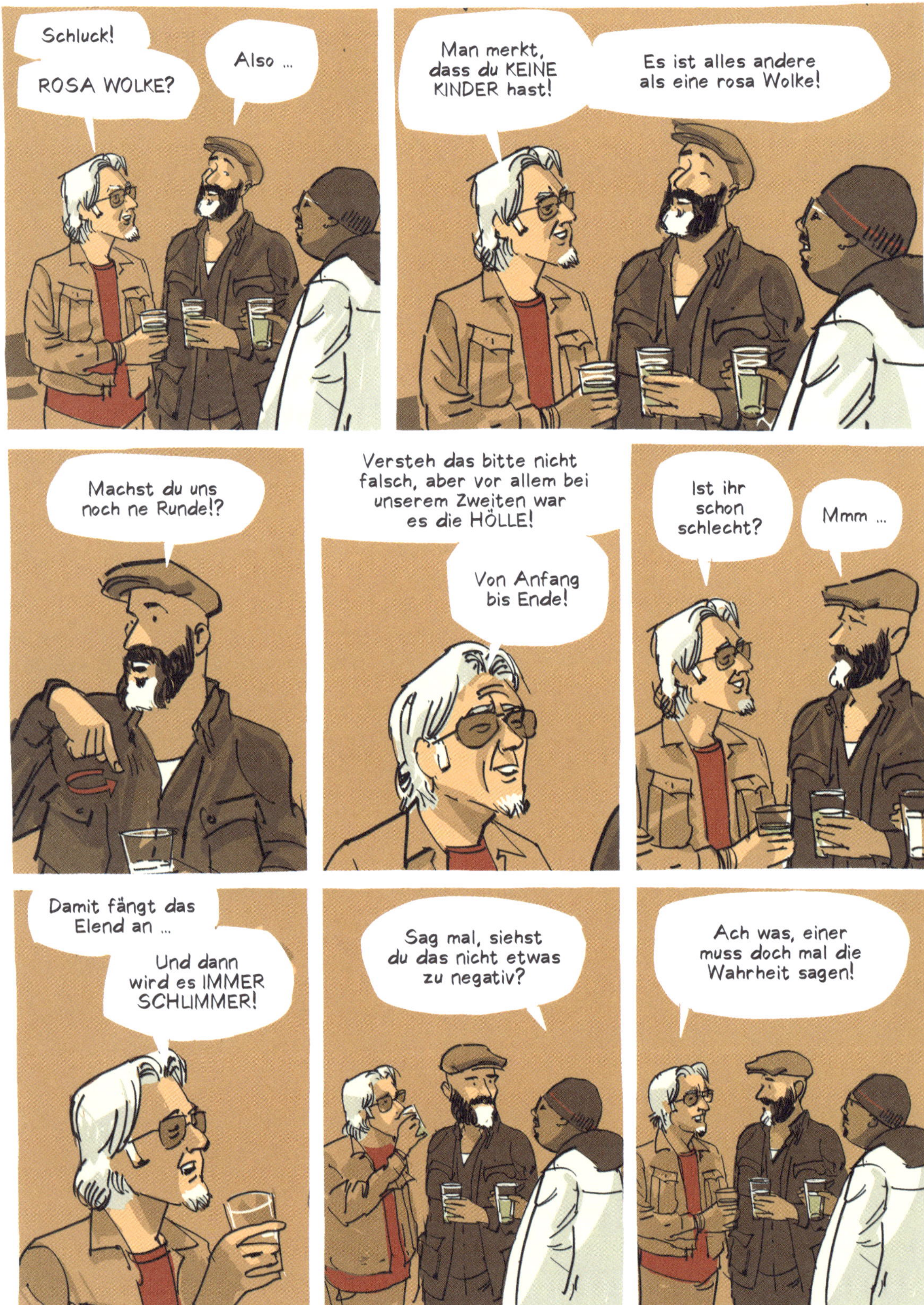
Schluck!
ROSA WOLKE?
Also ...
Man merkt, dass du KEINE KINDER hast!
Es ist alles andere als eine rosa Wolke!
Machst du uns noch ne Runde!?
Versteh das bitte nicht falsch, aber vor allem bei unserem Zweiten war es die HÖLLE!
Von Anfang bis Ende!
Ist ihr schon schlecht?
Mmm ...
Damit fängt das Elend an ...
Und dann wird es IMMER SCHLIMMER!
Sag mal, siehst du das nicht etwas zu negativ?
Ach was, einer muss doch mal die Wahrheit sagen!

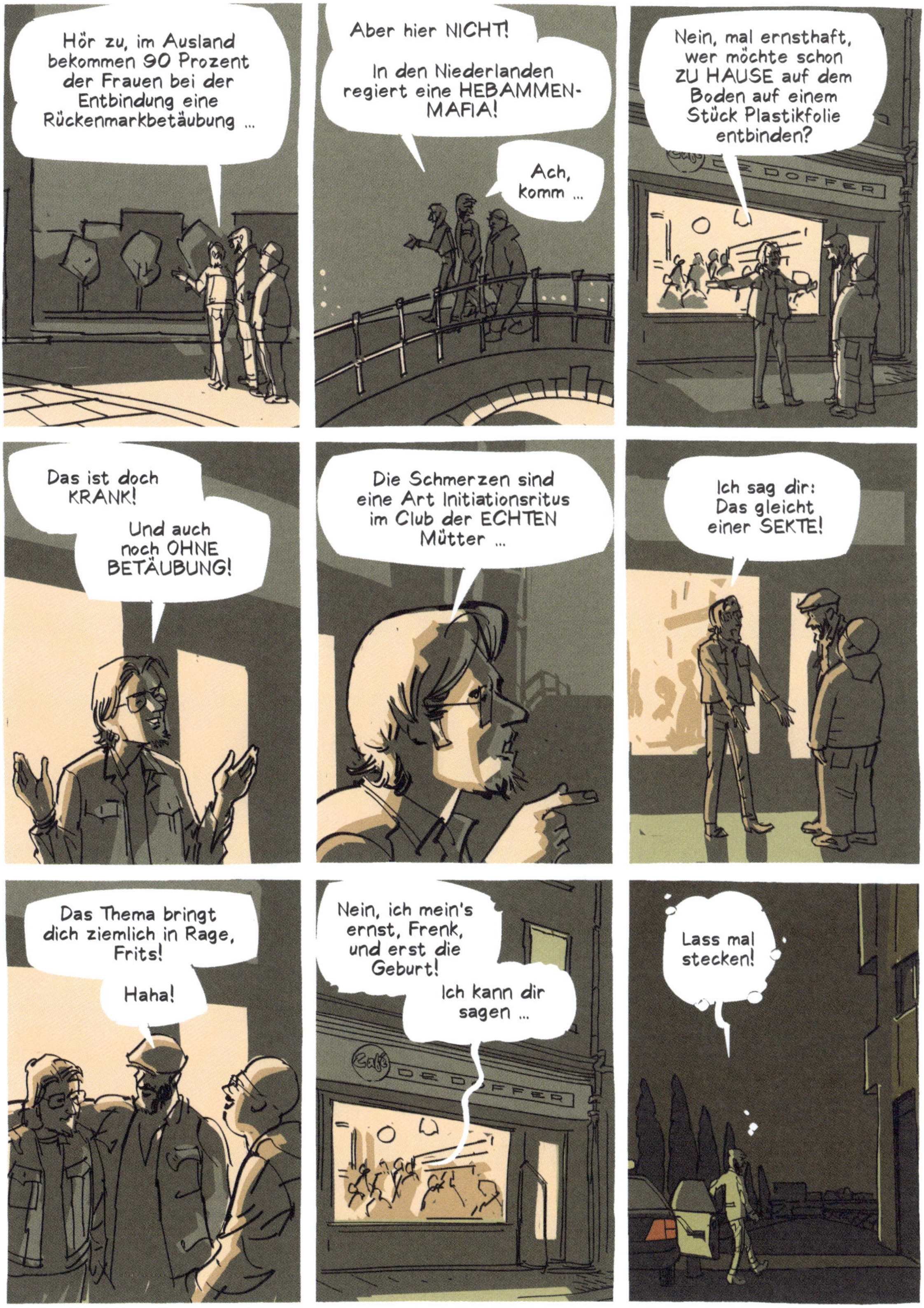
Hör zu, im Ausland bekommen 90 Prozent der Frauen bei der Entbindung eine Rückenmarkbetäubung ...
Aber hier NICHT!
In den Niederlanden regiert eine HEBAMMEN-MAFIA!
Ach, komm ...
Nein, mal ernsthaft, wer möchte schon ZU HAUSE auf dem Boden auf einem Stück Plastikfolie entbinden?
Das ist doch KRANK!
Und auch noch OHNE BETÄUBUNG!
Die Schmerzen sind eine Art Initiationsritus im Club der ECHTEN Mütter ...
Ich sag dir: Das gleicht einer SEKTE!
Das Thema bringt dich ziemlich in Rage, Frits!
Haha!
Nein, ich mein's ernst, Frenk, und erst die Geburt!
Ich kann dir sagen ...
Lass mal stecken!

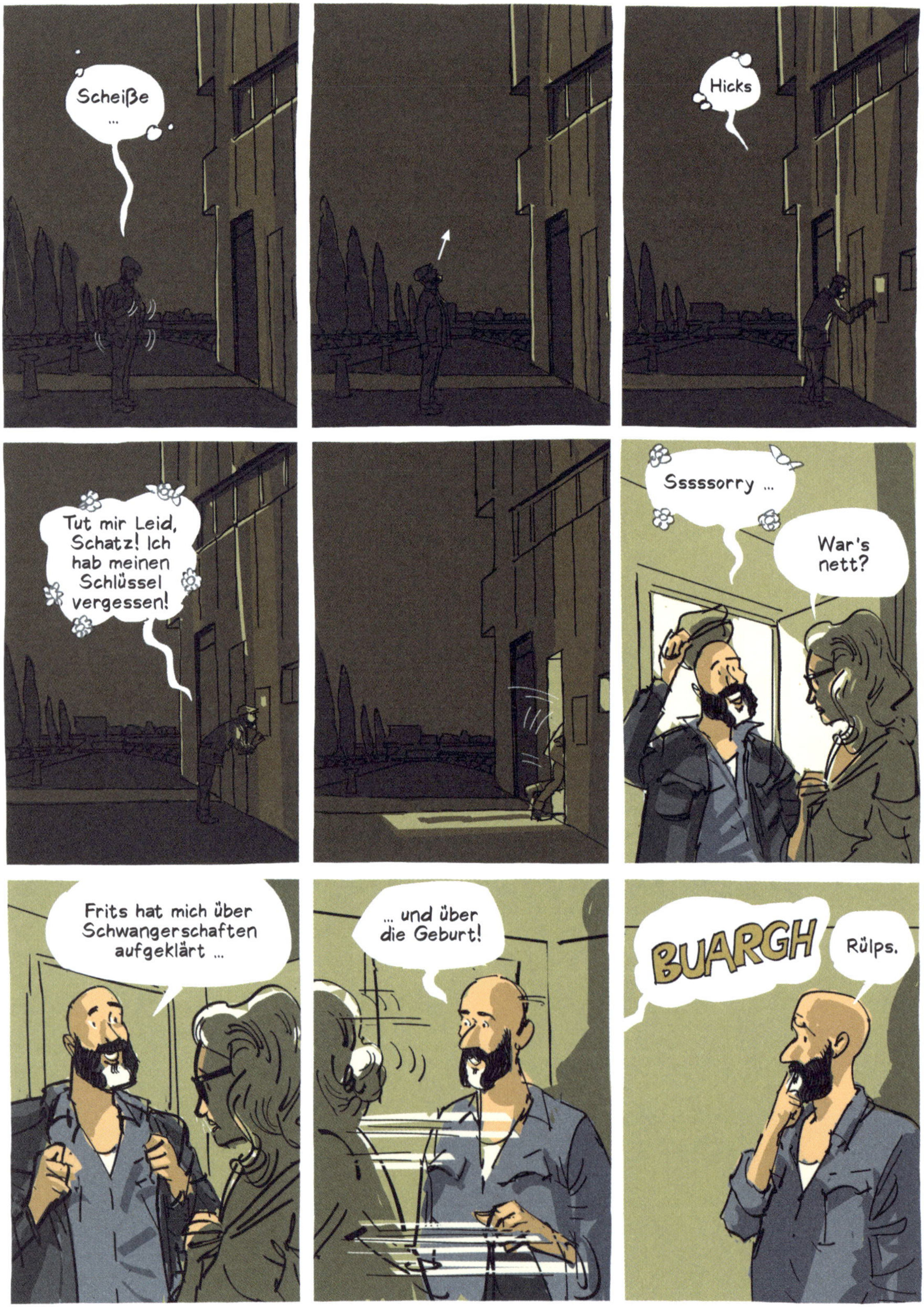
Scheiße ...
Hicks
Tut mir Leid, Schatz! Ich hab meinen Schlüssel vergessen!
Sssssorry ...
War's nett?
Frits hat mich über Schwangerschaften aufgeklärt ...
... und über die Geburt!
BUARGH
Rülps.

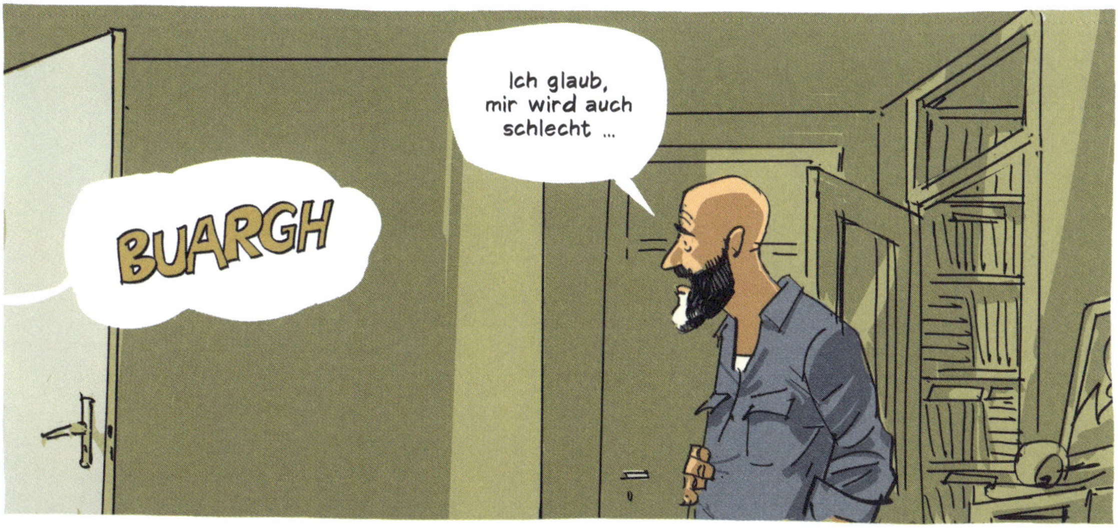
BUARGH
Ich glaub, mir wird auch schlecht ...

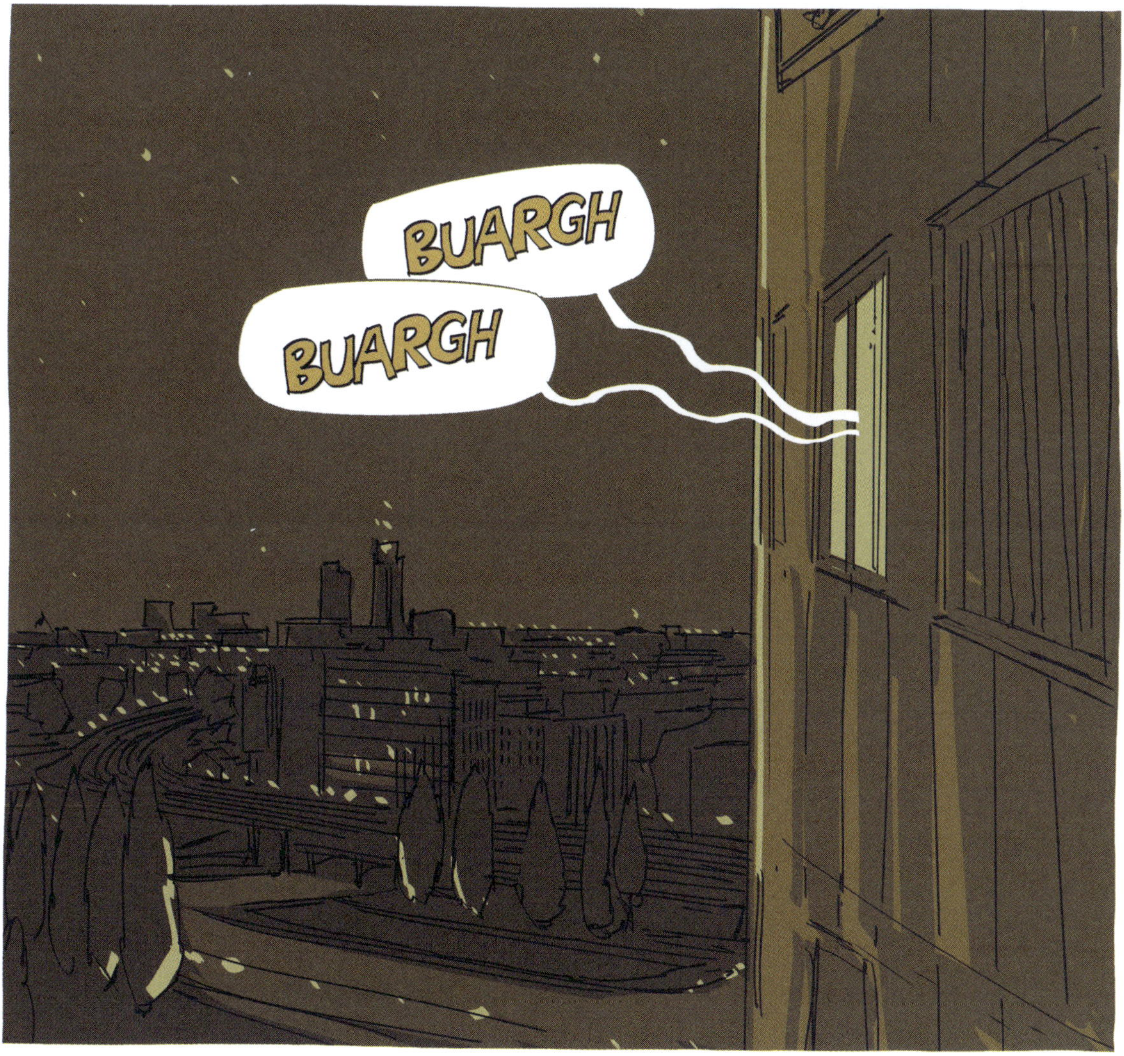
BUARGH
BUARGH

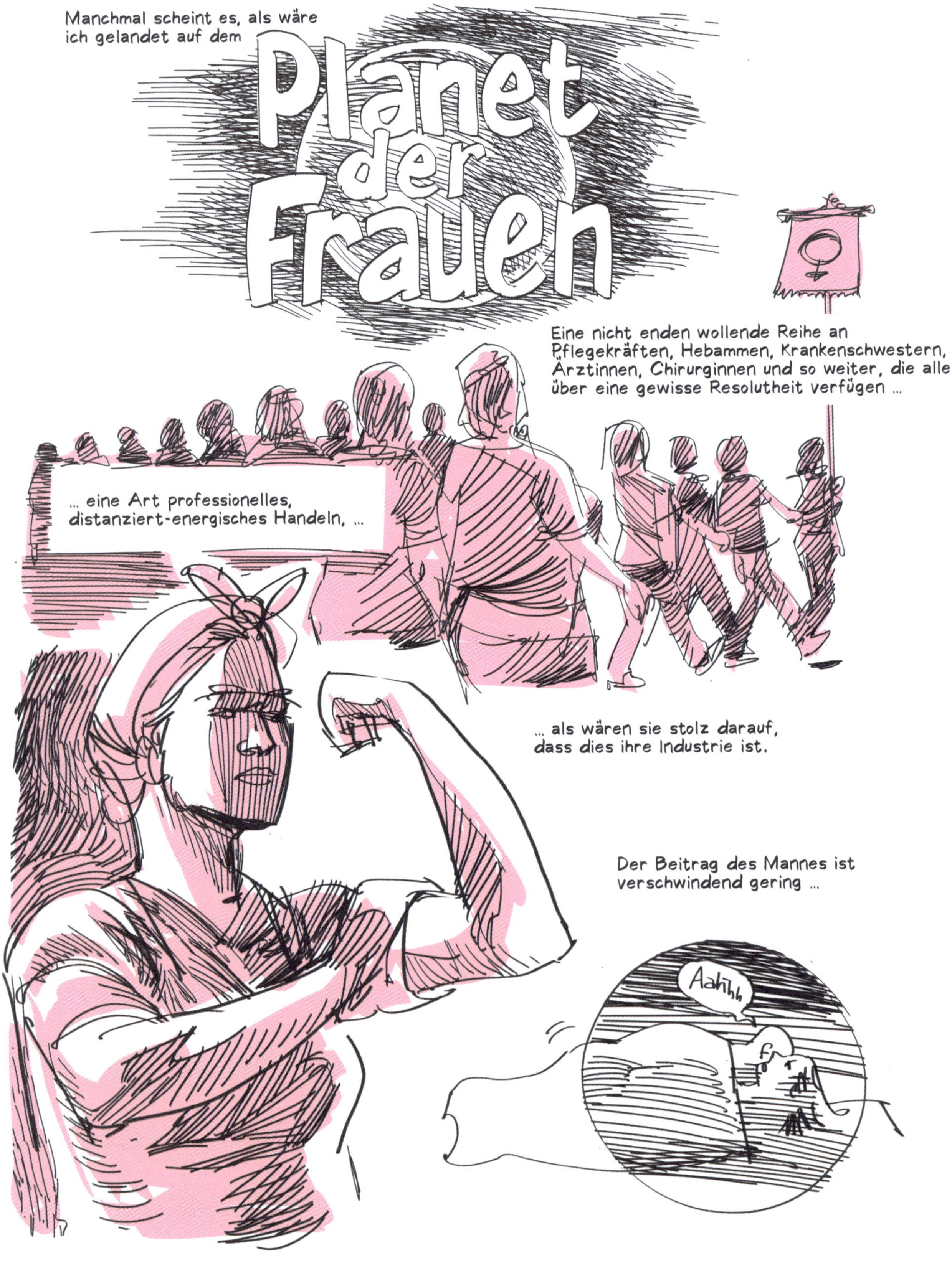
Manchmal scheint es, als wäre ich gelandet auf dem
Planet der Frauen
Eine nicht enden wollende Reihe an Pflegekräften, Hebammen, Krankenschwestern, Ärztinnen, Chirurginnen und so weiter, die alle über eine gewisse Resolutheit verfügen …
… eine Art professionelles, distanziert-energisches Handeln, …
… als wären sie stolz darauf, dass dies ihre Industrie ist.
Der Beitrag des Mannes ist verschwindend gering …
Aahhhh

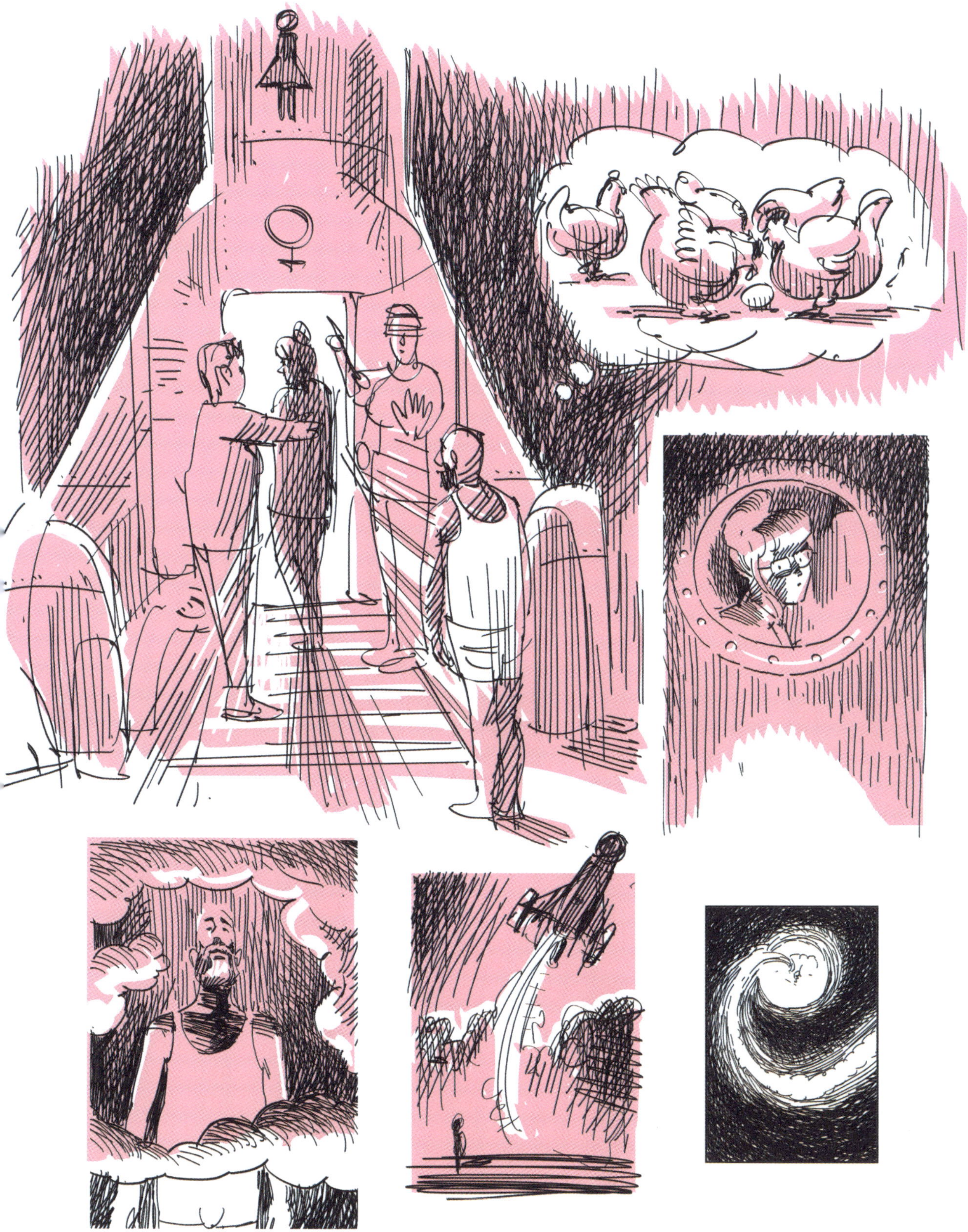

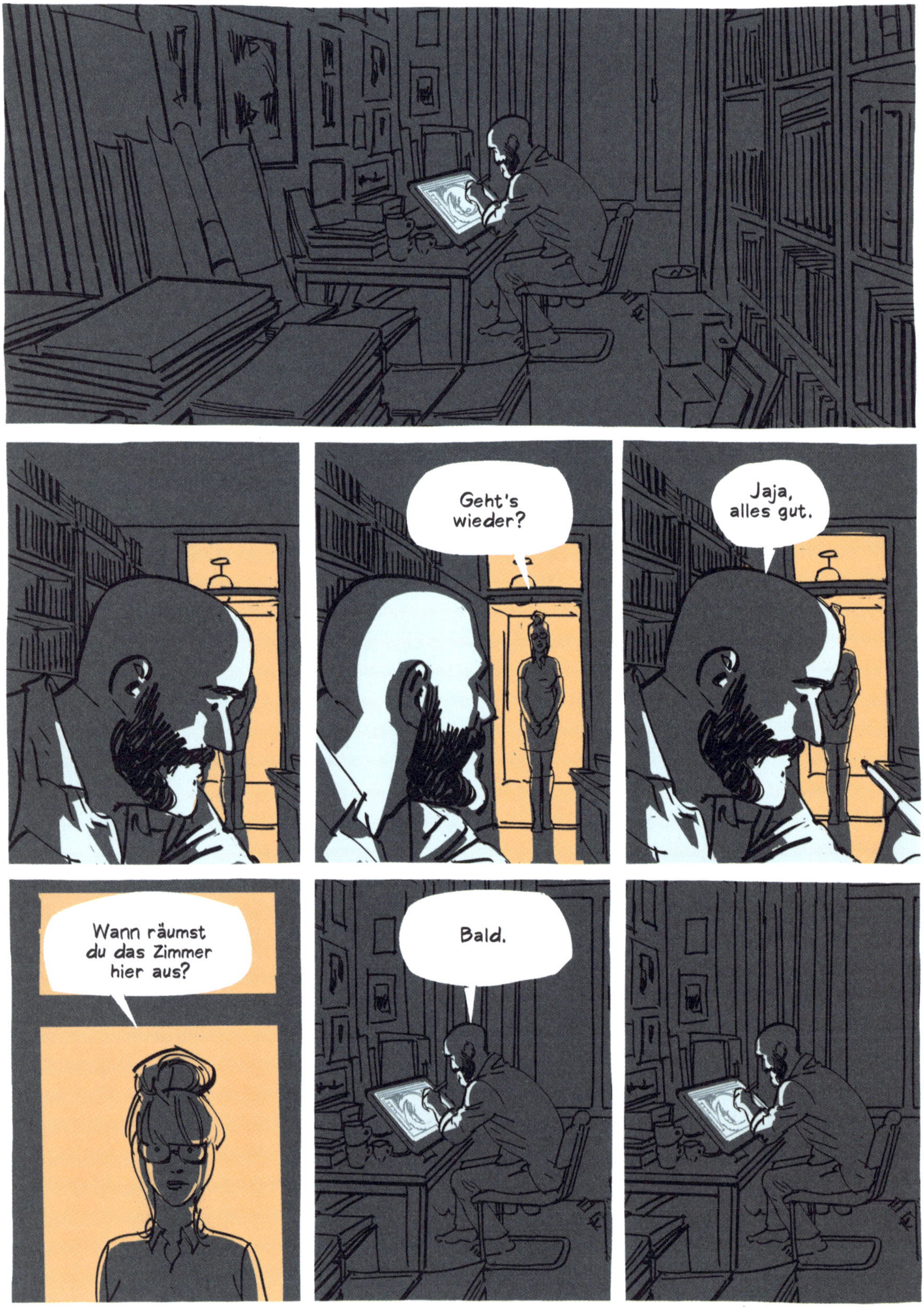
Geht's wieder?
Jaja, alles gut.
Wann räumst du das Zimmer hier aus?
Bald.

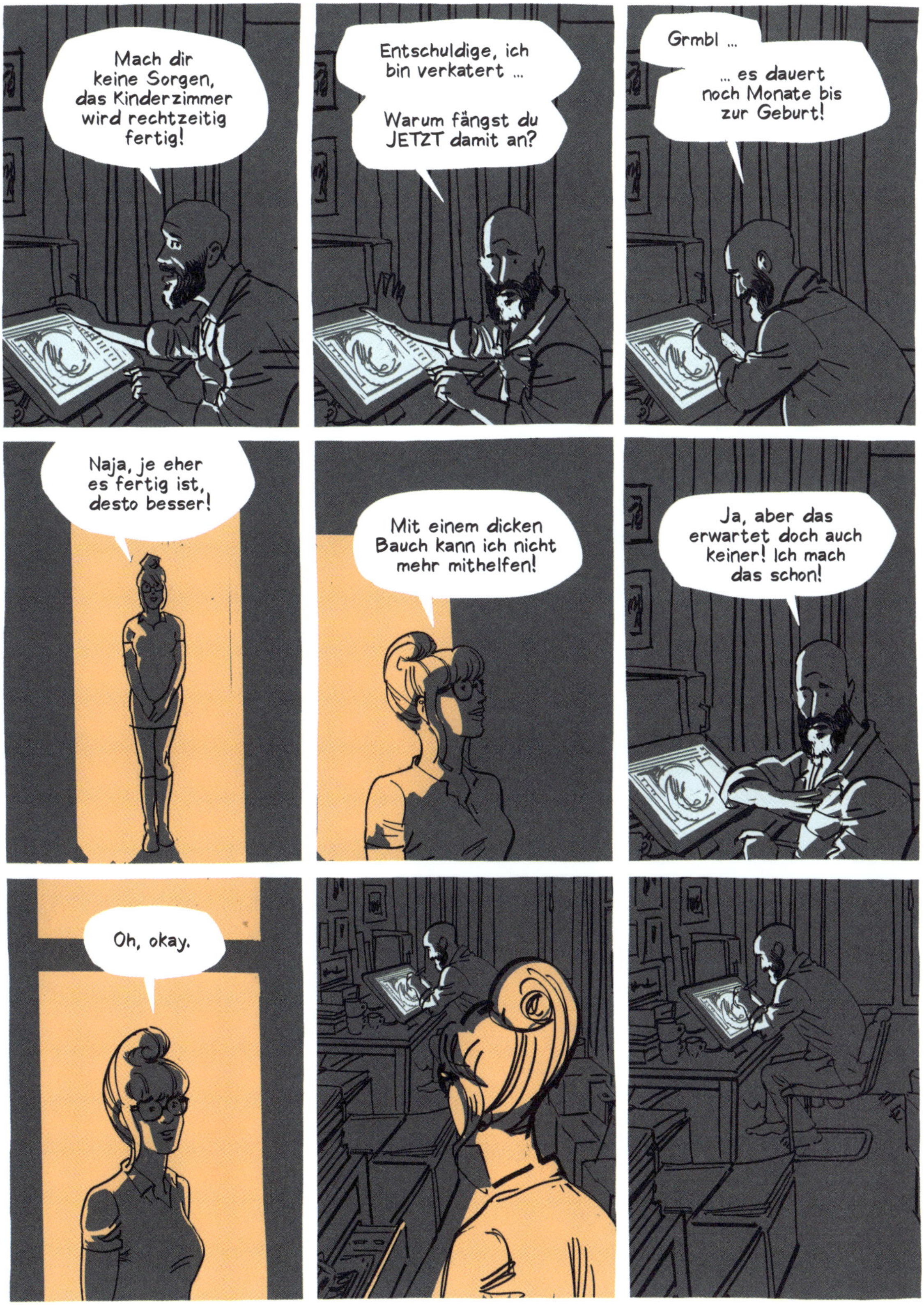
Mach dir keine Sorgen, das Kinderzimmer wird rechtzeitig fertig!
Entschuldige, ich bin verkatert …
Warum fängst du JETZT damit an?
Grmbl …
… es dauert noch Monate bis zur Geburt!
Naja, je eher es fertig ist, desto besser!
Mit einem dicken Bauch kann ich nicht mehr mithelfen!
Ja, aber das erwartet doch auch keiner! Ich mach das schon!
Oh, okay.

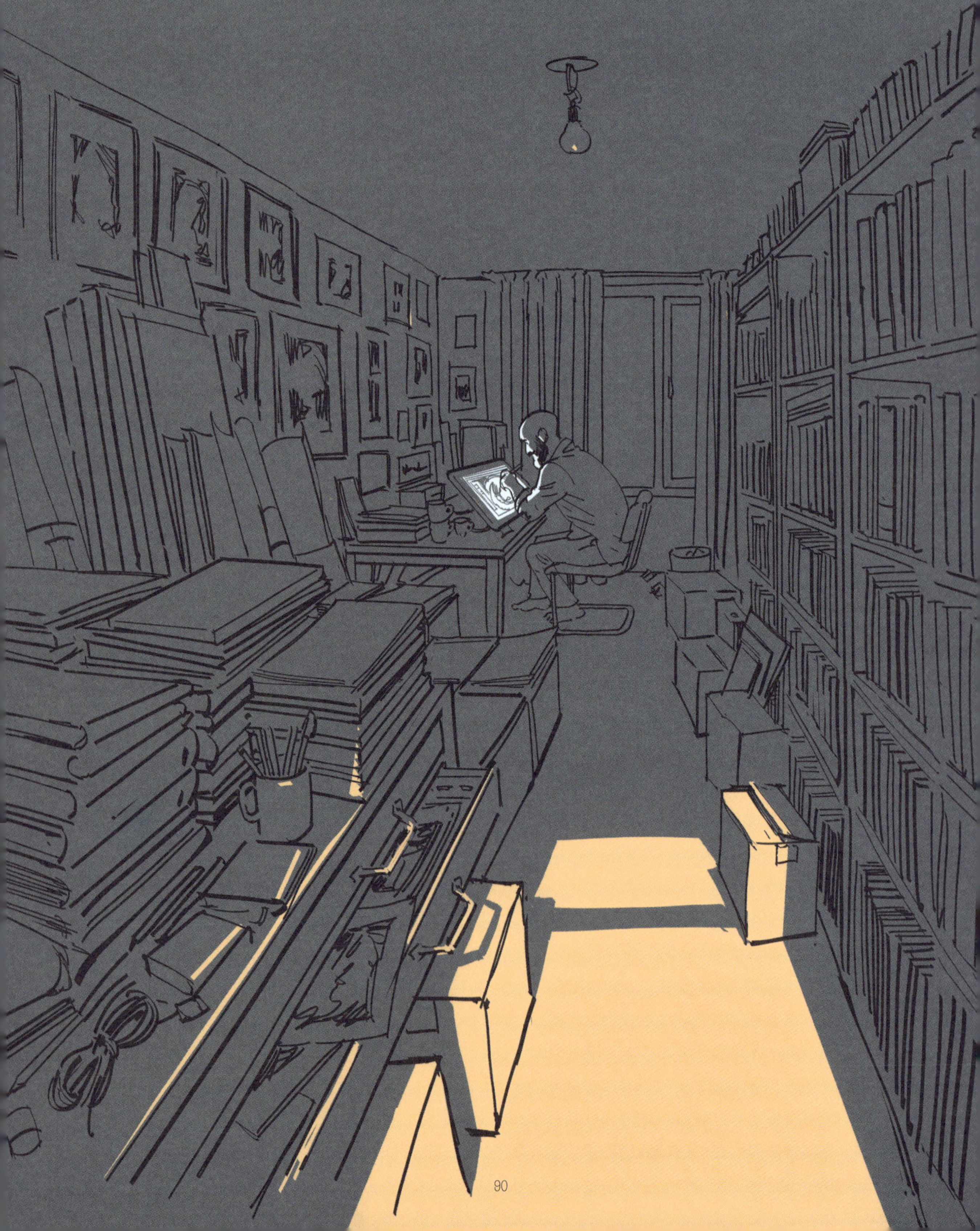

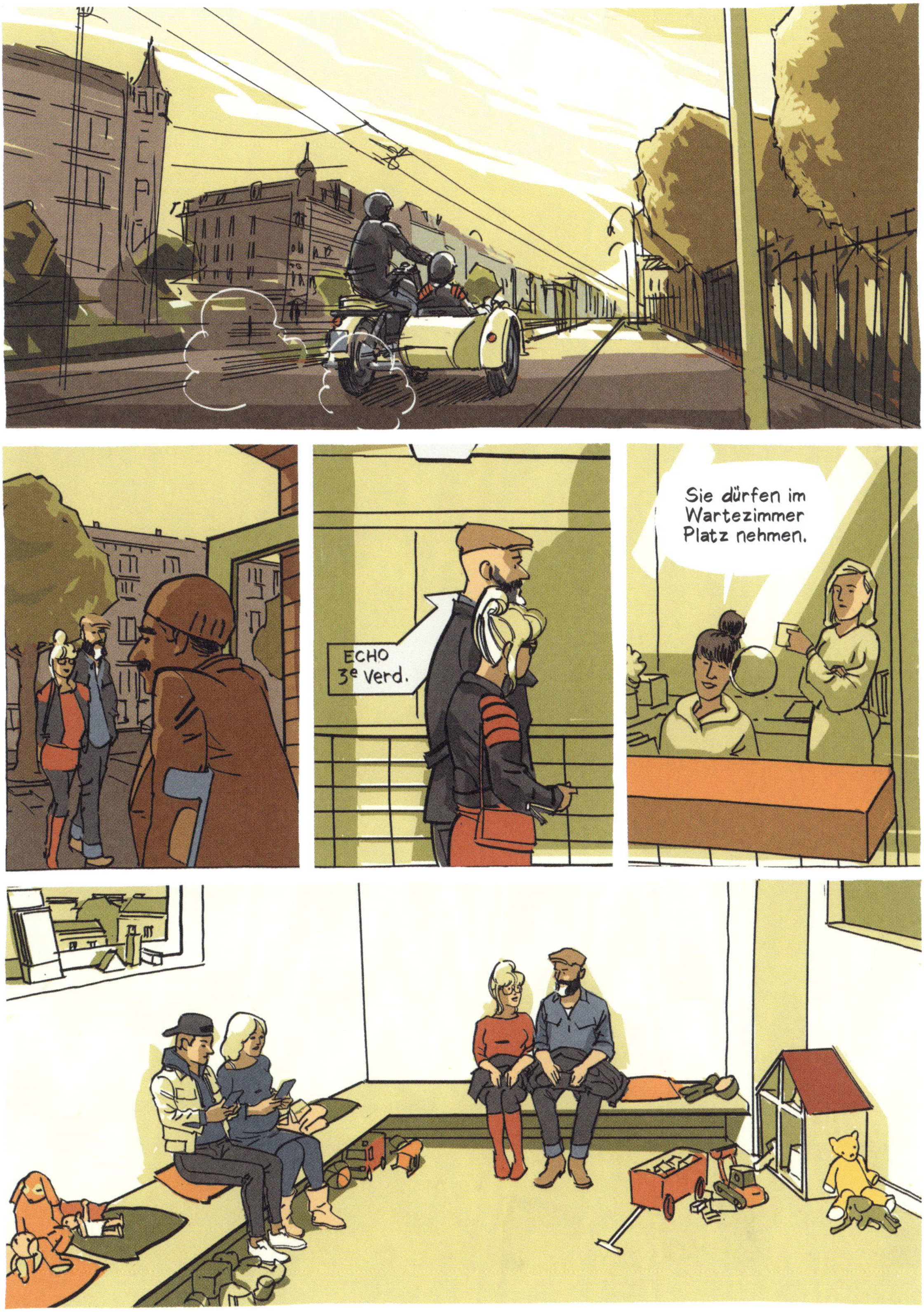
ECHO
3e Verd.
Sie dürfen im Wartezimmer Platz nehmen.

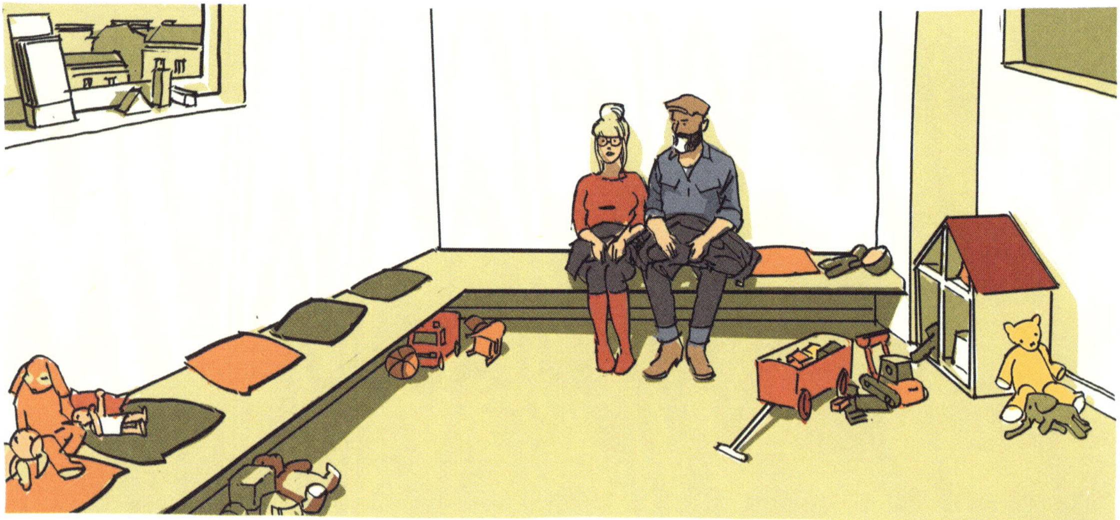

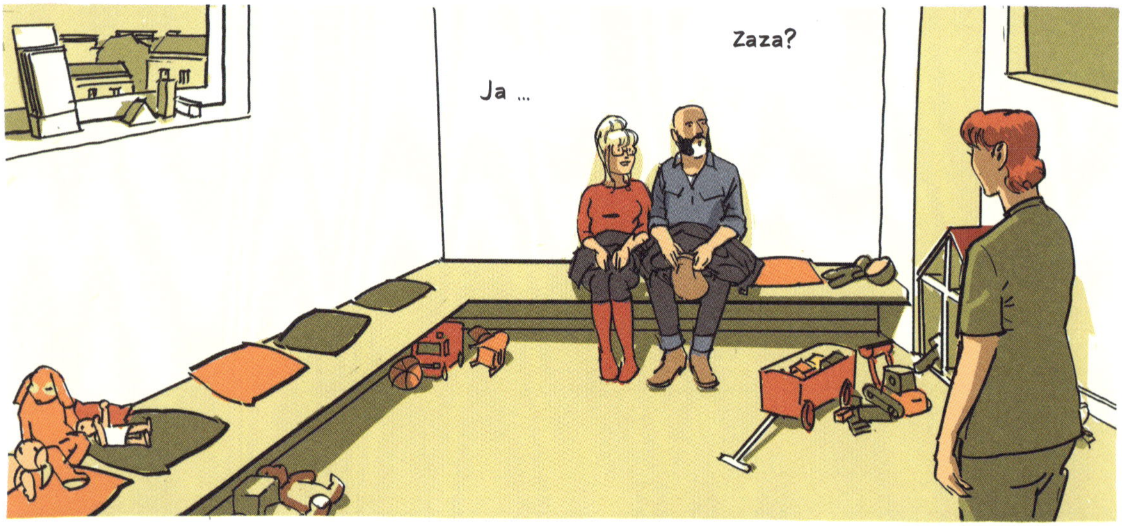
Zaza?
Ja ...

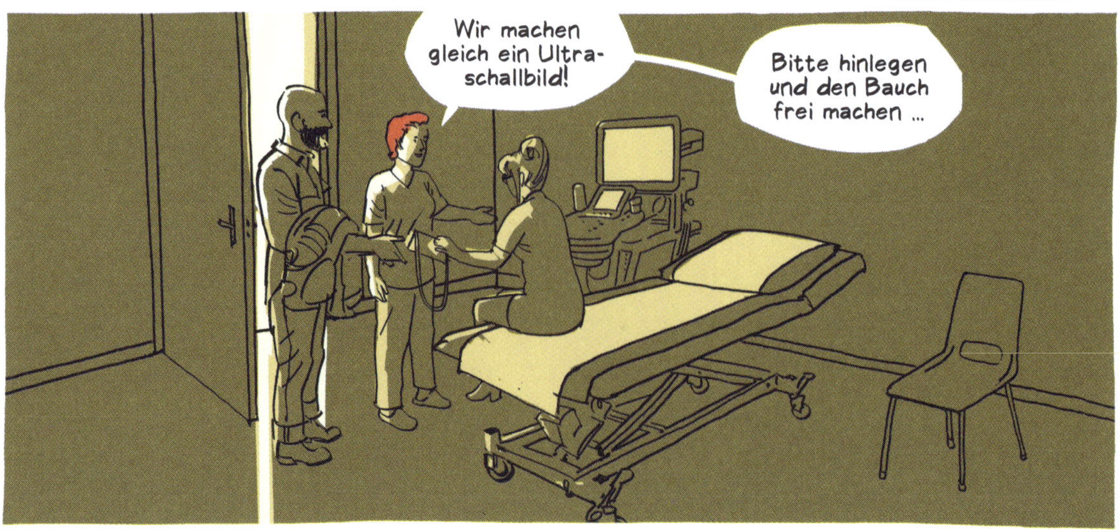
Wir machen gleich ein Ultraschallbild!
Bitte hinlegen und den Bauch frei machen ...

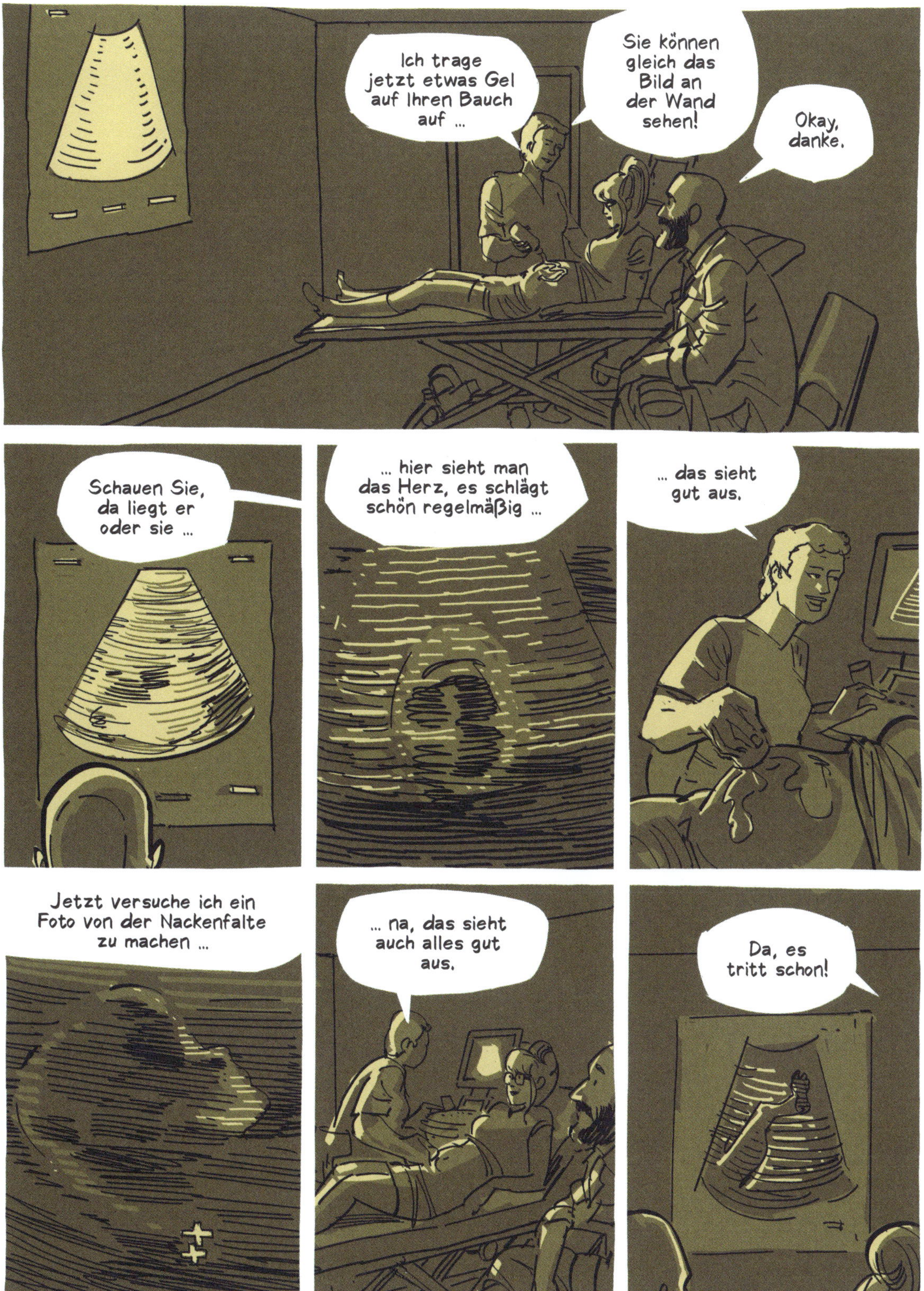
Ich trage jetzt etwas Gel auf Ihren Bauch auf ...
Sie können gleich das Bild an der Wand sehen!
Okay, danke.
Schauen Sie, da liegt er oder sie ...
... hier sieht man das Herz, es schlägt schön regelmäßig ...
... das sieht gut aus.
Jetzt versuche ich ein Foto von der Nackenfalte zu machen ...
... na, das sieht auch alles gut aus.
Da, es tritt schon!

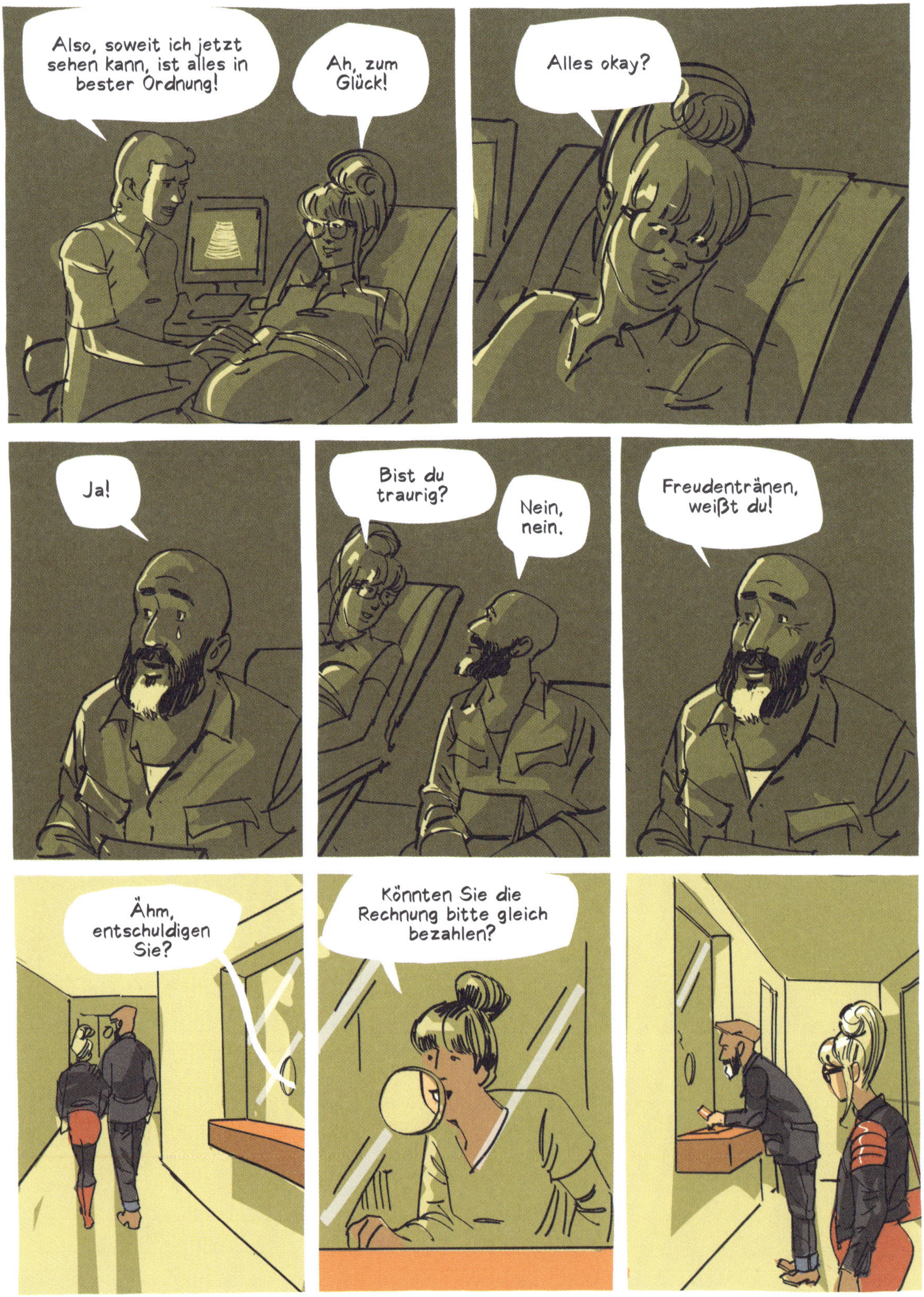
Also, soweit ich jetzt sehen kann, ist alles in bester Ordnung!
Ah, zum Glück!
Alles okay?
Ja!
Bist du traurig?
Nein, nein.
Freudentränen, weißt du!
Ähm, entschuldigen Sie?
Könnten Sie die Rechnung bitte gleich bezahlen?

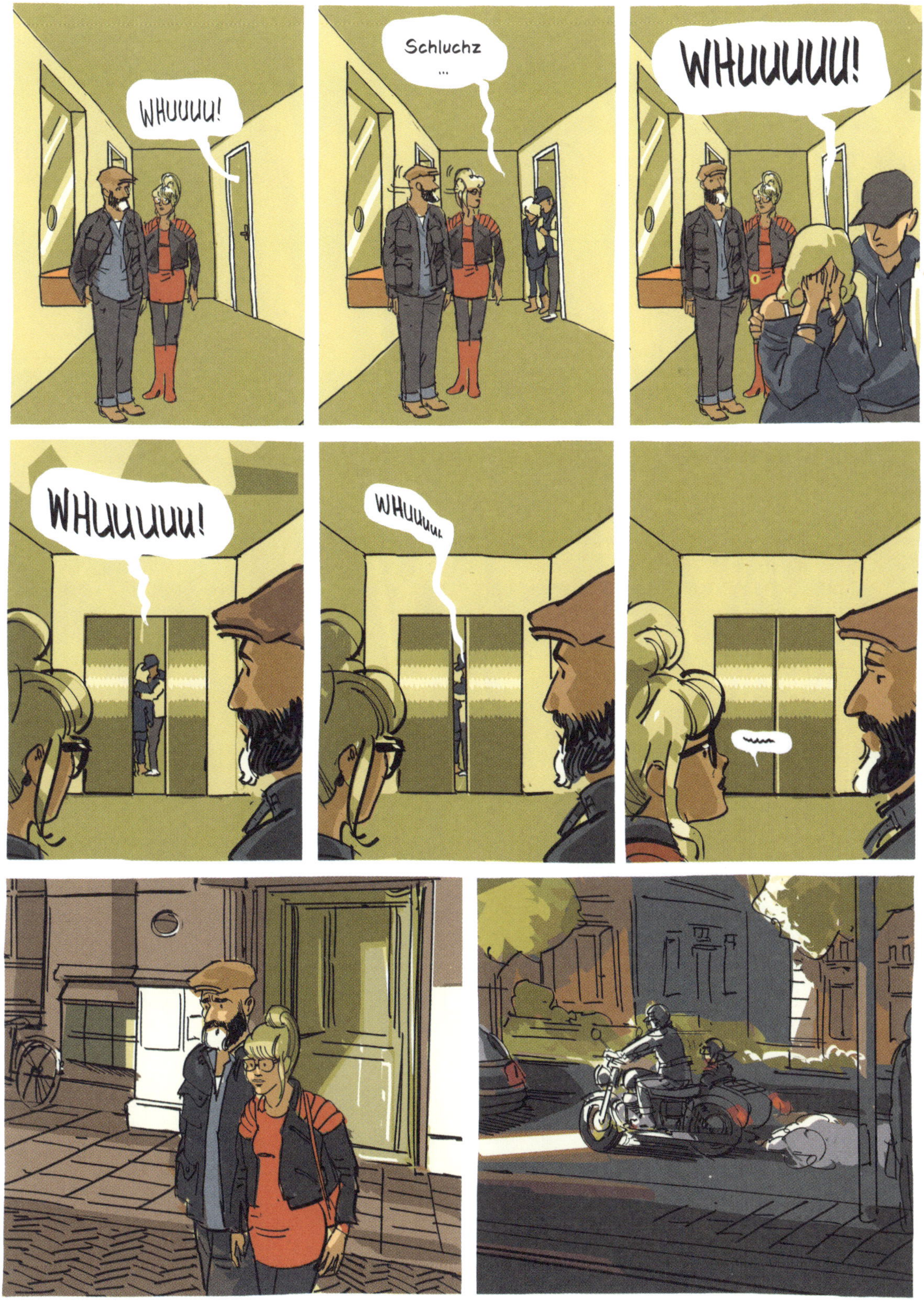
WHUUUU!
Schluchz
...
WHUUUUU!
WHUUUUUU!
WHUUUUU

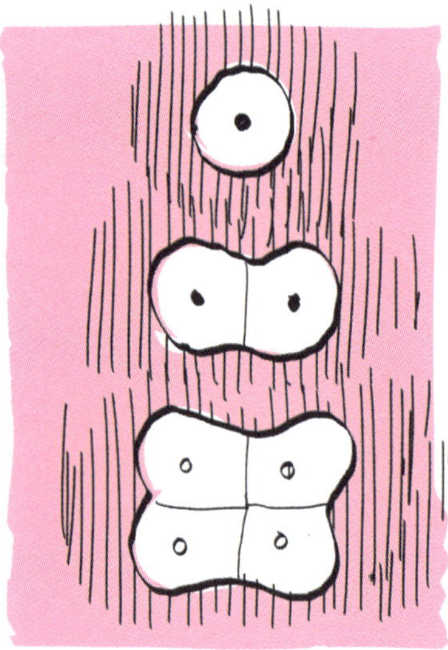

7 Milliarden Menschen
und viele Generationen
vor ihnen ...

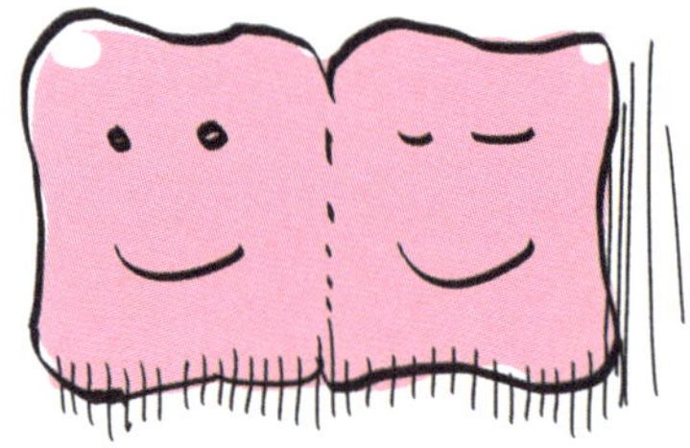

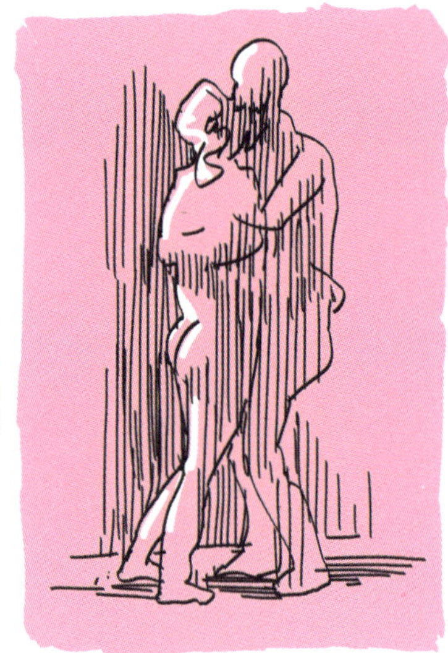

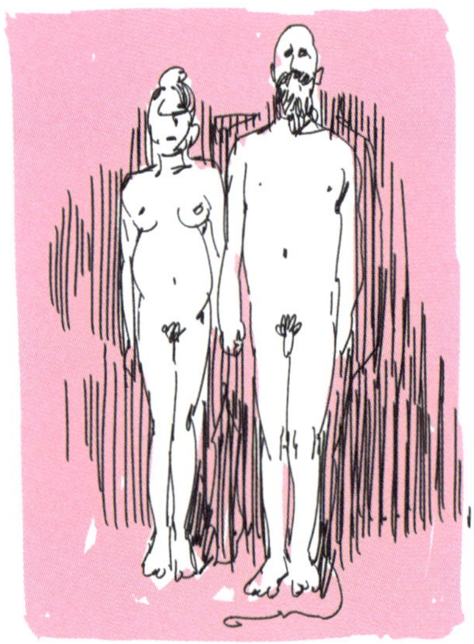

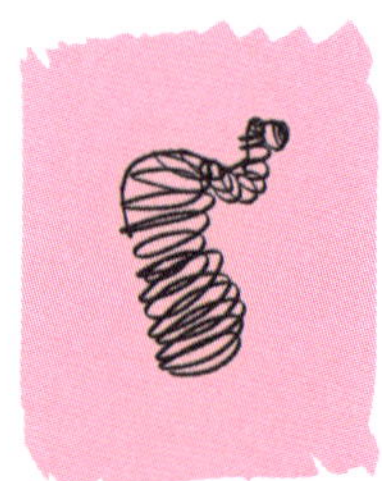

Wir sind dem nahezu
unsichtbaren Prozess, der
sich im Mutterleib abspielt,
völlig ausgeliefert ...

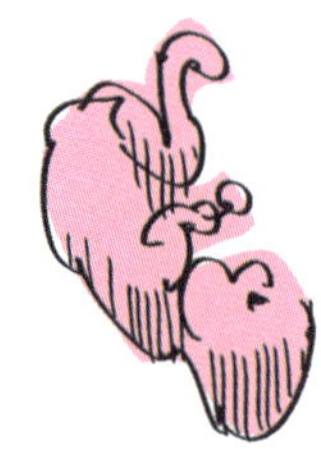

Hier wird ein neuer
Mensch gebaut ...

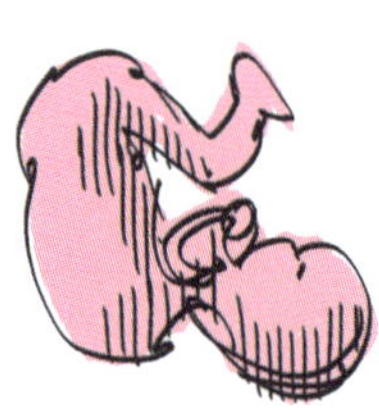

... dabei kann so viel
schief gehen ...

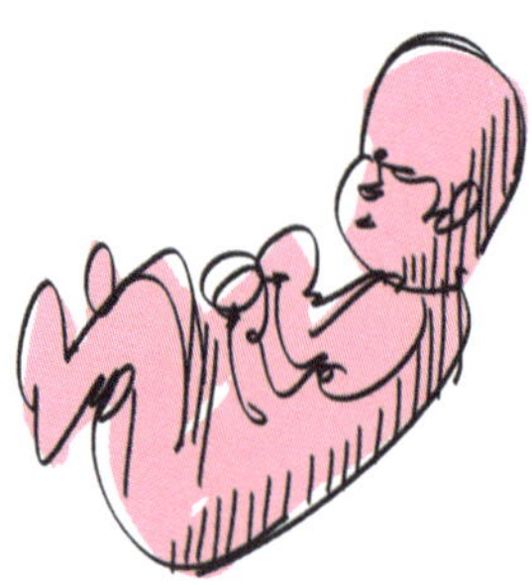

... und wir haben gar
keinen Einfluss darauf.

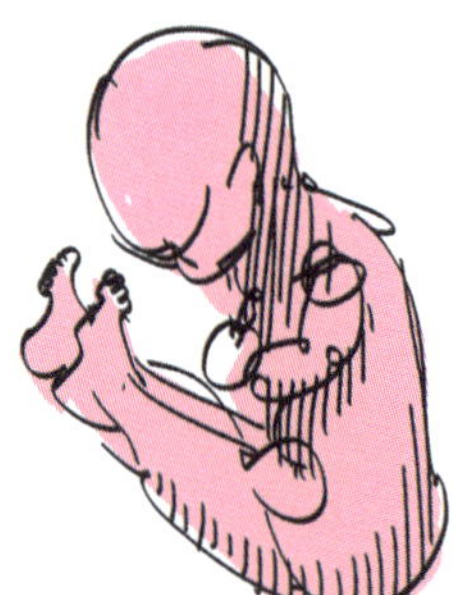

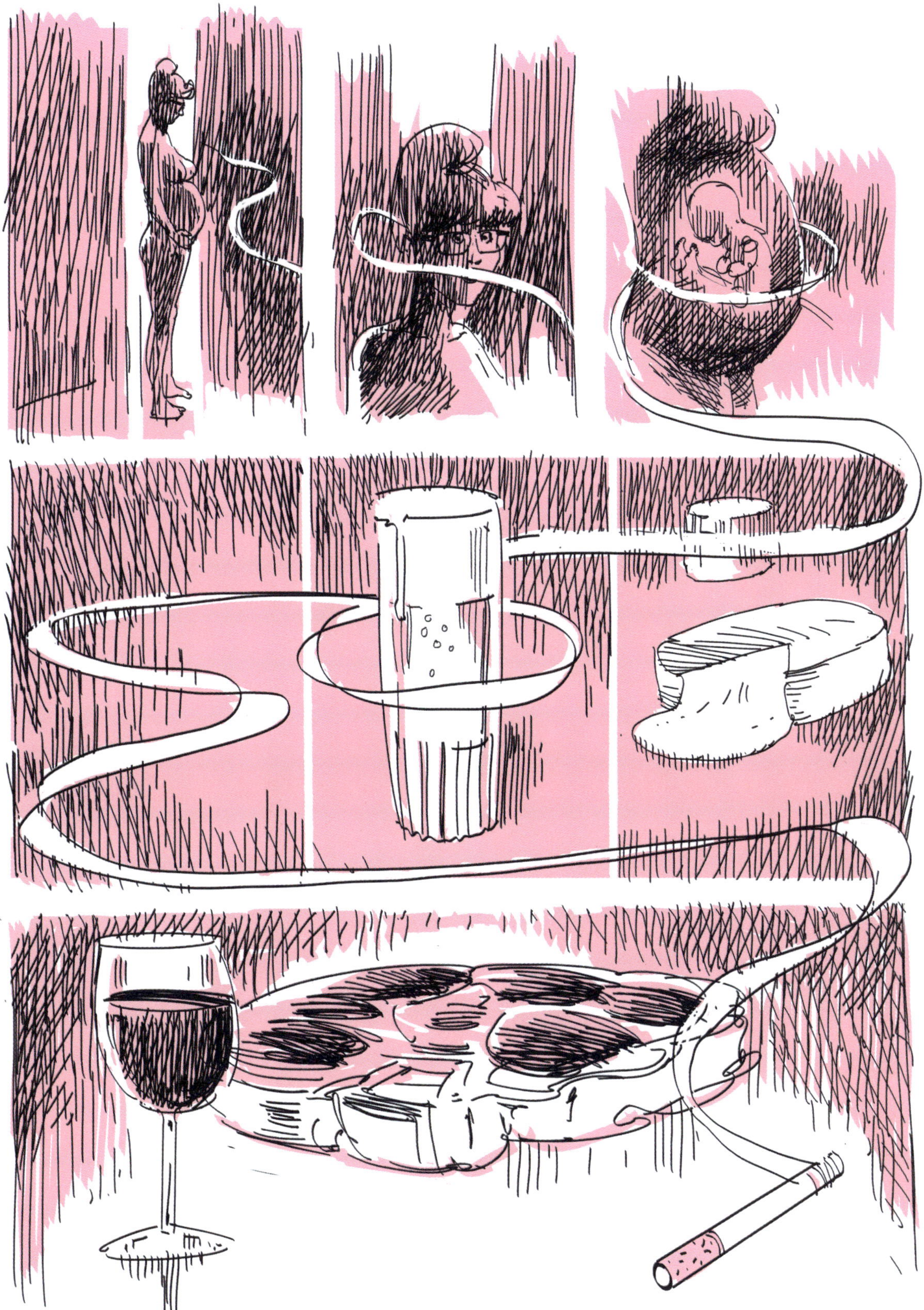

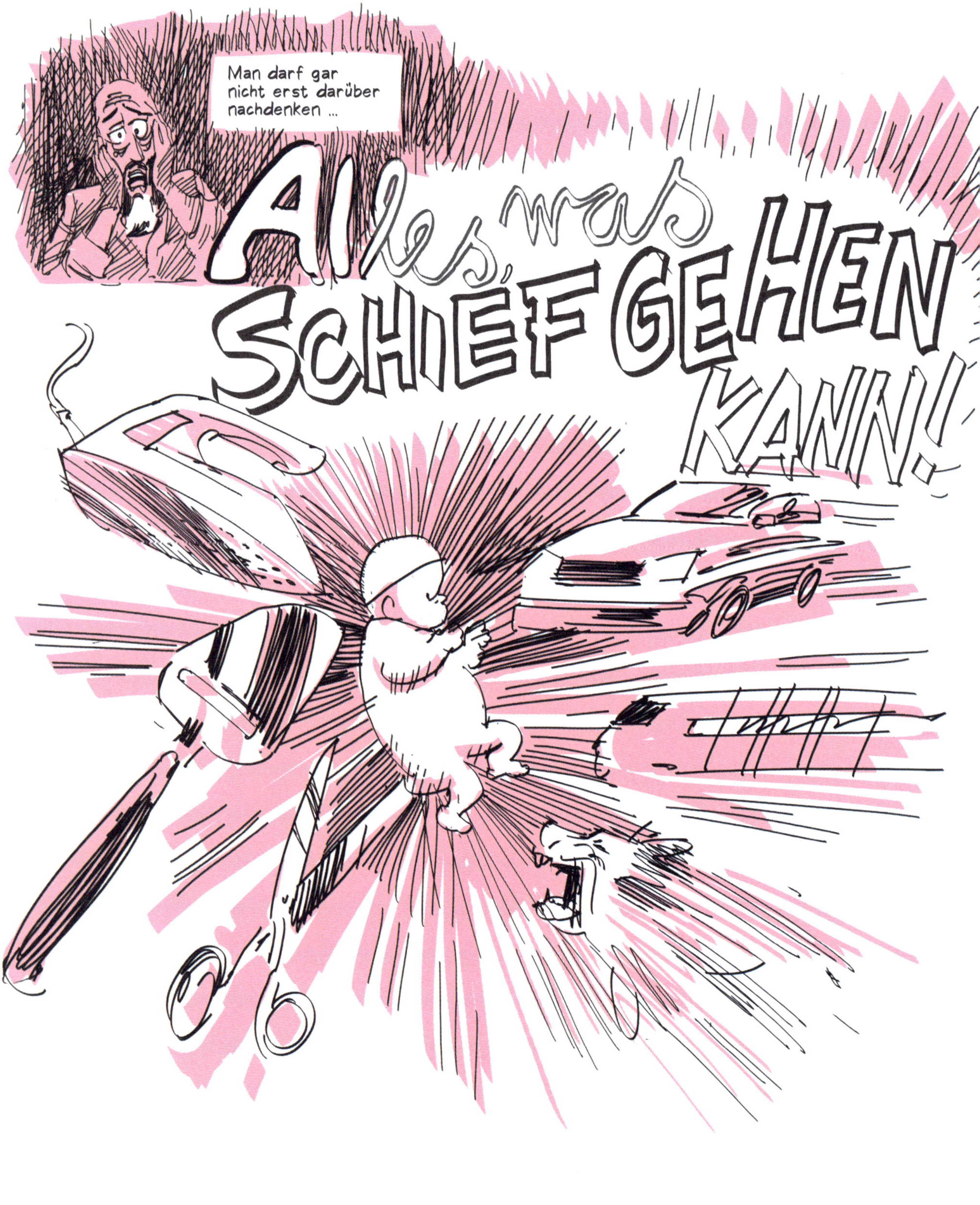
Man darf gar nicht erst darüber nachdenken ...
Alles, was
SCHIEF GEHEN
KANN!

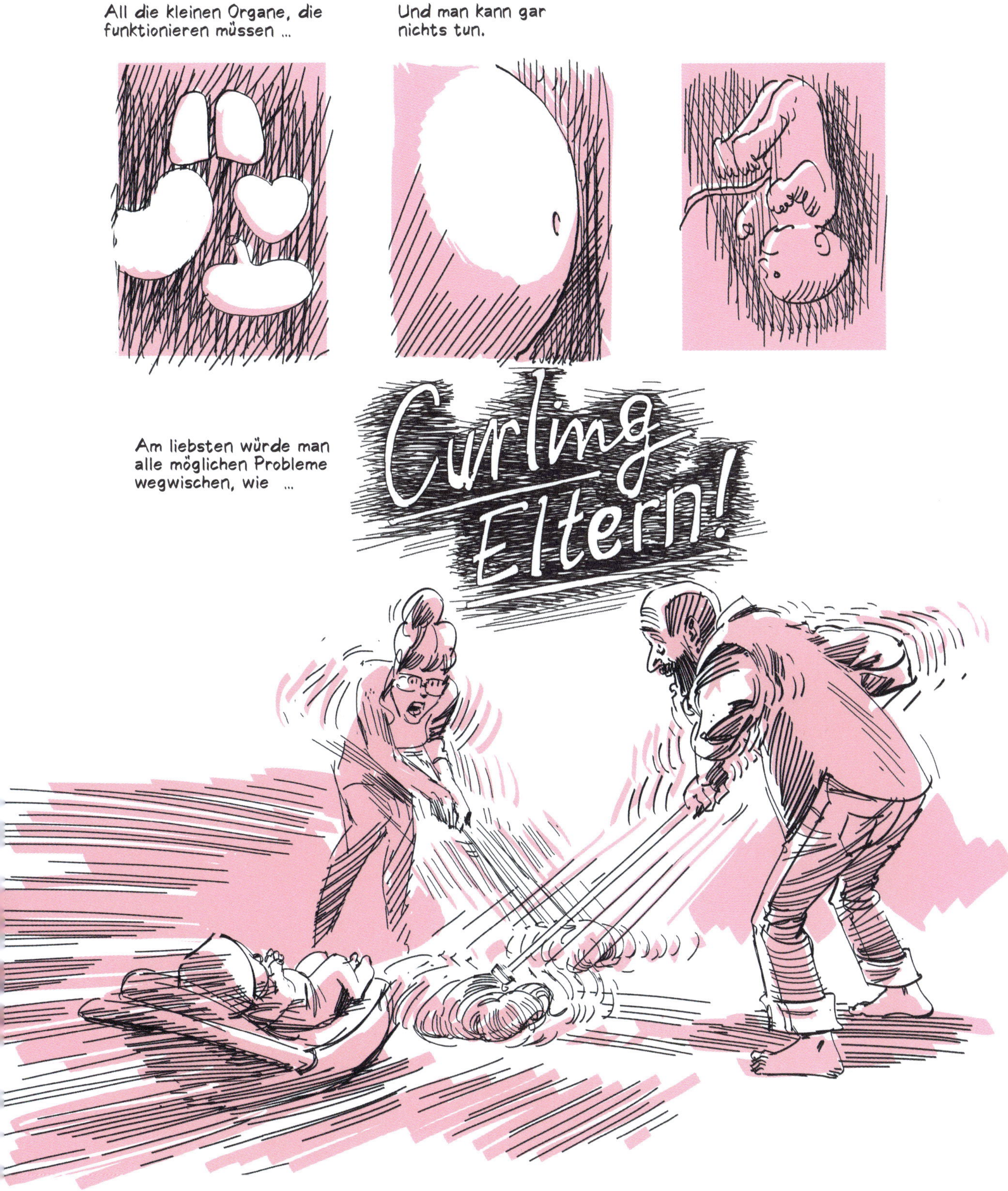
All die kleinen Organe, die funktionieren müssen ...
Und man kann gar nichts tun.
Am liebsten würde man alle möglichen Probleme wegwischen, wie ...
Curling Eltern!

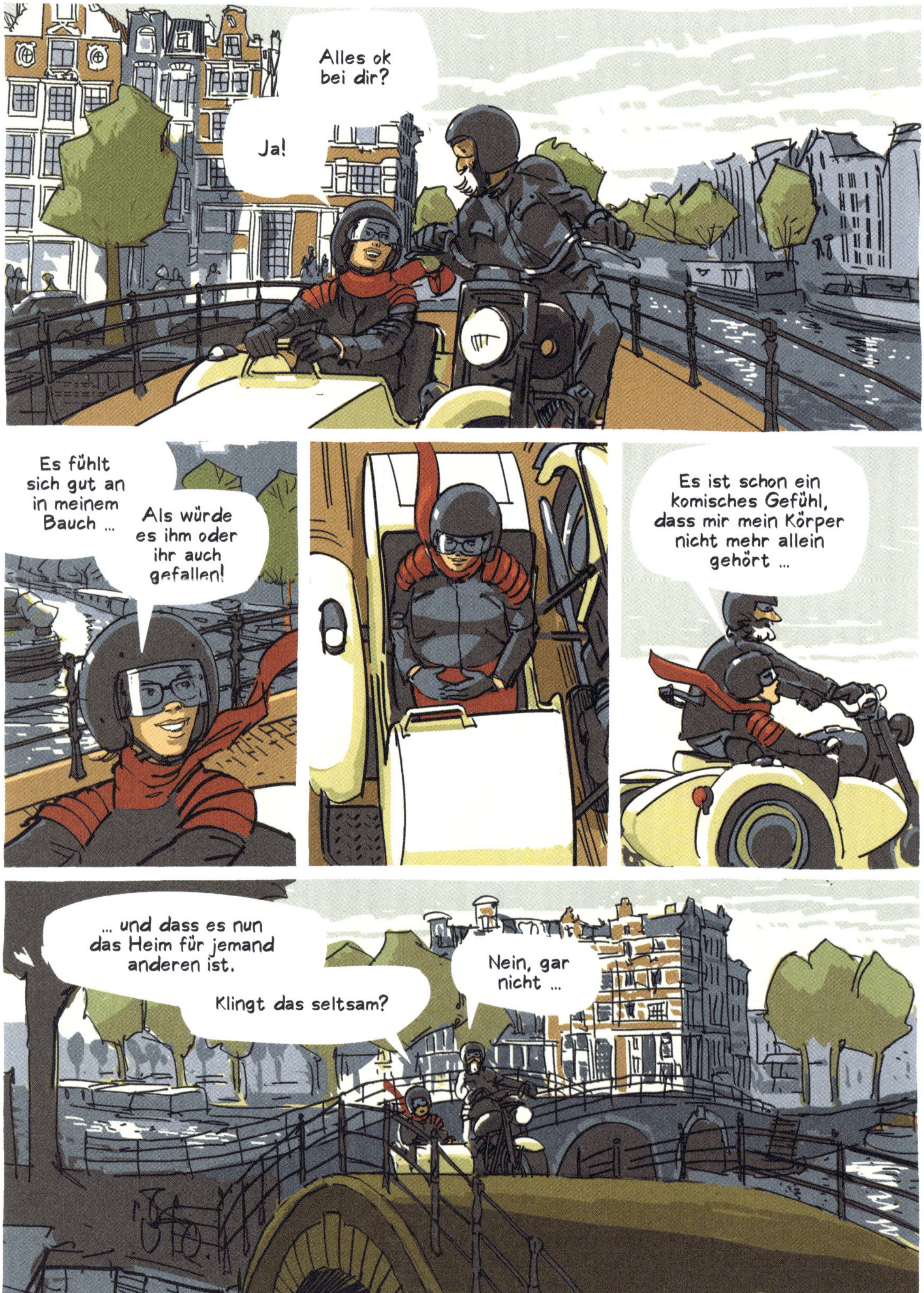
Alles ok bei dir?
Ja!
Es fühlt sich gut an in meinem Bauch ...
Als würde es ihm oder ihr auch gefallen!
Es ist schon ein komisches Gefühl, dass mir mein Körper nicht mehr allein gehört ...
... und dass es nun das Heim für jemand anderen ist.
Klingt das seltsam?
Nein, gar nicht ...

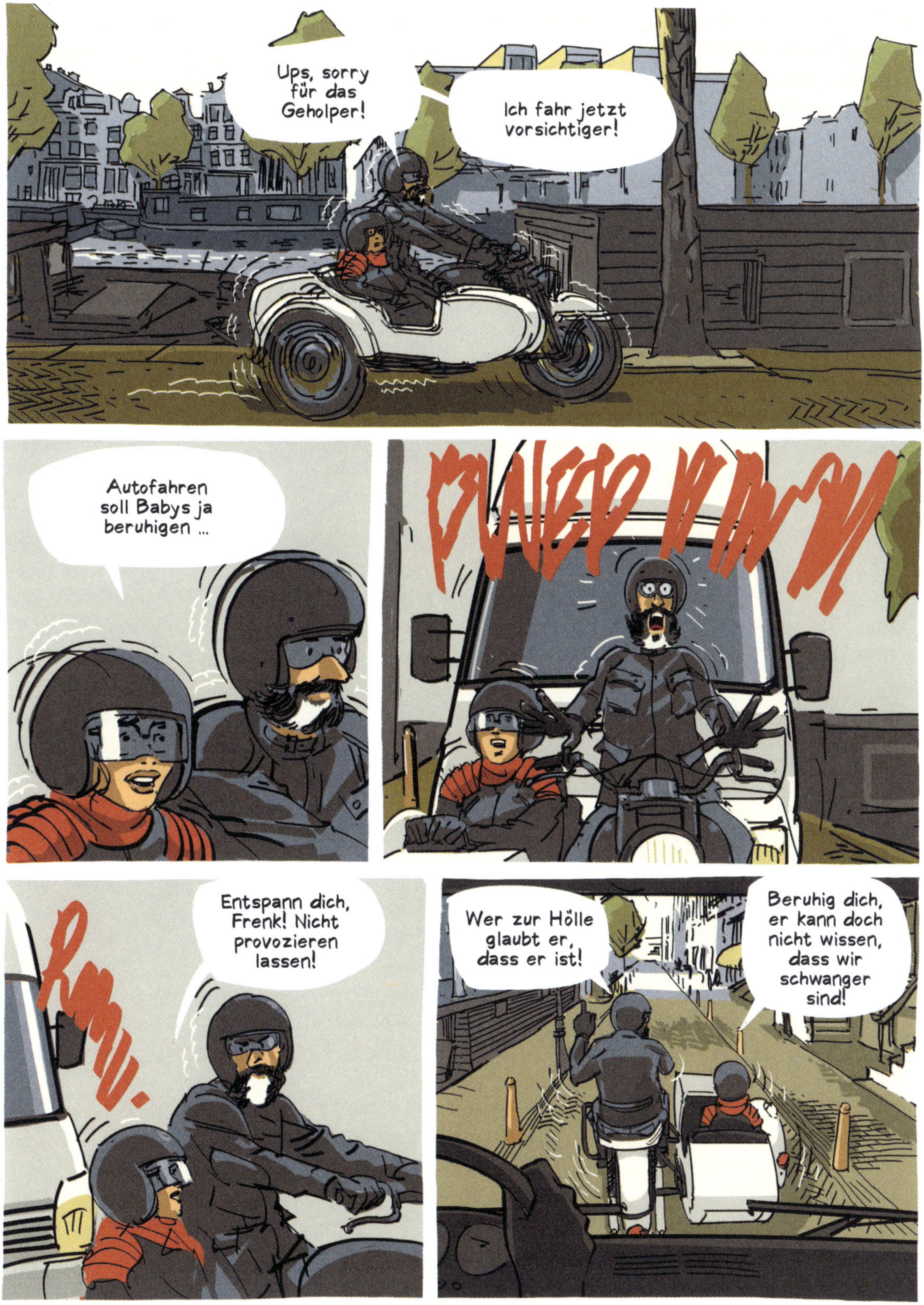
Ups, sorry für das Geholper!
Ich fahr jetzt vorsichtiger!
Autofahren soll Babys ja beruhigen ...
Entspann dich, Frenk! Nicht provozieren lassen!
Wer zur Hölle glaubt er, dass er ist!
Beruhig dich, er kann doch nicht wissen, dass wir schwanger sind!

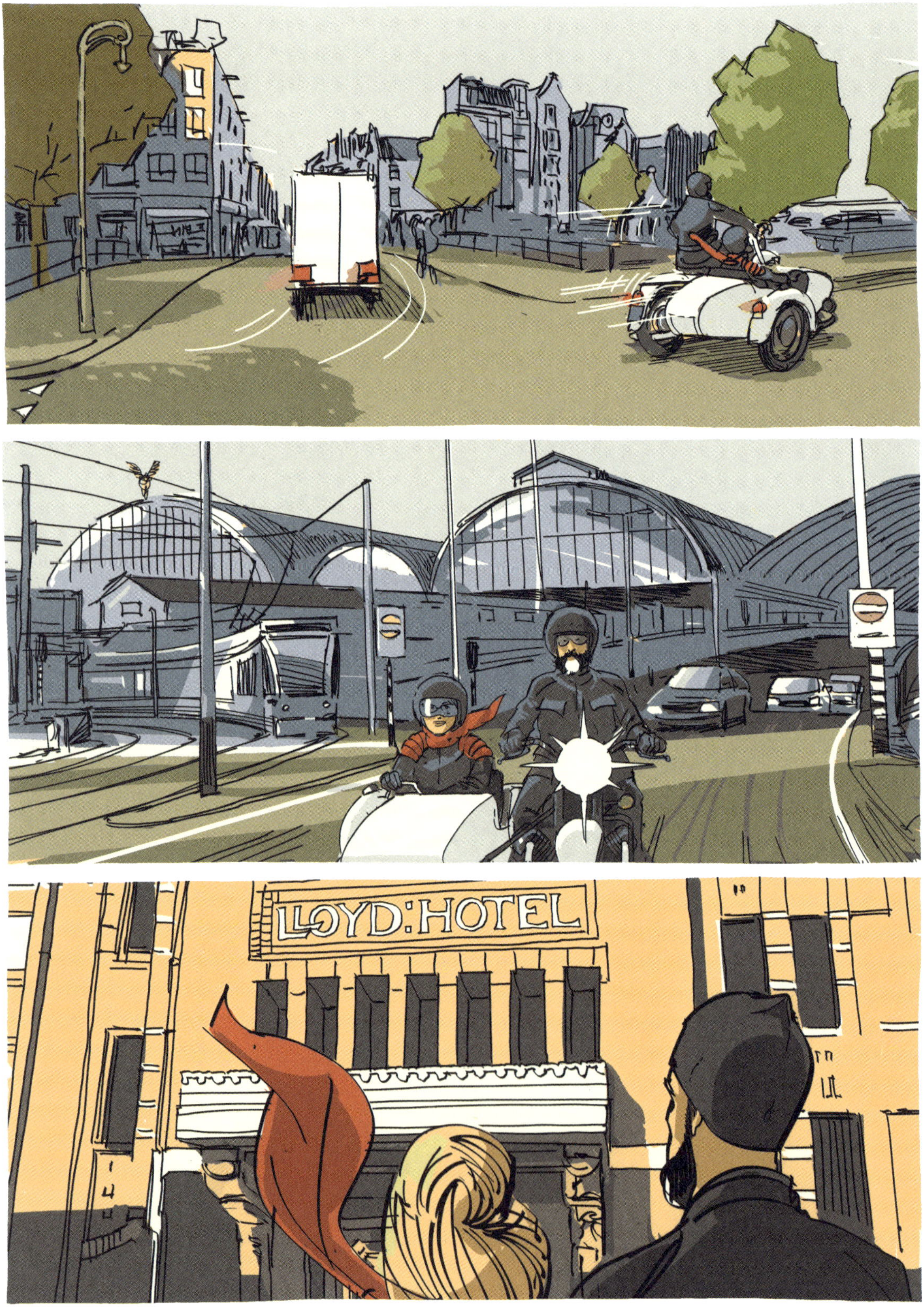
LLOYD:HOTEL

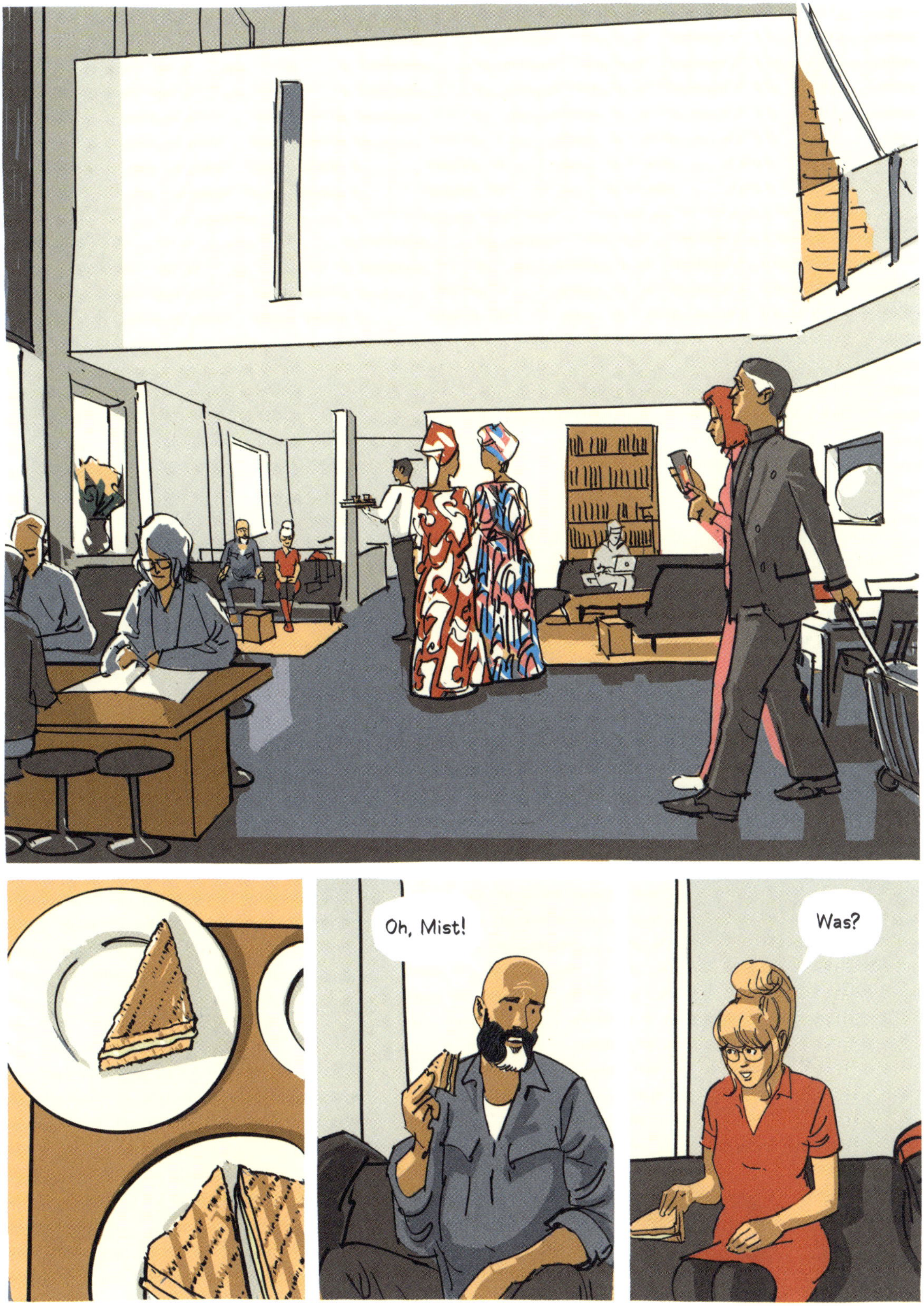
Oh, Mist!
Was?

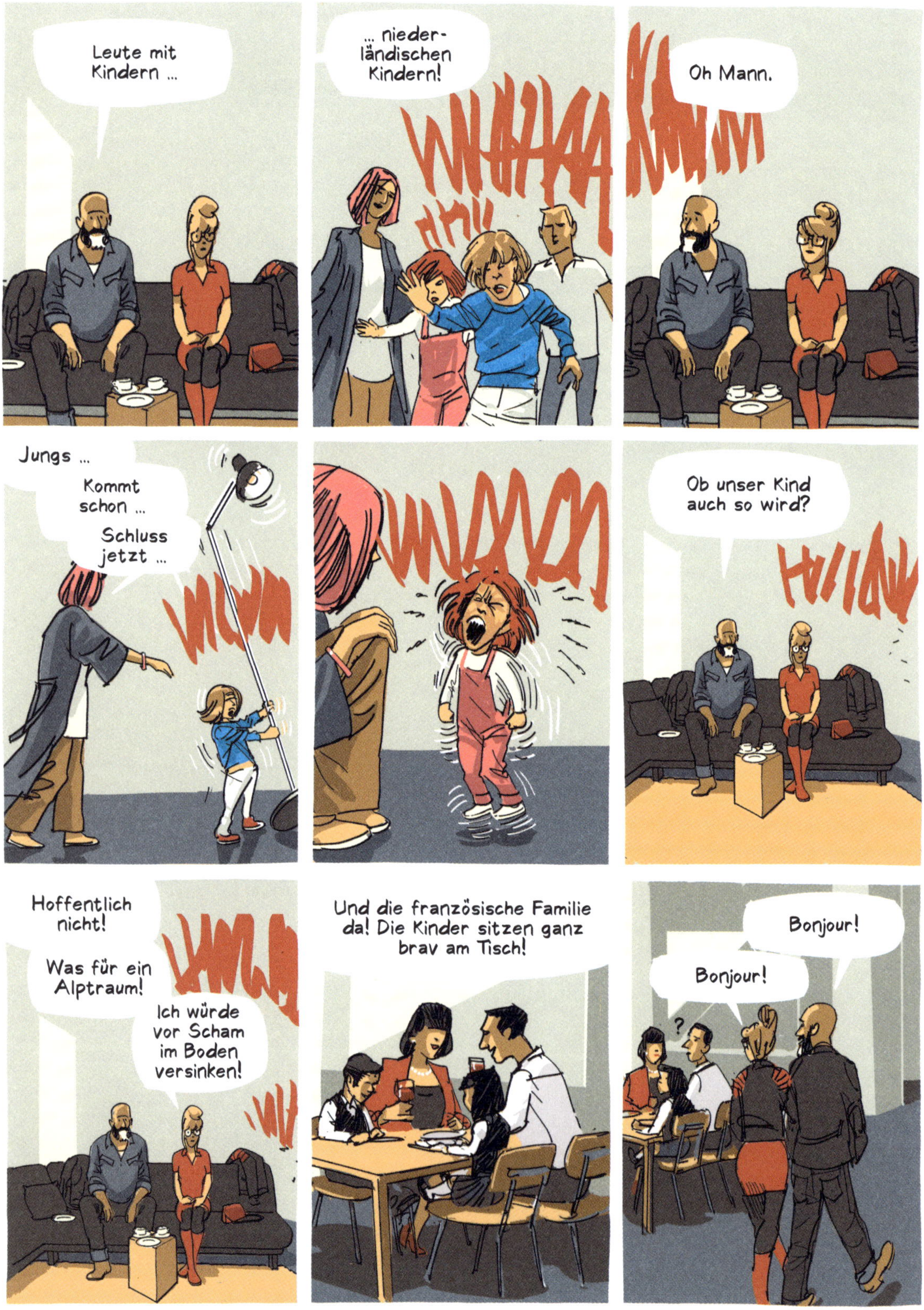
Leute mit Kindern ...
... nieder-ländischen Kindern!
Oh Mann.
Jungs ...
Kommt schon ...
Schluss jetzt ...
Ob unser Kind auch so wird?
Hoffentlich nicht!
Was für ein Alptraum!
Ich würde vor Scham im Boden versinken!
Und die französische Familie da! Die Kinder sitzen ganz brav am Tisch!
Bonjour!
Bonjour!

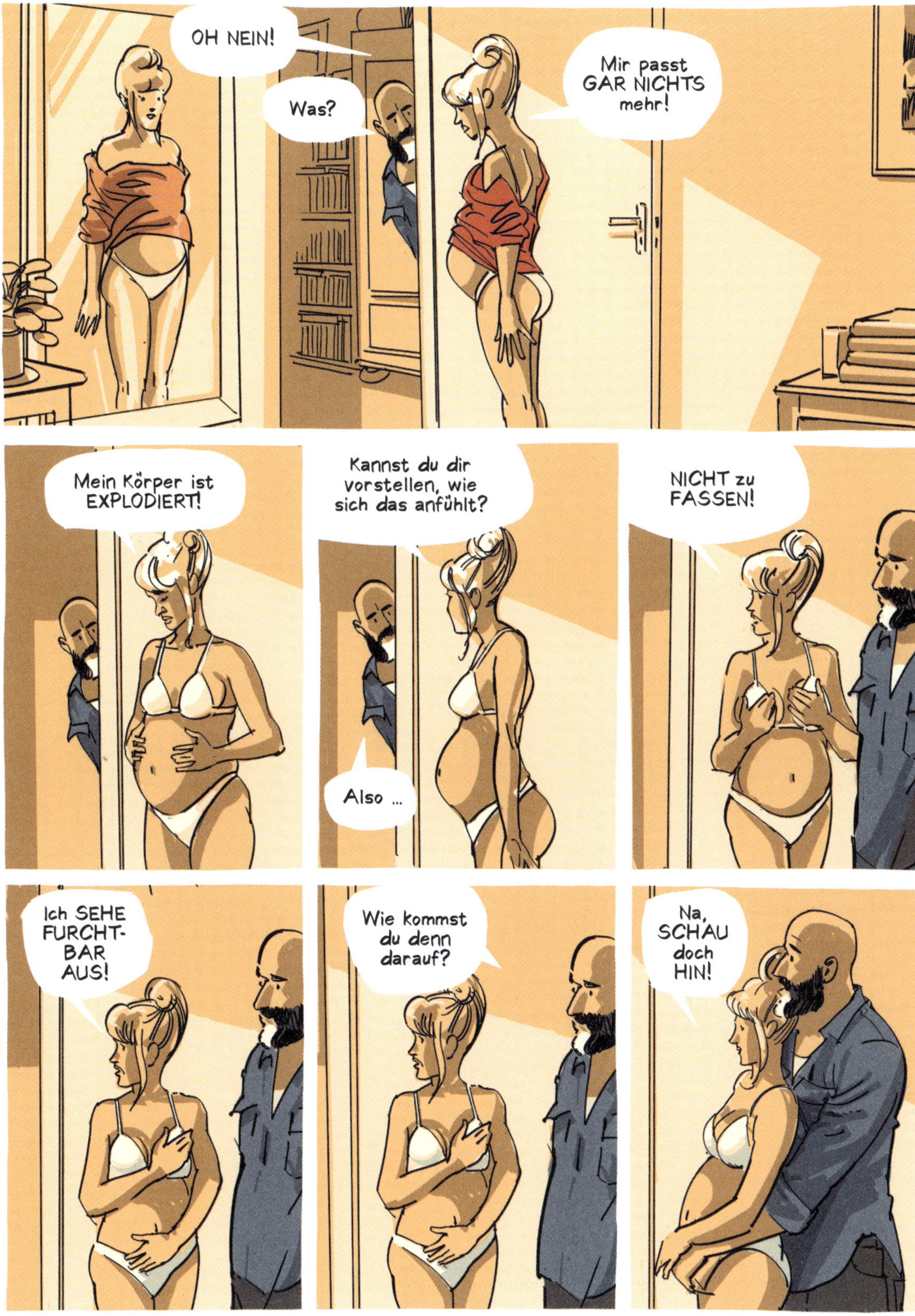
OH NEIN!
Was?
Mir passt GAR NICHTS mehr!
Mein Körper ist EXPLODIERT!
Kannst du dir vorstellen, wie sich das anfühlt?
Also ...
NICHT zu FASSEN!
Ich SEHE FURCHT-BAR AUS!
Wie kommst du denn darauf?
Na, SCHAU doch HIN!

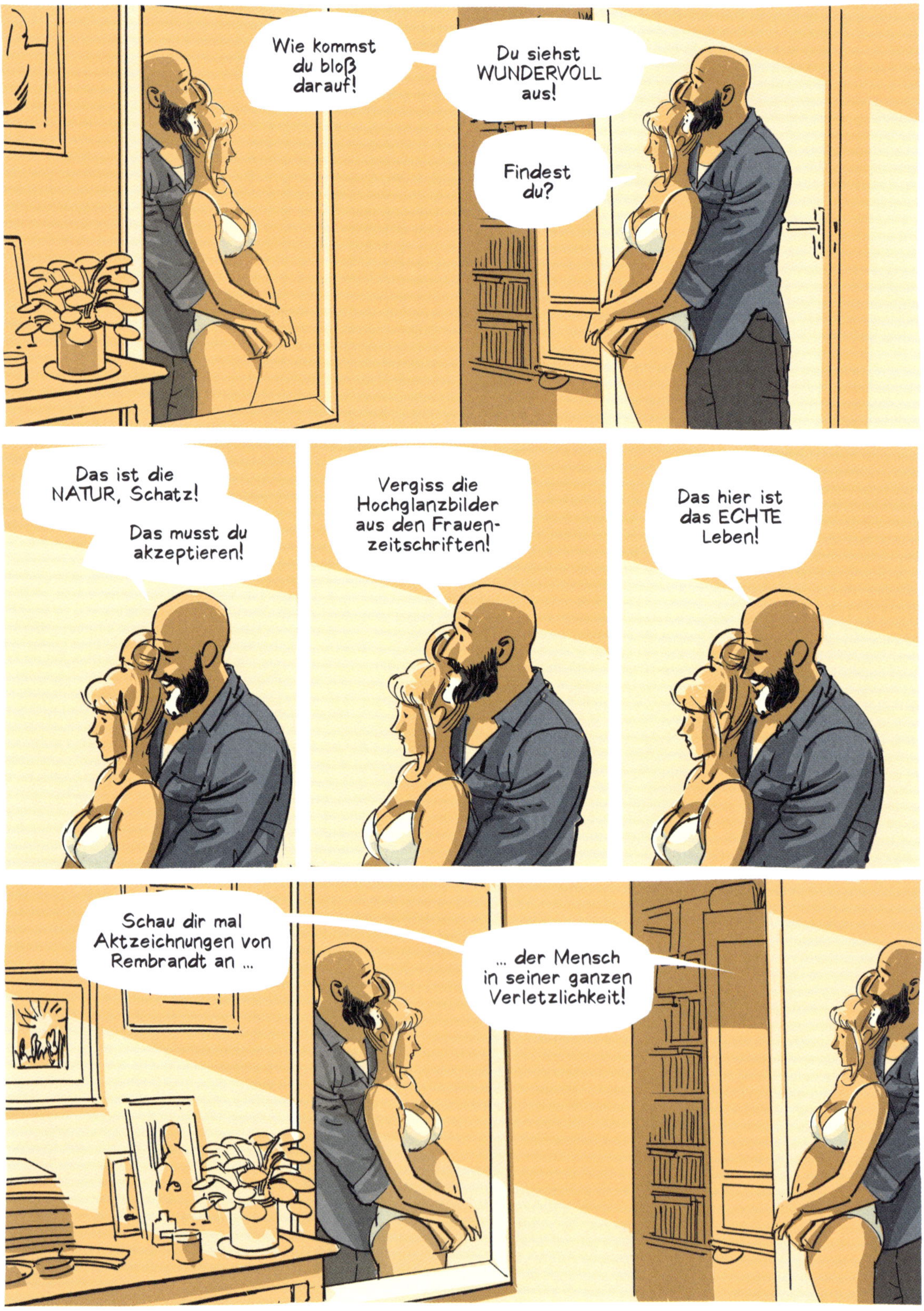
Wie kommst du bloß darauf!
Du siehst WUNDERVOLL aus!
Findest du?
Das ist die NATUR, Schatz!
Das musst du akzeptieren!
Vergiss die Hochglanzbilder aus den Frauen-zeitschriften!
Das hier ist das ECHTE Leben!
Schau dir mal Aktzeichnungen von Rembrandt an ...
... der Mensch in seiner ganzen Verletzlichkeit!

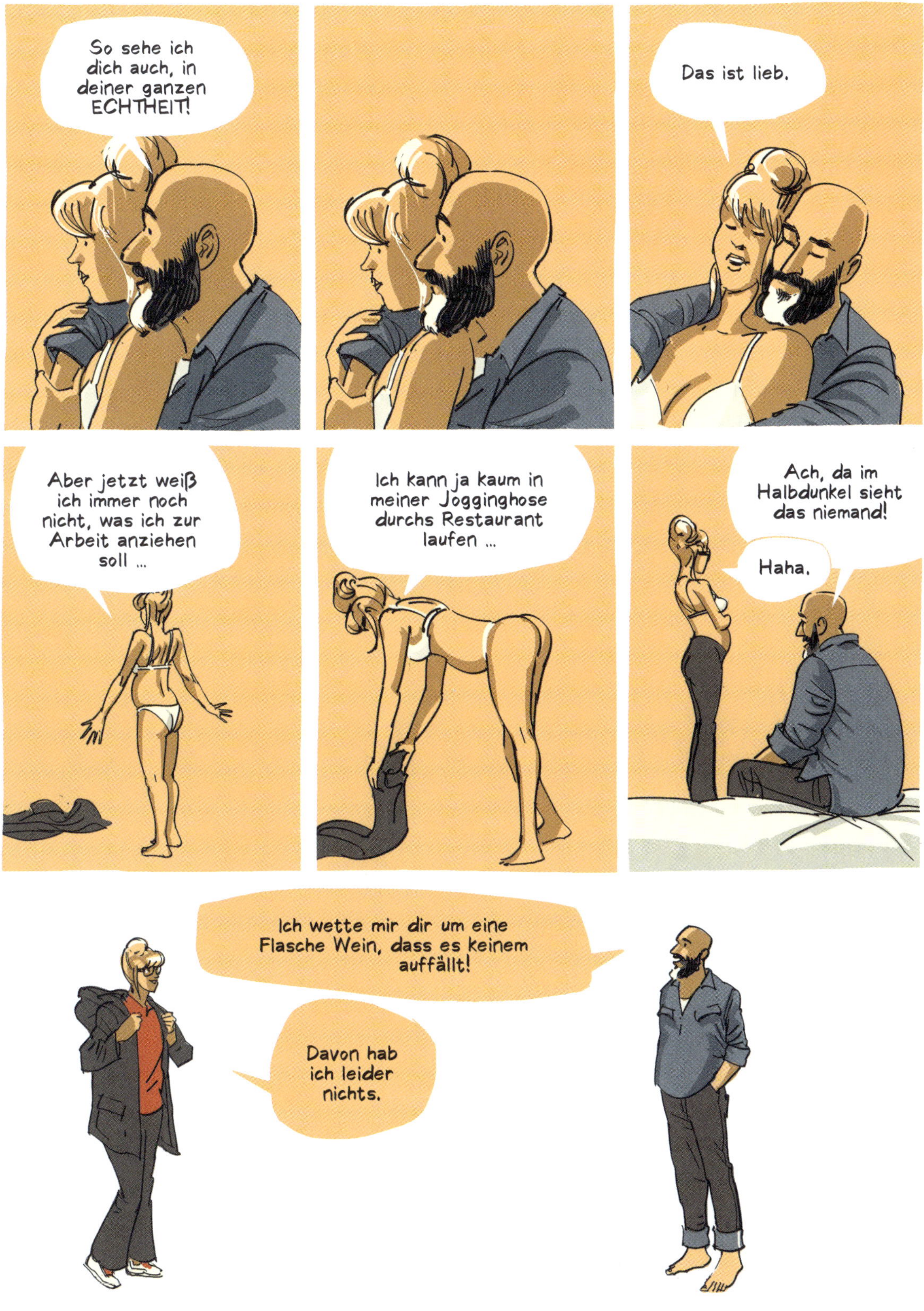

So sehe ich dich auch, in deiner ganzen ECHTHEIT!
Das ist lieb.
Aber jetzt weiß ich immer noch nicht, was ich zur Arbeit anziehen soll ...
Ich kann ja kaum in meiner Jogginghose durchs Restaurant laufen ...
Ach, da im Halbdunkel sieht das niemand!
Haha.
Ich wette mir dir um eine Flasche Wein, dass es keinem auffällt!
Davon hab ich leider nichts.

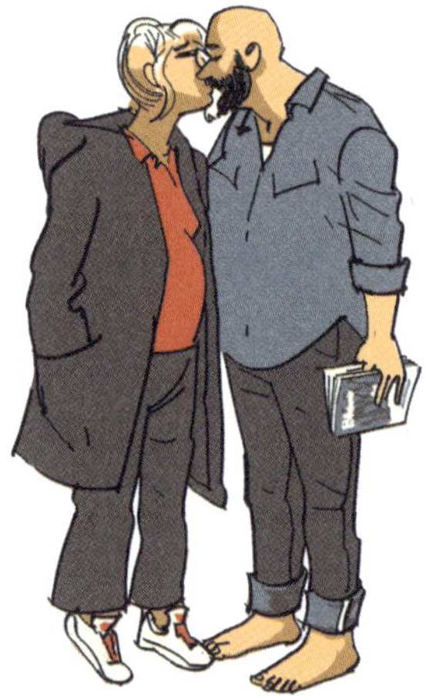

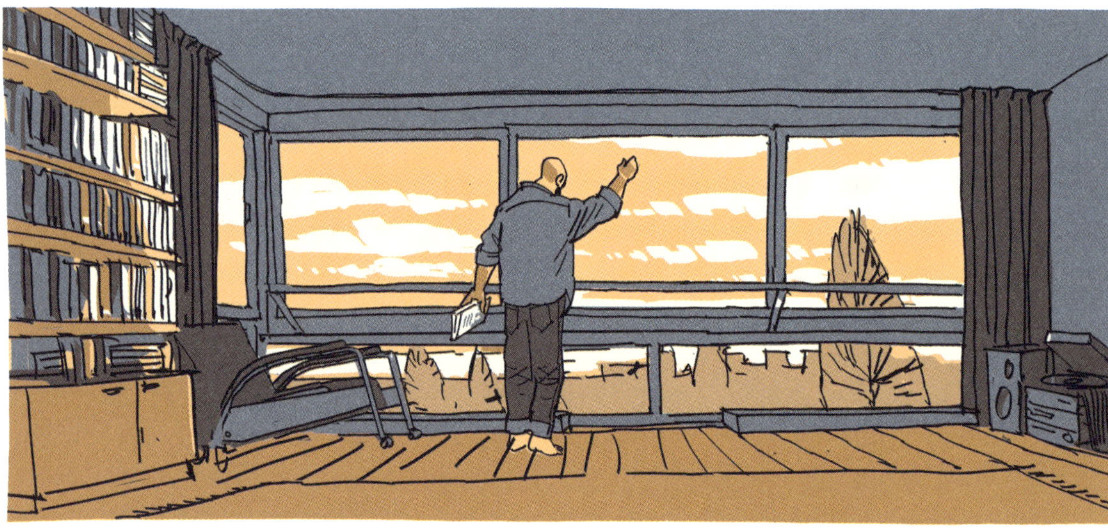

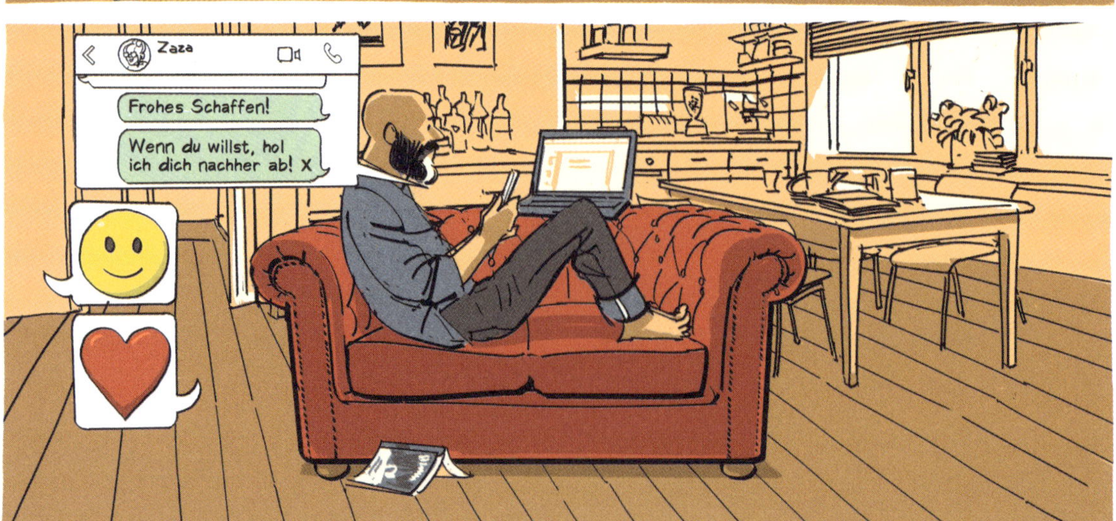
Zaza
Frohes Schaffen!
Wenn du willst, hol ich dich nachher ab! X

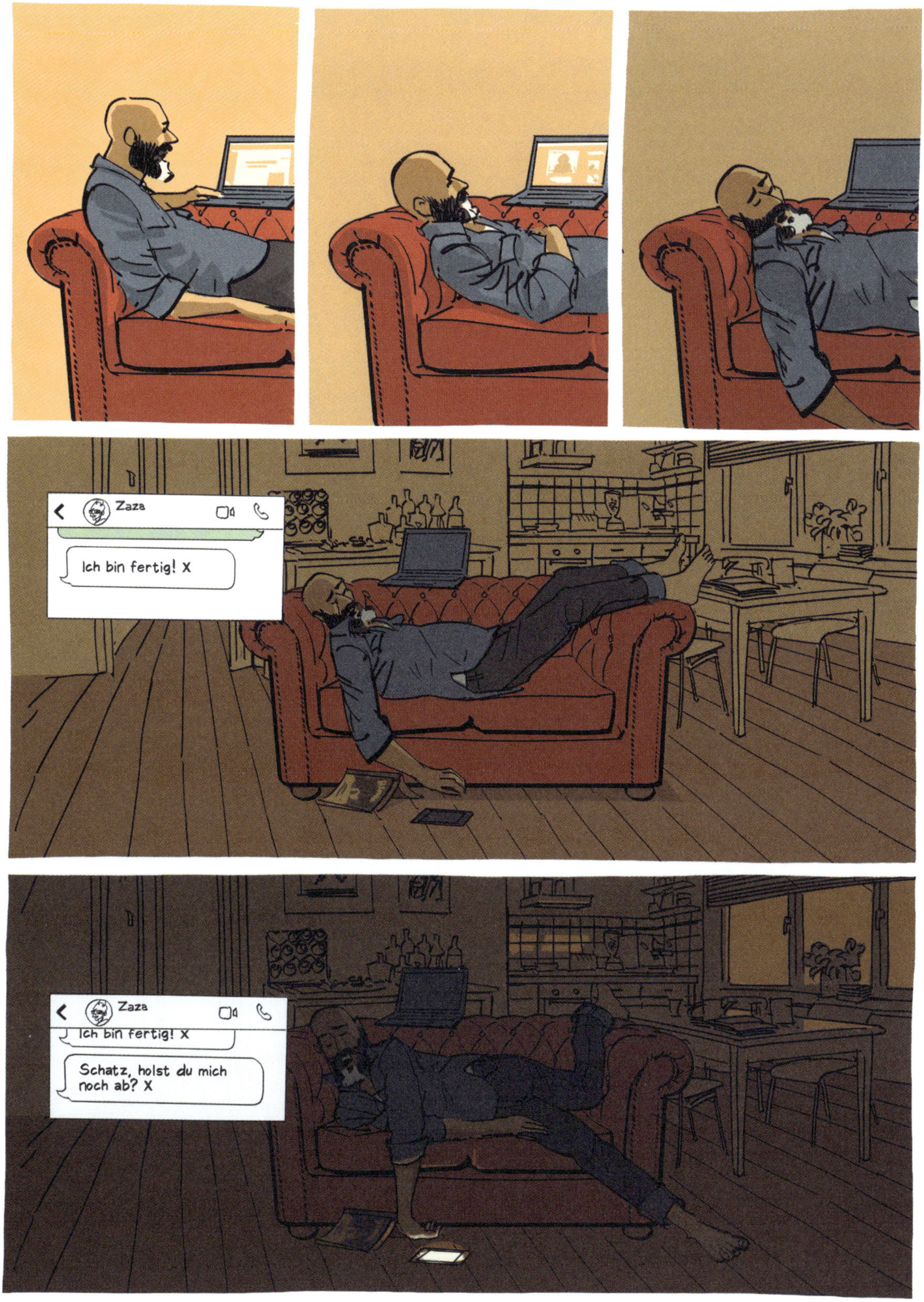
Zaza
Ich bin fertig! X
Zaza
Ich bin fertig! X
Schatz, holst du mich noch ab? X

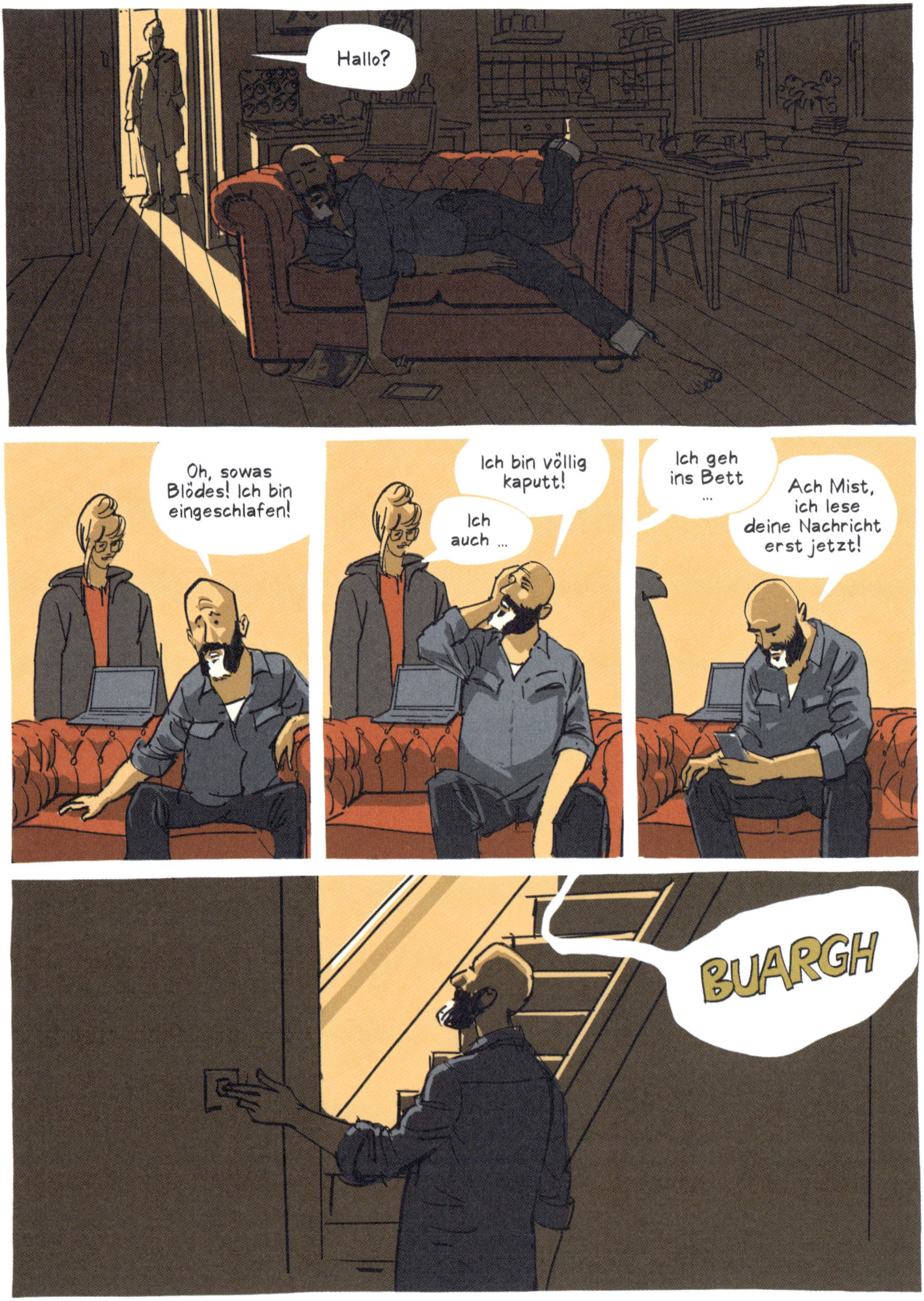
Hallo?
Oh, sowas Blödes! Ich bin eingeschlafen!
Ich bin völlig kaputt!
Ich auch ...
Ich geh ins Bett ...
Ach Mist, ich lese deine Nachricht erst jetzt!
BUARGH

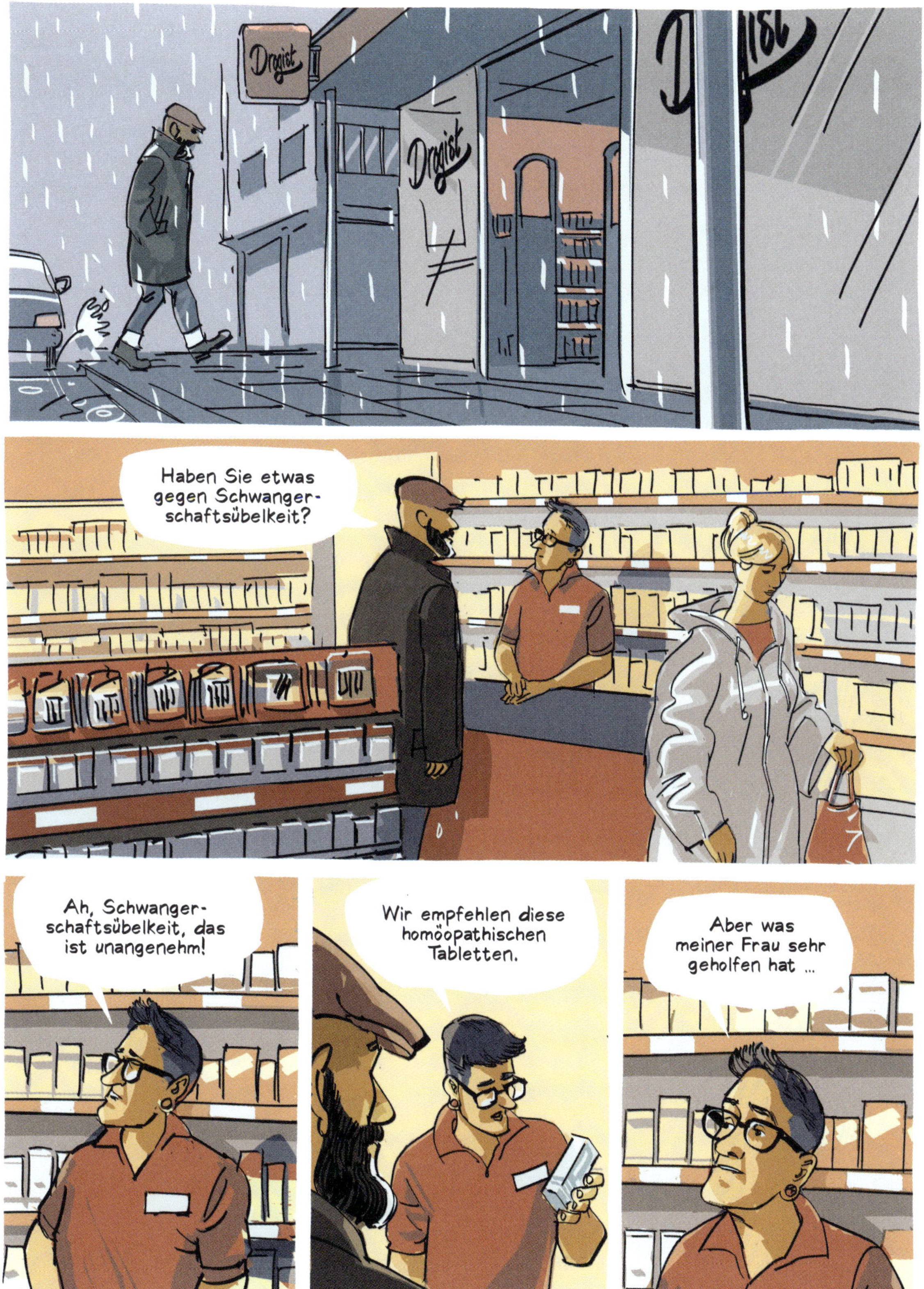
Drogist
Drogist
Haben Sie etwas gegen Schwangerschaftsübelkeit?
Ah, Schwangerschaftsübelkeit, das ist unangenehm!
Wir empfehlen diese homöopathischen Tabletten.
Aber was meiner Frau sehr geholfen hat …

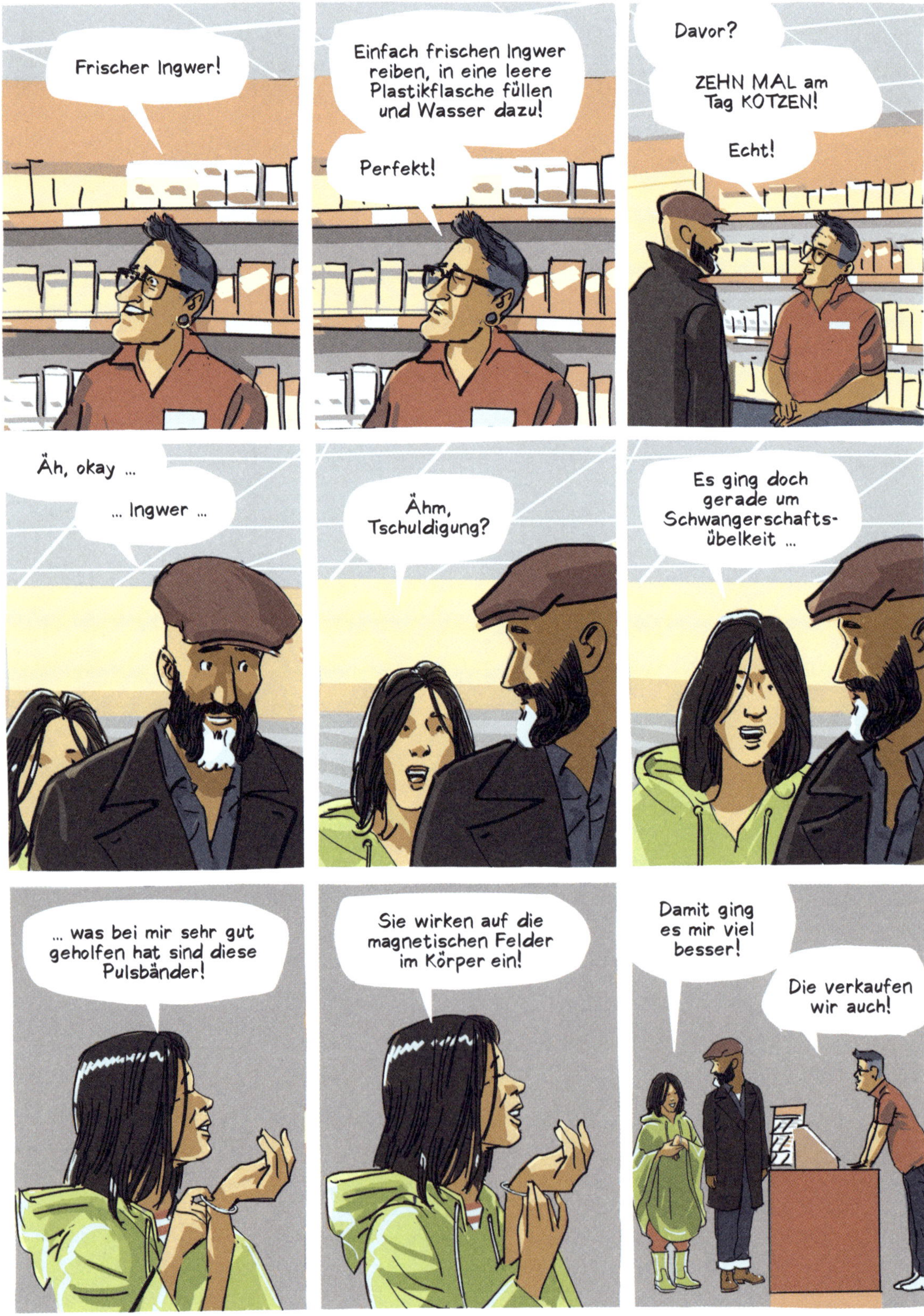
Frischer Ingwer!
Einfach frischen Ingwer reiben, in eine leere Plastikflasche füllen und Wasser dazu!
Perfekt!
Davor?
ZEHN MAL am Tag KOTZEN!
Echt!
Äh, okay ...
... Ingwer ...
Ähm, Tschuldigung?
Es ging doch gerade um Schwangerschafts-übelkeit ...
... was bei mir sehr gut geholfen hat sind diese Pulsbänder!
Sie wirken auf die magnetischen Felder im Körper ein!
Damit ging es mir viel besser!
Die verkaufen wir auch!

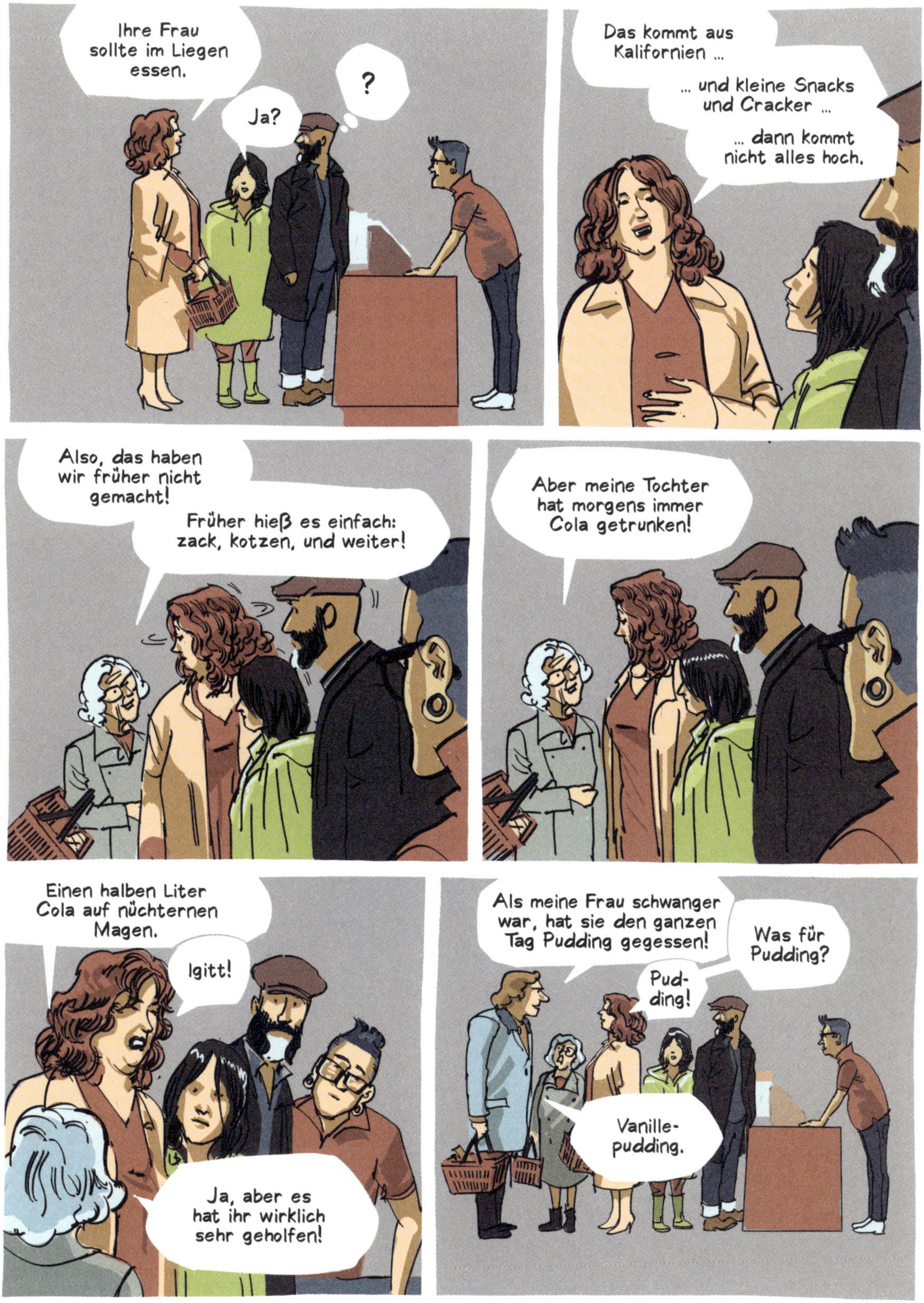
Ihre Frau sollte im Liegen essen.
Ja?
?
Das kommt aus Kalifornien ...
... und kleine Snacks und Cracker ...
... dann kommt nicht alles hoch.
Also, das haben wir früher nicht gemacht!
Früher hieß es einfach: zack, kotzen, und weiter!
Aber meine Tochter hat morgens immer Cola getrunken!
Einen halben Liter Cola auf nüchternen Magen.
Igitt!
Ja, aber es hat ihr wirklich sehr geholfen!
Als meine Frau schwanger war, hat sie den ganzen Tag Pudding gegessen!
Was für Pudding?
Pud-ding!
Vanille-pudding.

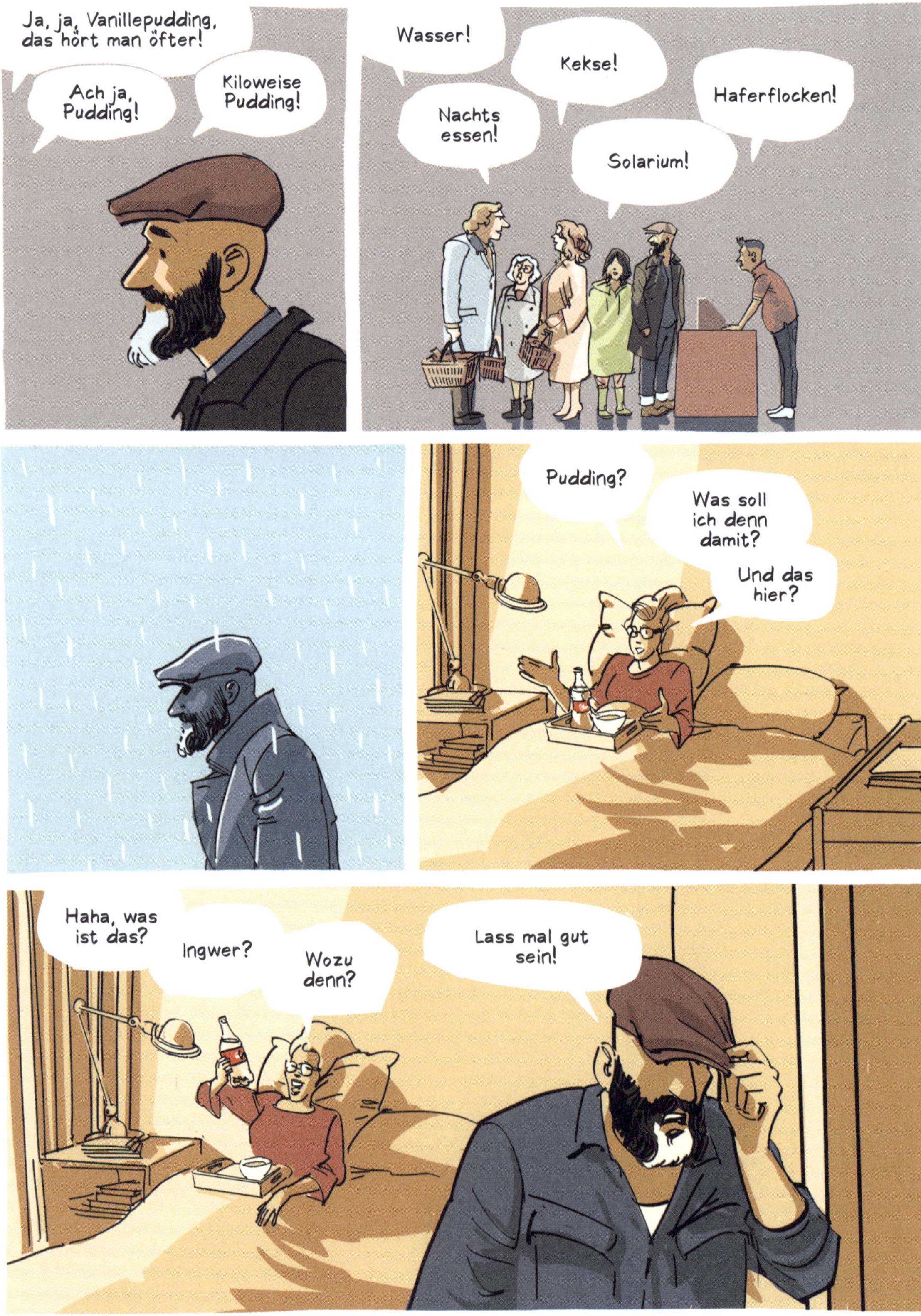
Ja, ja, Vanillepudding, das hört man öfter!
Ach ja, Pudding!
Kiloweise Pudding!
Wasser!
Kekse!
Nachts essen!
Haferflocken!
Solarium!
Pudding?
Was soll ich denn damit?
Und das hier?
Haha, was ist das?
Ingwer?
Wozu denn?
Lass mal gut sein!

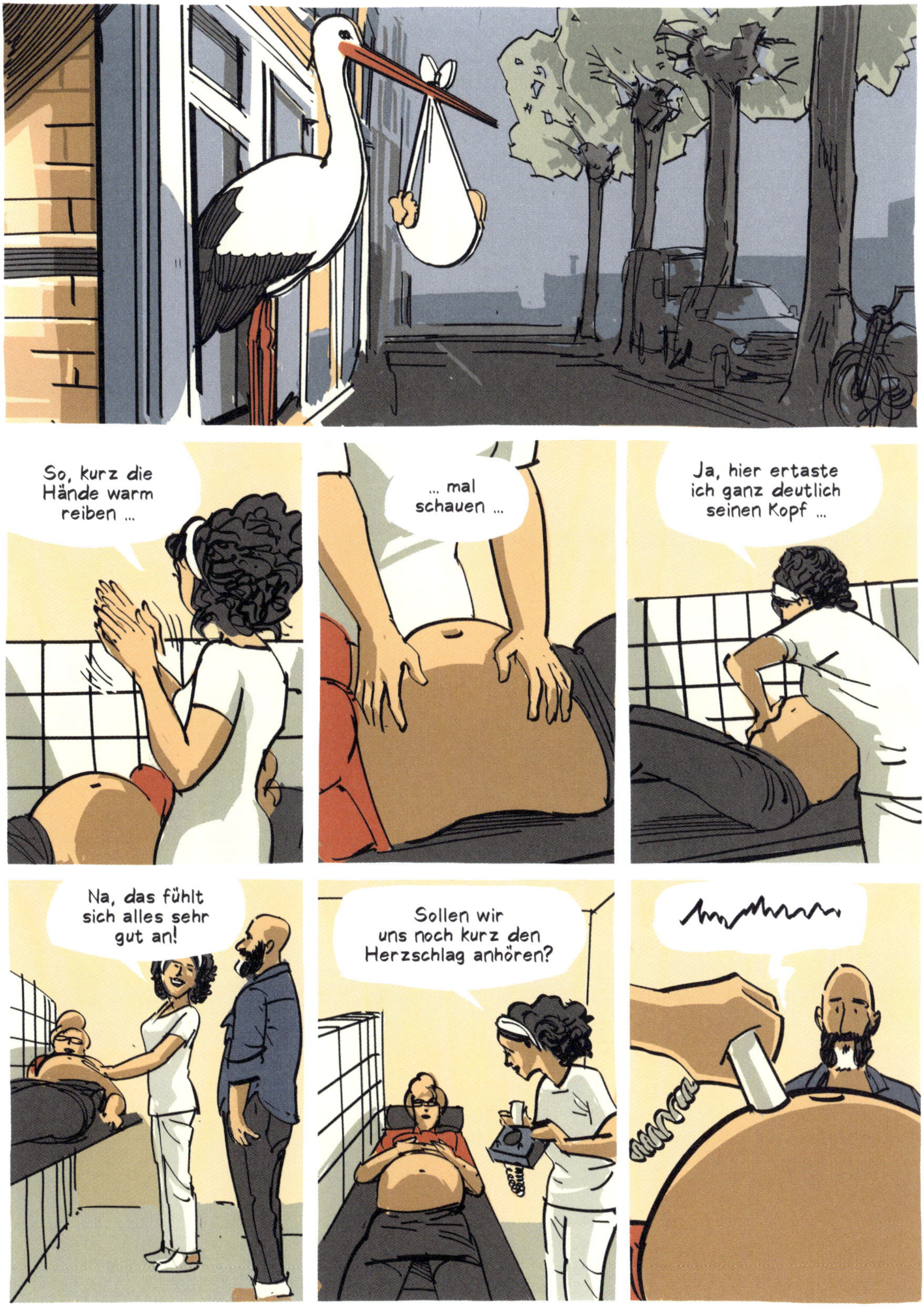
So, kurz die Hände warm reiben ...
... mal schauen ...
Ja, hier ertaste ich ganz deutlich seinen Kopf ...
Na, das fühlt sich alles sehr gut an!
Sollen wir uns noch kurz den Herzschlag anhören?

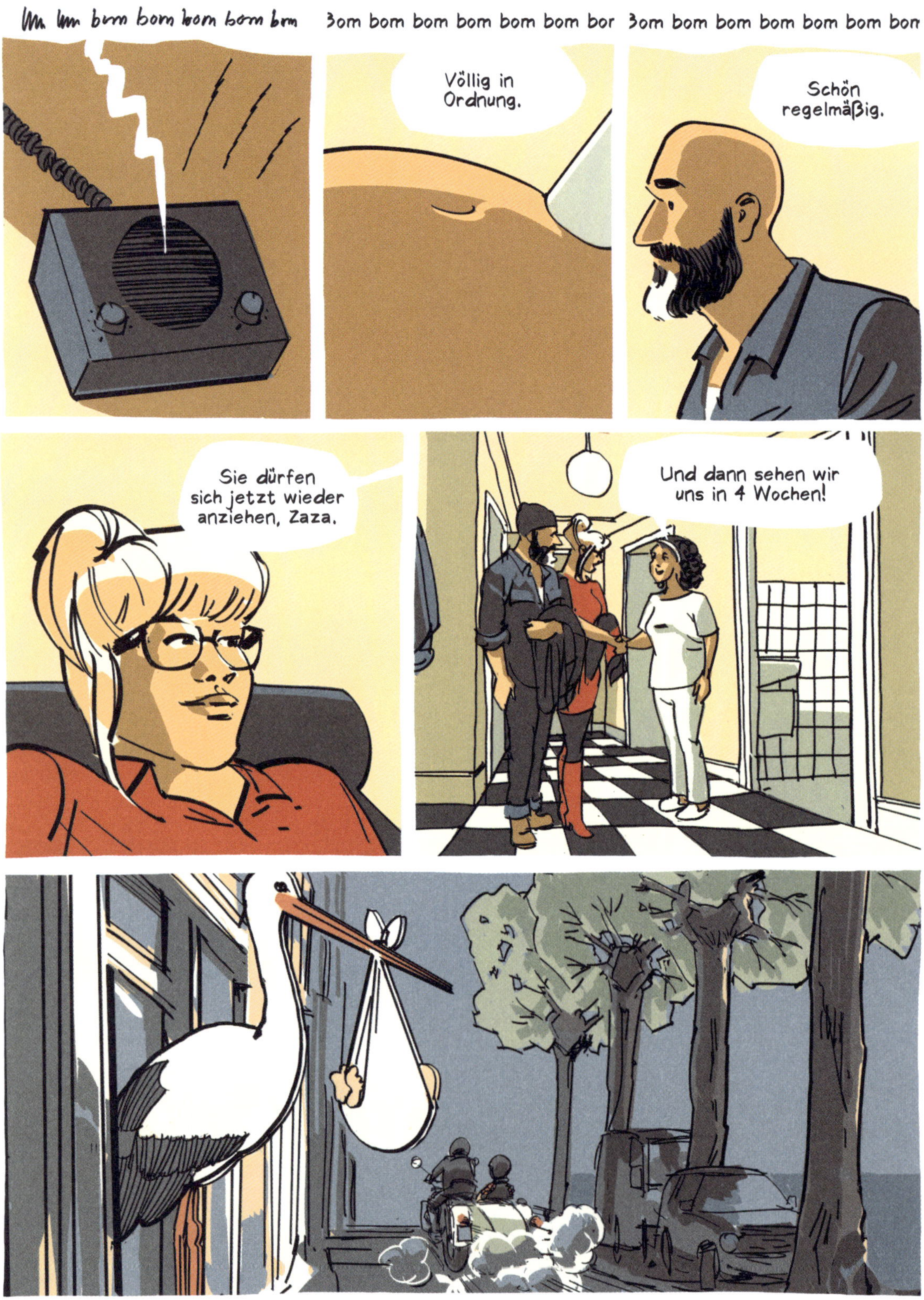
Bom bom bom bom bom bom bom
Bom bom bom bom bom bom bom
Völlig in Ordnung.
Bom bom bom bom bom bom bom
Schön regelmäßig.
Sie dürfen sich jetzt wieder anziehen, Zaza.
Und dann sehen wir uns in 4 Wochen!

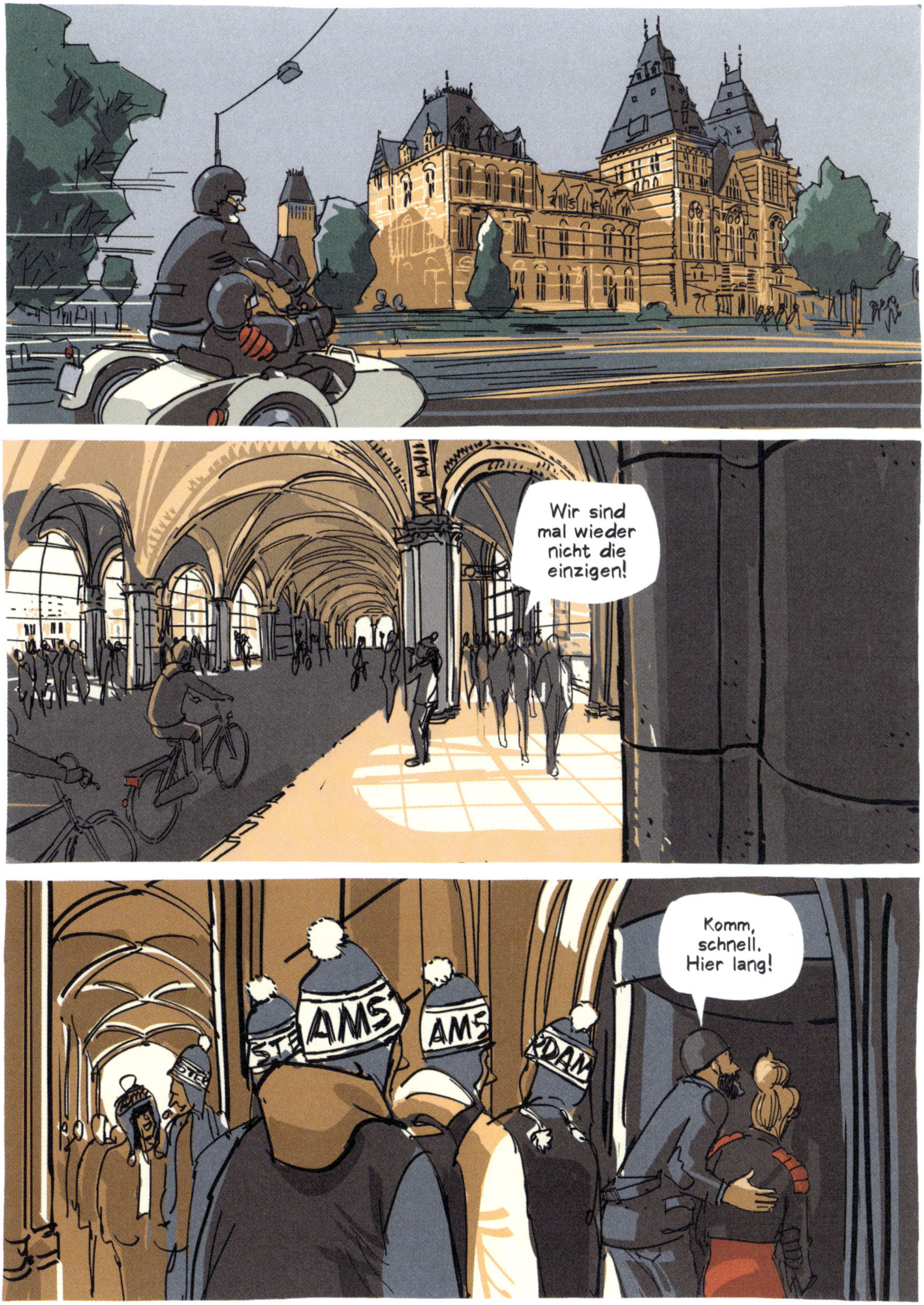
Wir sind mal wieder nicht die einzigen!
Komm, schnell. Hier lang!

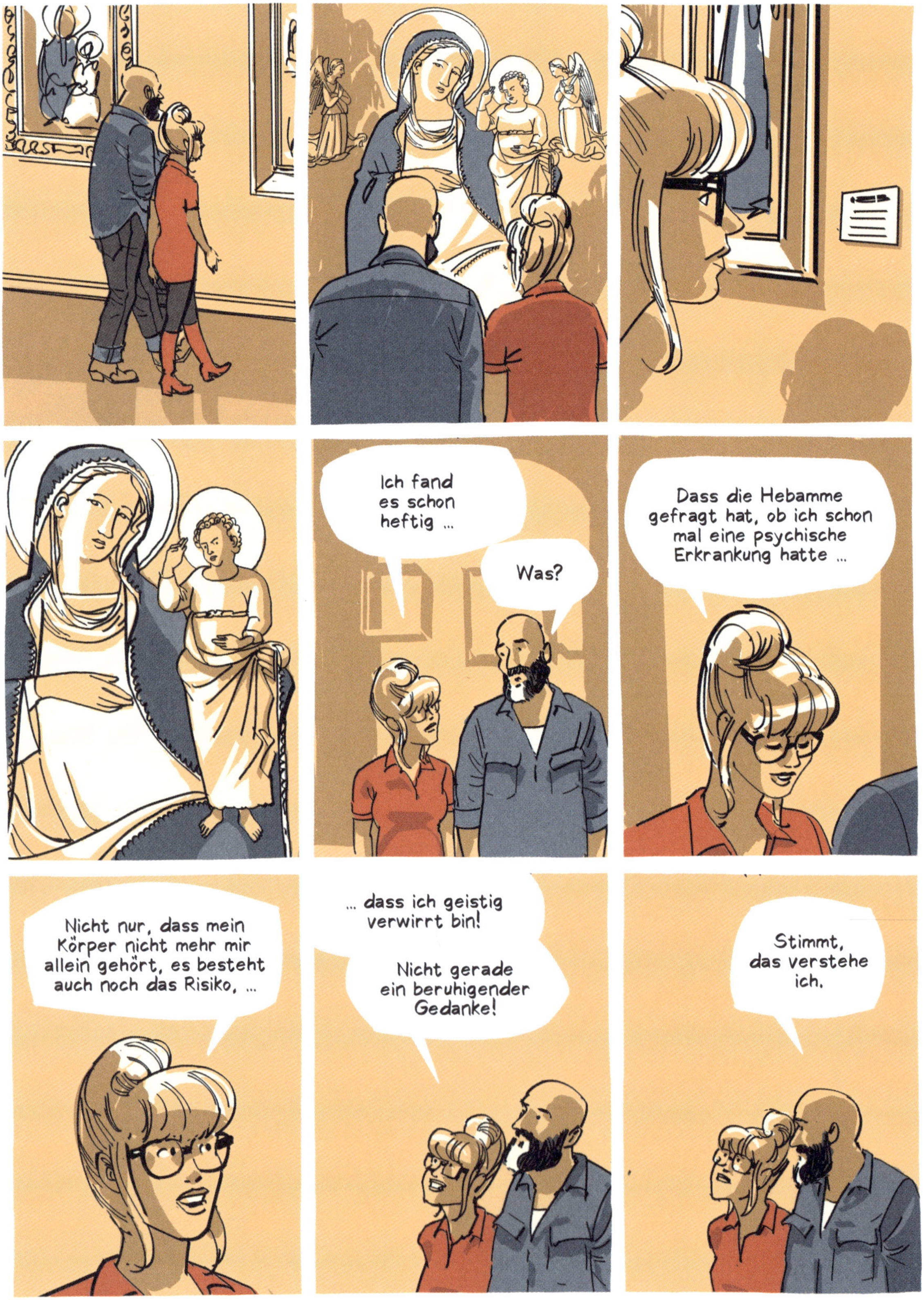
Ich fand es schon heftig ...
Was?
Dass die Hebamme gefragt hat, ob ich schon mal eine psychische Erkrankung hatte ...
Nicht nur, dass mein Körper nicht mehr mir allein gehört, es besteht auch noch das Risiko, ...
... dass ich geistig verwirrt bin!
Nicht gerade ein beruhigender Gedanke!
Stimmt, das verstehe ich.

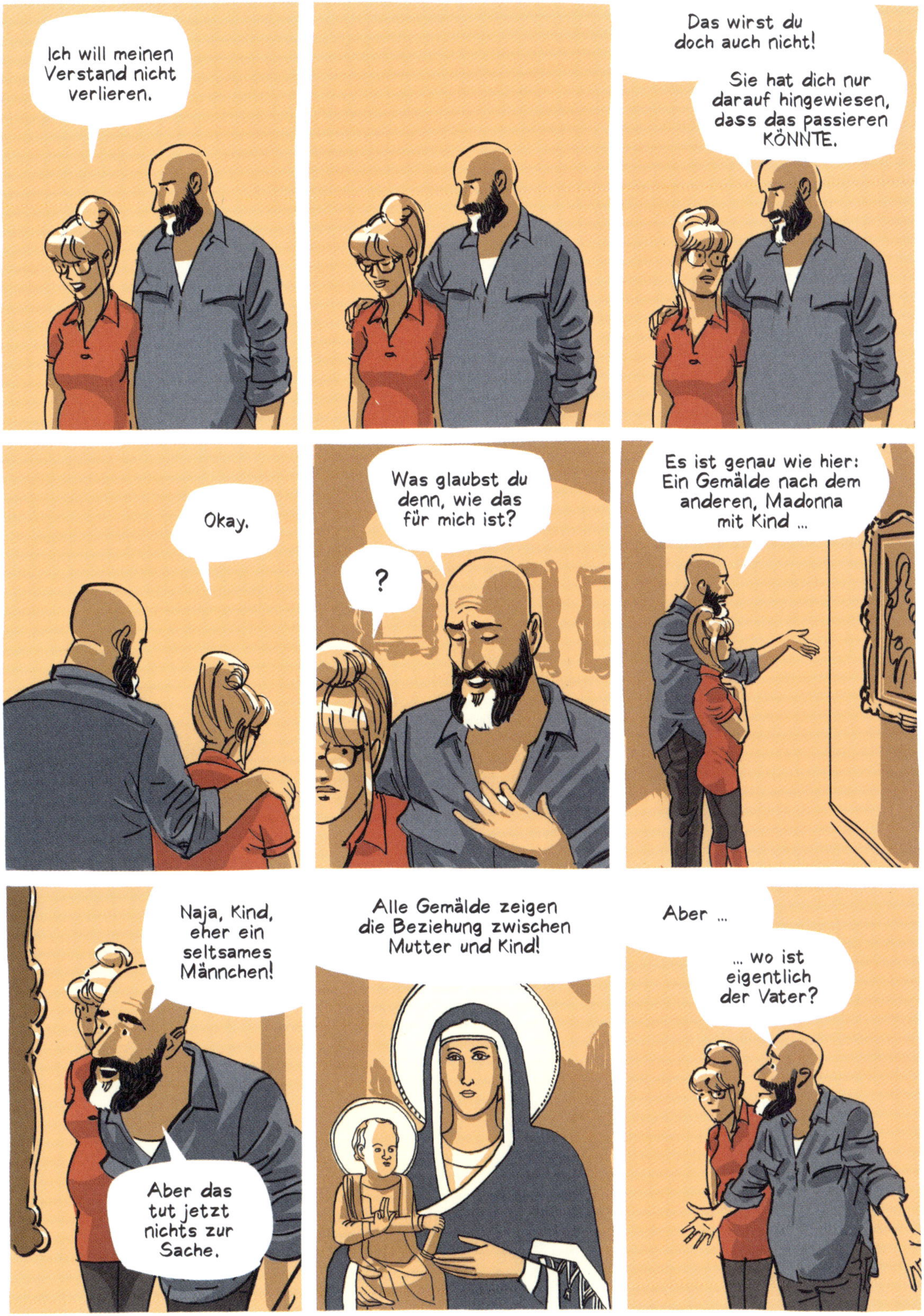
Ich will meinen Verstand nicht verlieren.
Das wirst du doch auch nicht!
Sie hat dich nur darauf hingewiesen, dass das passieren KÖNNTE.
Okay.
Was glaubst du denn, wie das für mich ist?
?
Es ist genau wie hier: Ein Gemälde nach dem anderen, Madonna mit Kind ...
Naja, Kind, eher ein seltsames Männchen!
Aber das tut jetzt nichts zur Sache.
Alle Gemälde zeigen die Beziehung zwischen Mutter und Kind!
Aber ...
... wo ist eigentlich der Vater?

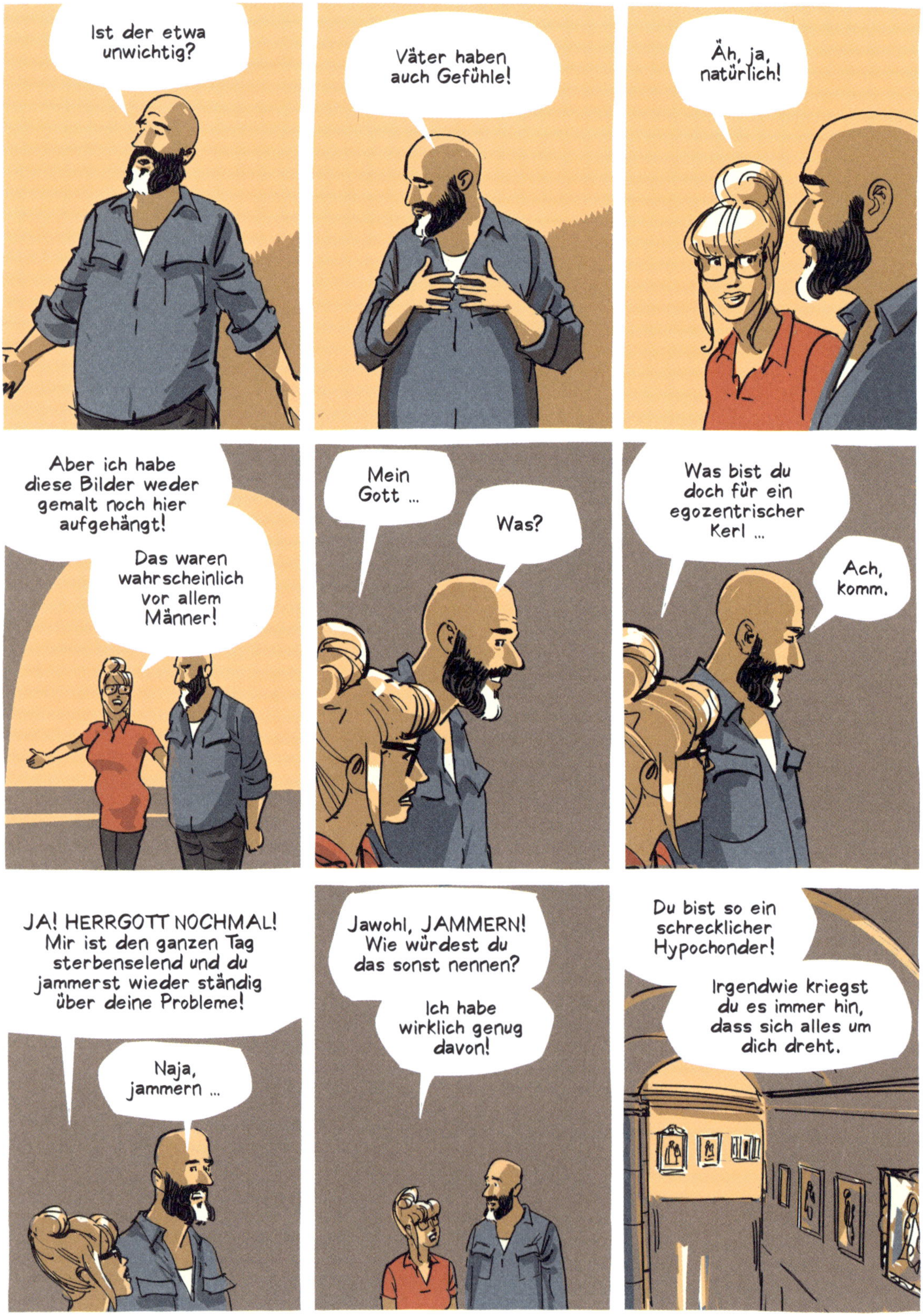
Ist der etwa unwichtig?
Väter haben auch Gefühle!
Äh, ja, natürlich!
Aber ich habe diese Bilder weder gemalt noch hier aufgehängt!
Das waren wahrscheinlich vor allem Männer!
Mein Gott ...
Was?
Was bist du doch für ein egozentrischer Kerl ...
Ach, komm.
JA! HERRGOTT NOCHMAL! Mir ist den ganzen Tag sterbenselend und du jammerst wieder ständig über deine Probleme!
Naja, jammern ...
Jawohl, JAMMERN! Wie würdest du das sonst nennen?
Ich habe wirklich genug davon!
Du bist so ein schrecklicher Hypochonder!
Irgendwie kriegst du es immer hin, dass sich alles um dich dreht.

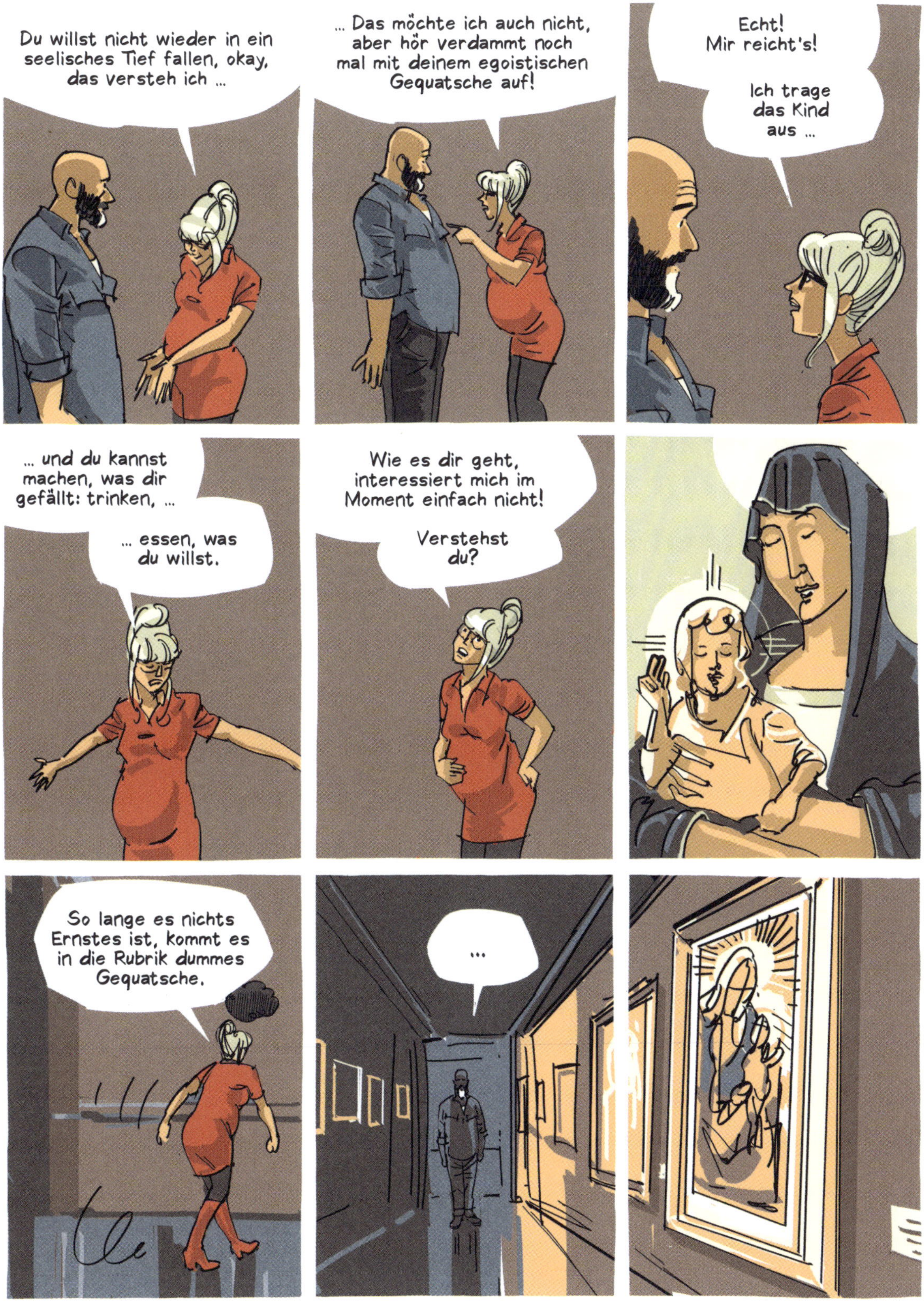
Du willst nicht wieder in ein seelisches Tief fallen, okay, das versteh ich ...
... Das möchte ich auch nicht, aber hör verdammt noch mal mit deinem egoistischen Gequatsche auf!
Echt! Mir reicht's!
Ich trage das Kind aus ...
... und du kannst machen, was dir gefällt: trinken, ...
... essen, was du willst.
Wie es dir geht, interessiert mich im Moment einfach nicht!
Verstehst du?
So lange es nichts Ernstes ist, kommt es in die Rubrik dummes Gequatsche.
...

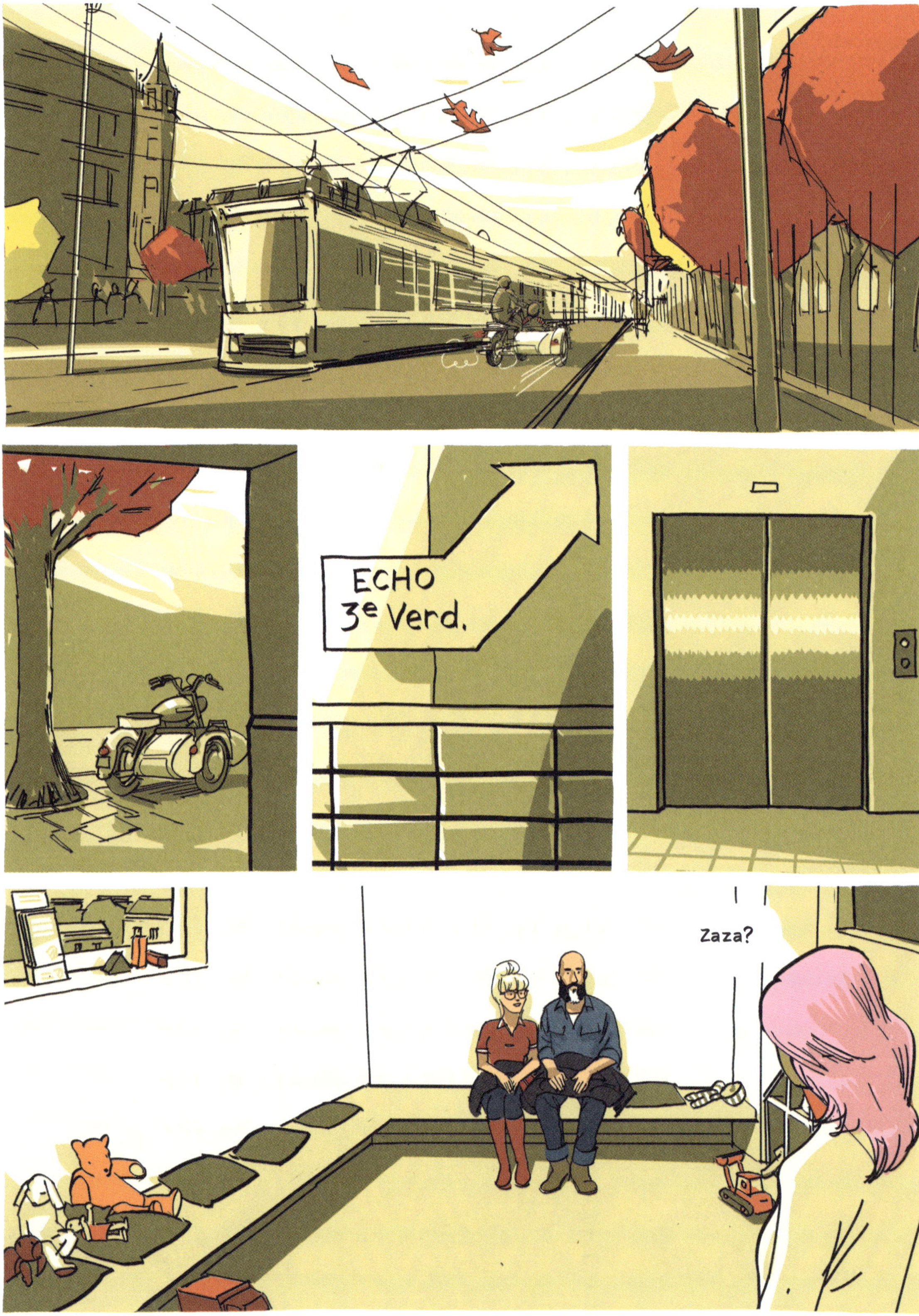
ECHO
3e Verd.
Zaza?

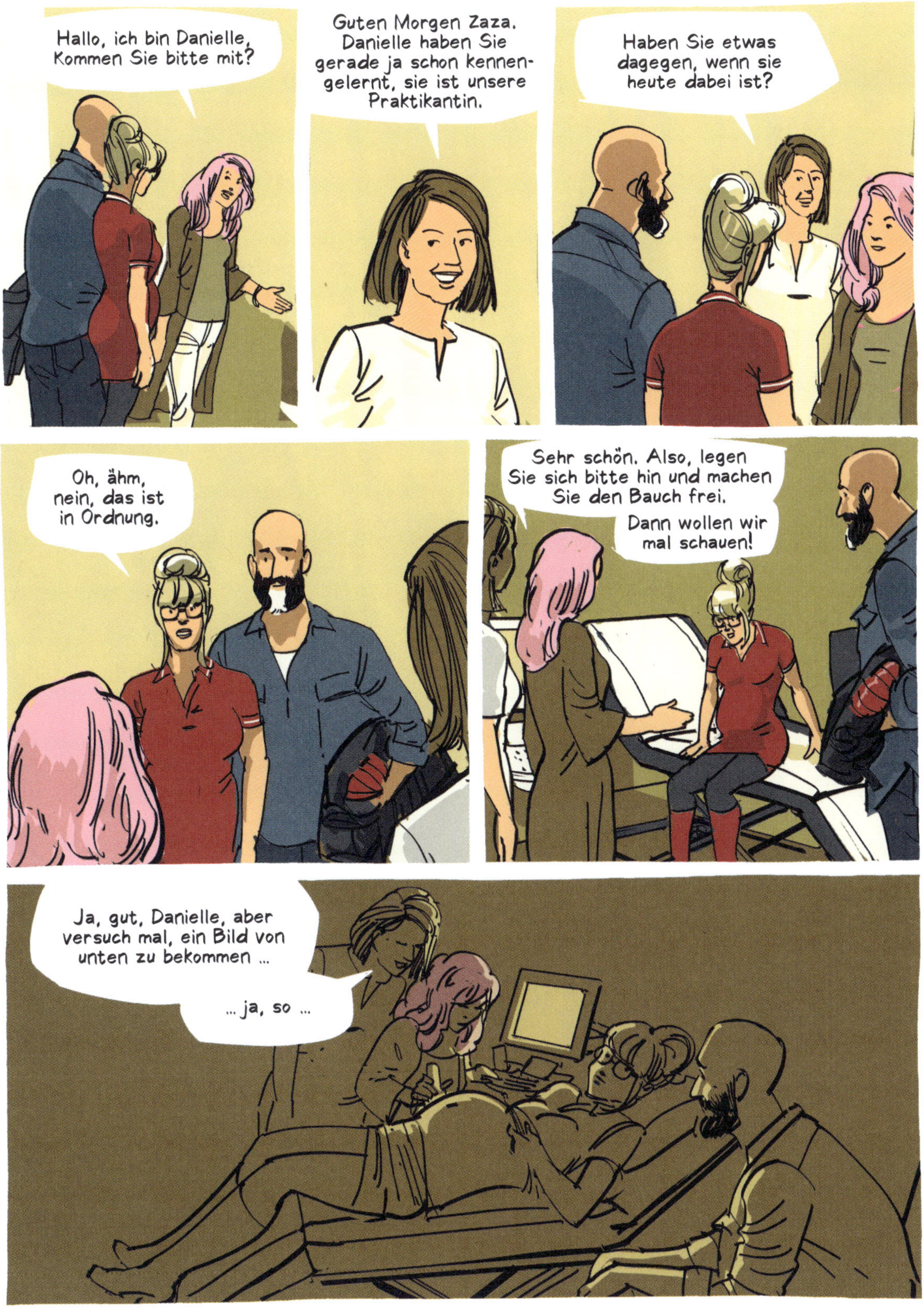
Hallo, ich bin Danielle, Kommen Sie bitte mit?
Guten Morgen Zaza. Danielle haben Sie gerade ja schon kennengelernt, sie ist unsere Praktikantin.
Haben Sie etwas dagegen, wenn sie heute dabei ist?
Oh, ähm, nein, das ist in Ordnung.
Sehr schön. Also, legen Sie sich bitte hin und machen Sie den Bauch frei.
Dann wollen wir mal schauen!
Ja, gut, Danielle, aber versuch mal, ein Bild von unten zu bekommen ...
... ja, so ...

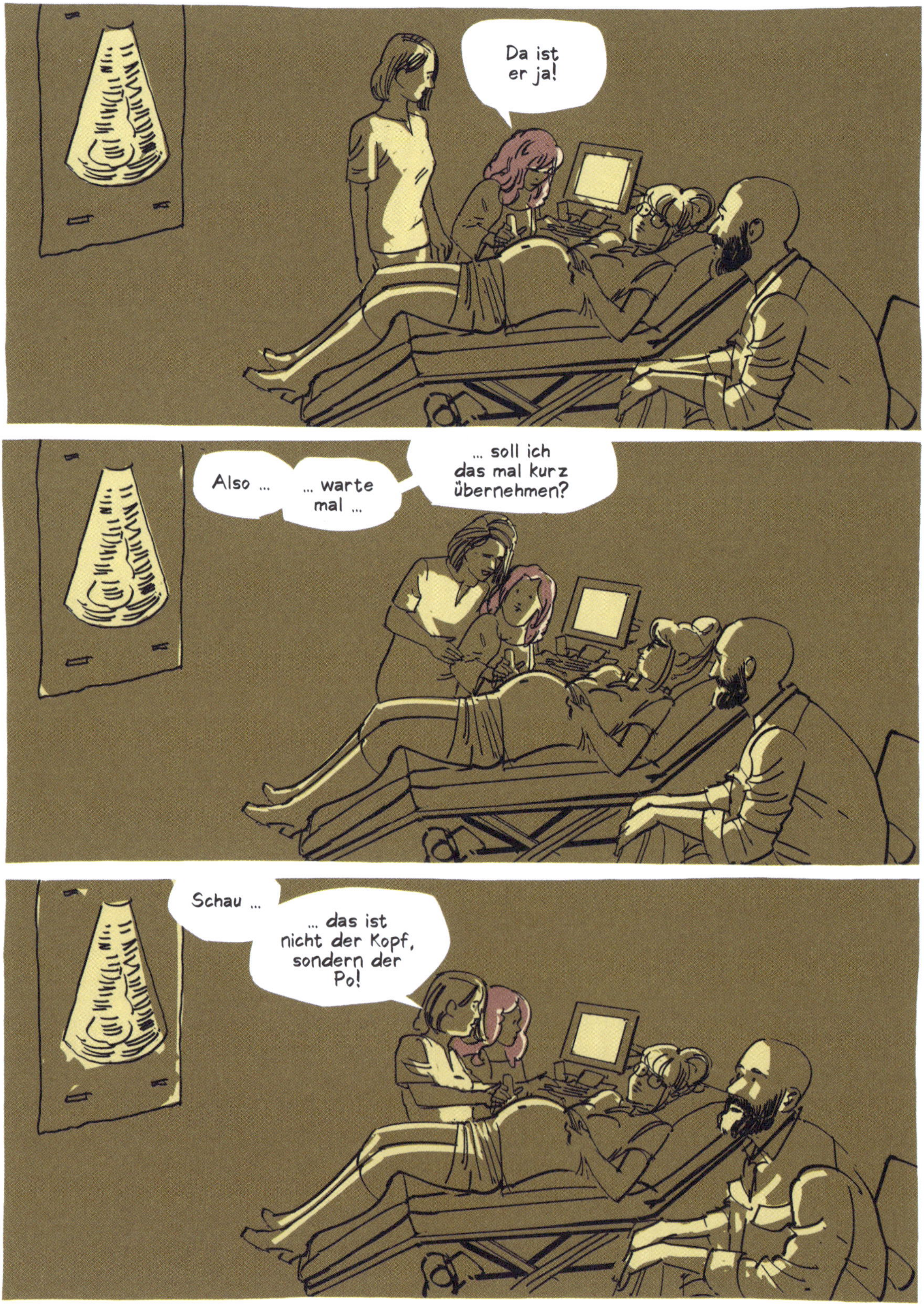
Da ist er ja!
Also ...
... warte mal ...
... soll ich das mal kurz übernehmen?
Schau ...
... das ist nicht der Kopf, sondern der Po!

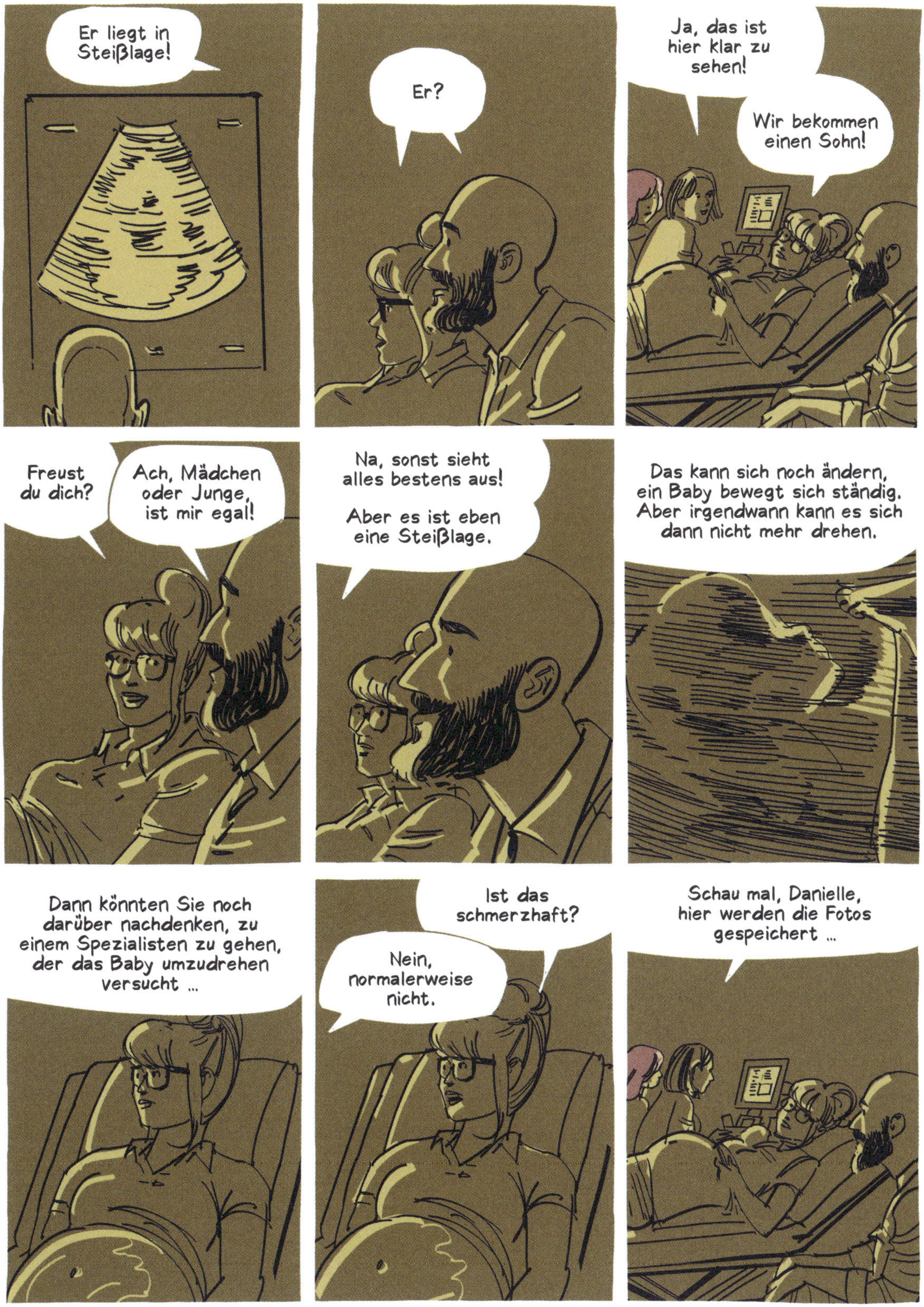
Er liegt in Steißlage!
Er?
Ja, das ist hier klar zu sehen!
Wir bekommen einen Sohn!
Freust du dich?
Ach, Mädchen oder Junge, ist mir egal!
Na, sonst sieht alles bestens aus!
Aber es ist eben eine Steißlage.
Das kann sich noch ändern, ein Baby bewegt sich ständig. Aber irgendwann kann es sich dann nicht mehr drehen.
Dann könnten Sie noch darüber nachdenken, zu einem Spezialisten zu gehen, der das Baby umzudrehen versucht …
Ist das schmerzhaft?
Nein, normalerweise nicht.
Schau mal, Danielle, hier werden die Fotos gespeichert …

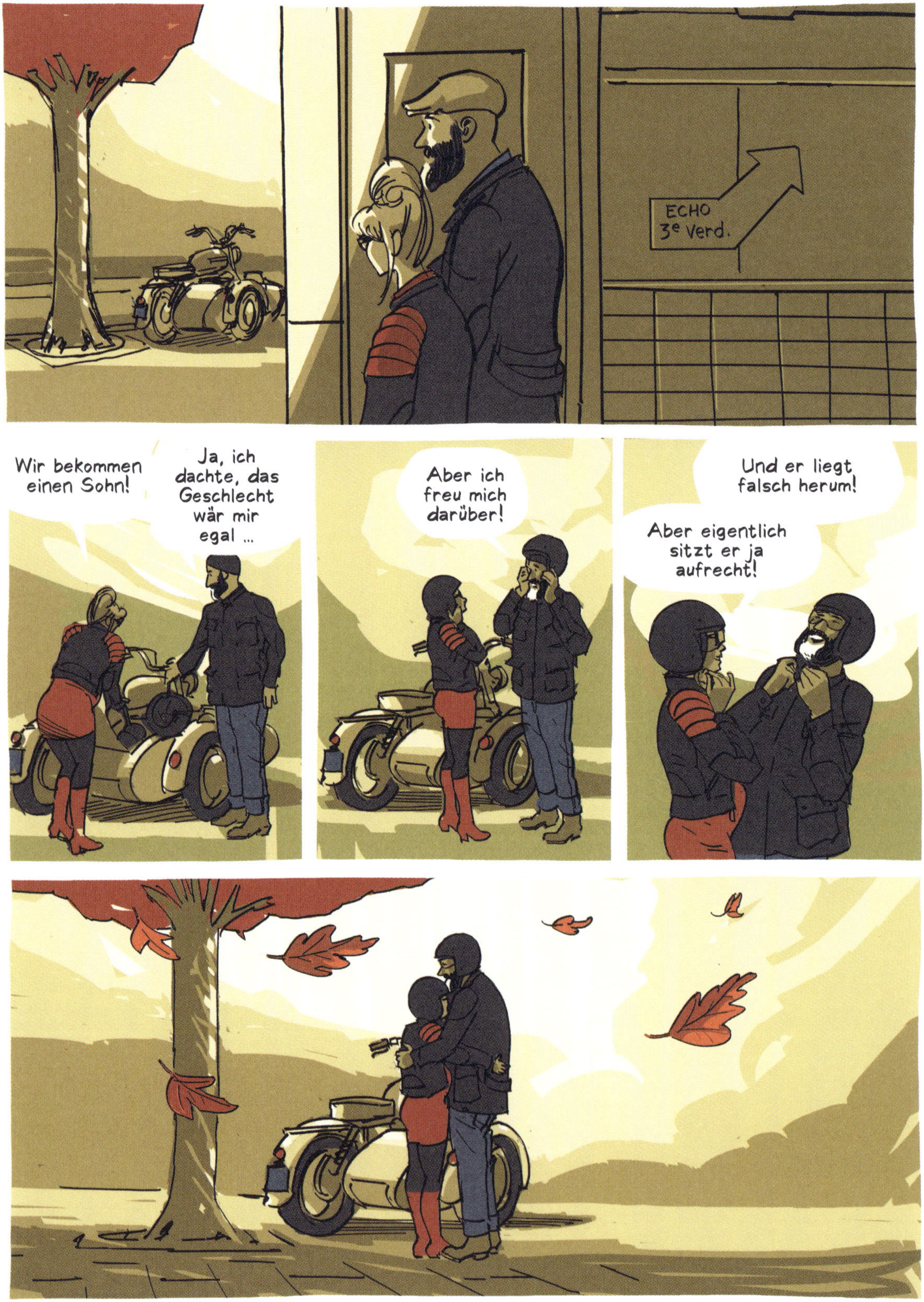
ECHO
3e Verd.
Wir bekommen einen Sohn!
Ja, ich dachte, das Geschlecht wär mir egal ...
Aber ich freu mich darüber!
Und er liegt falsch herum!
Aber eigentlich sitzt er ja aufrecht!

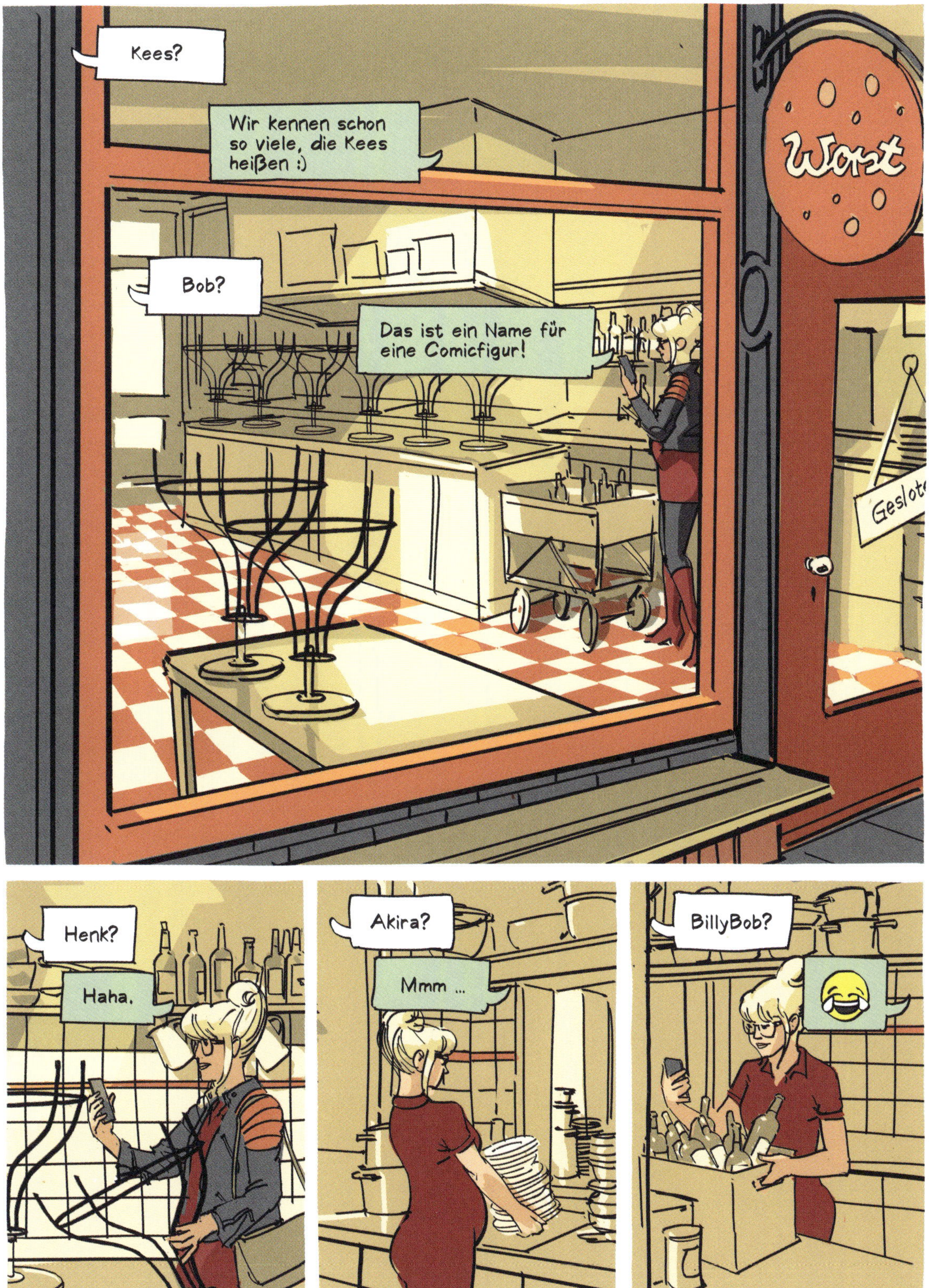
Kees?
Wir kennen schon so viele, die Kees heißen :)
Worst
Bob?
Das ist ein Name für eine Comicfigur!
Henk?
Haha.
Akira?
Mmm ...
BillyBob?

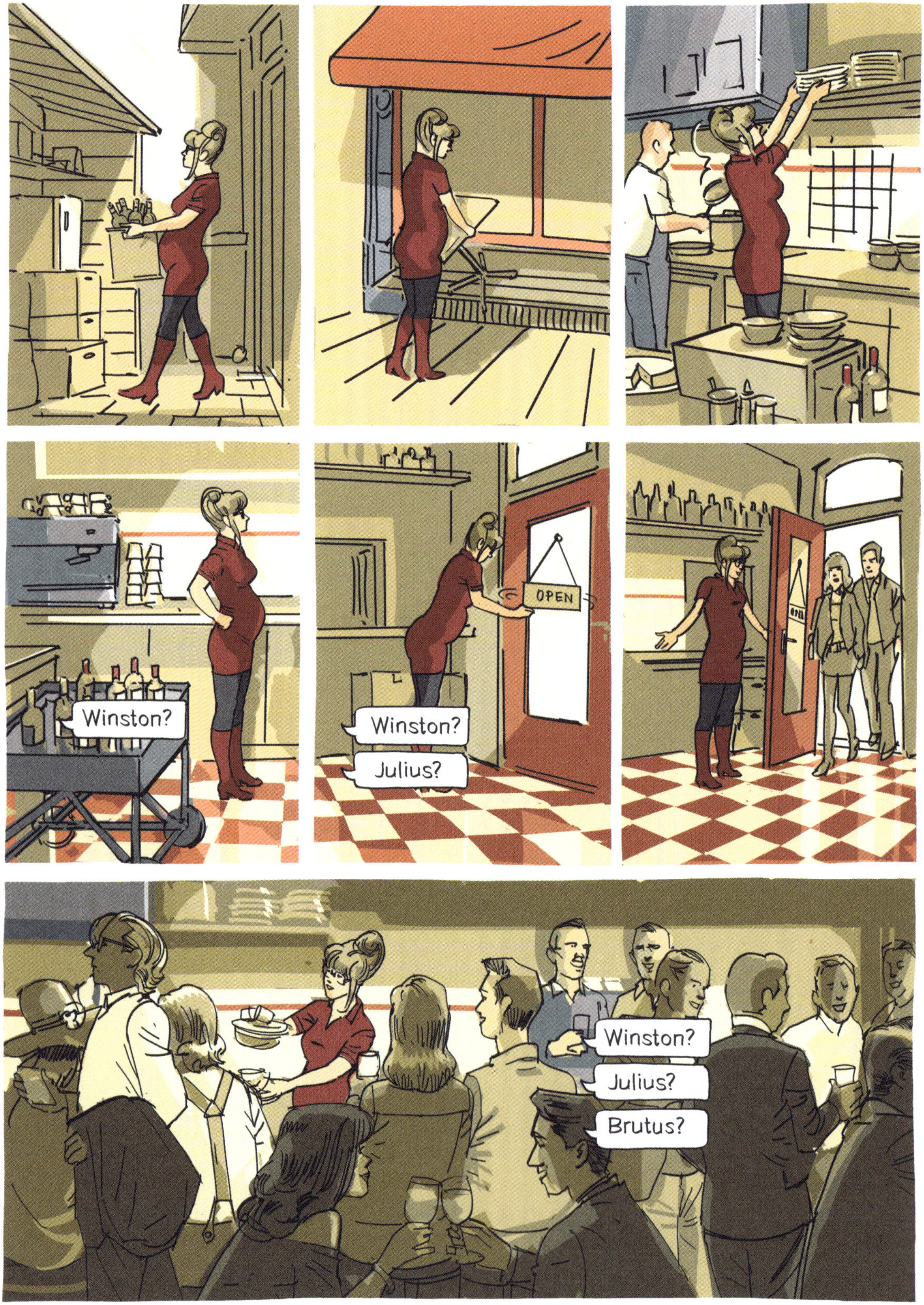
OPEN
Winston?
Winston?
Julius?
Winston?
Julius?
Brutus?

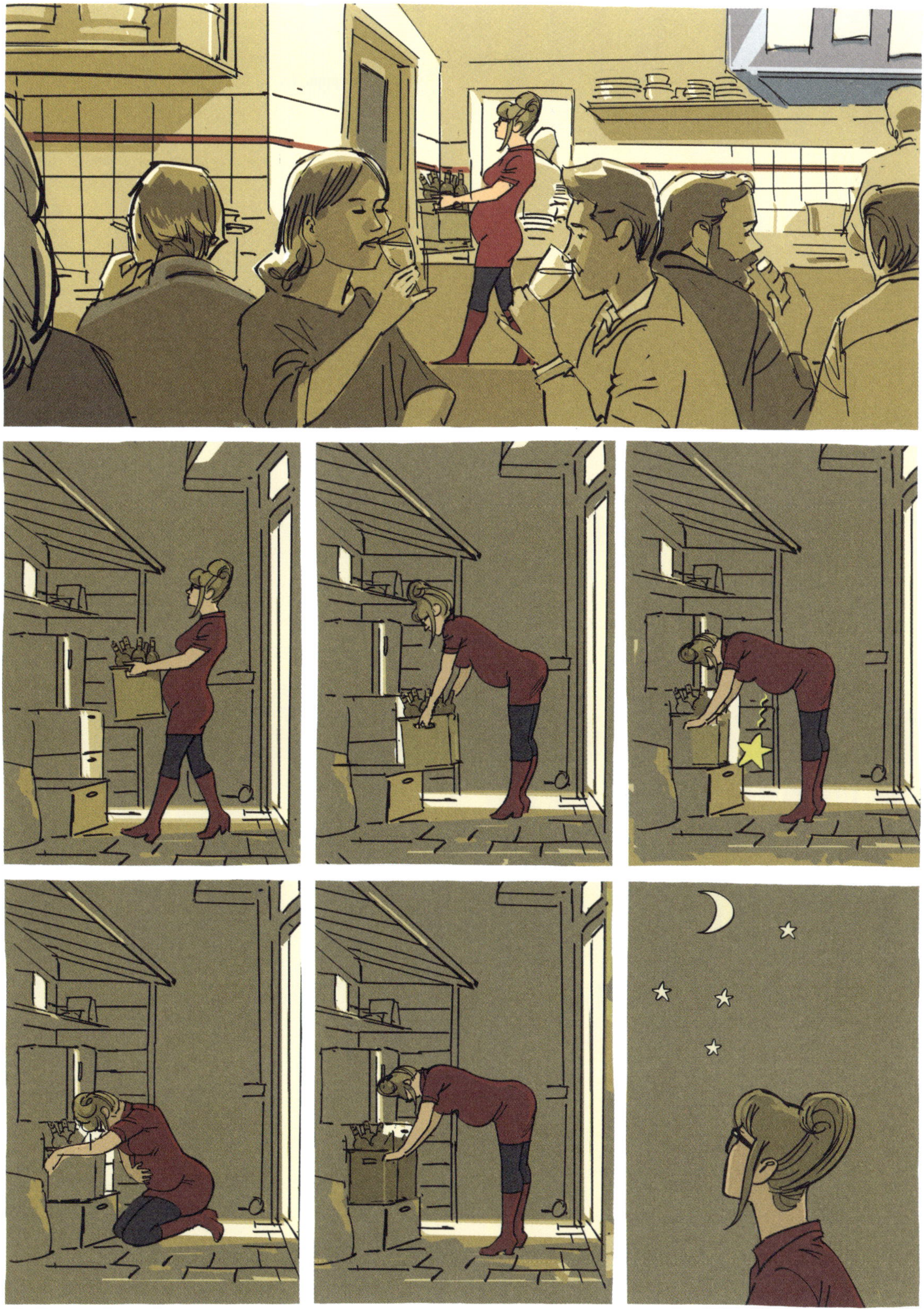

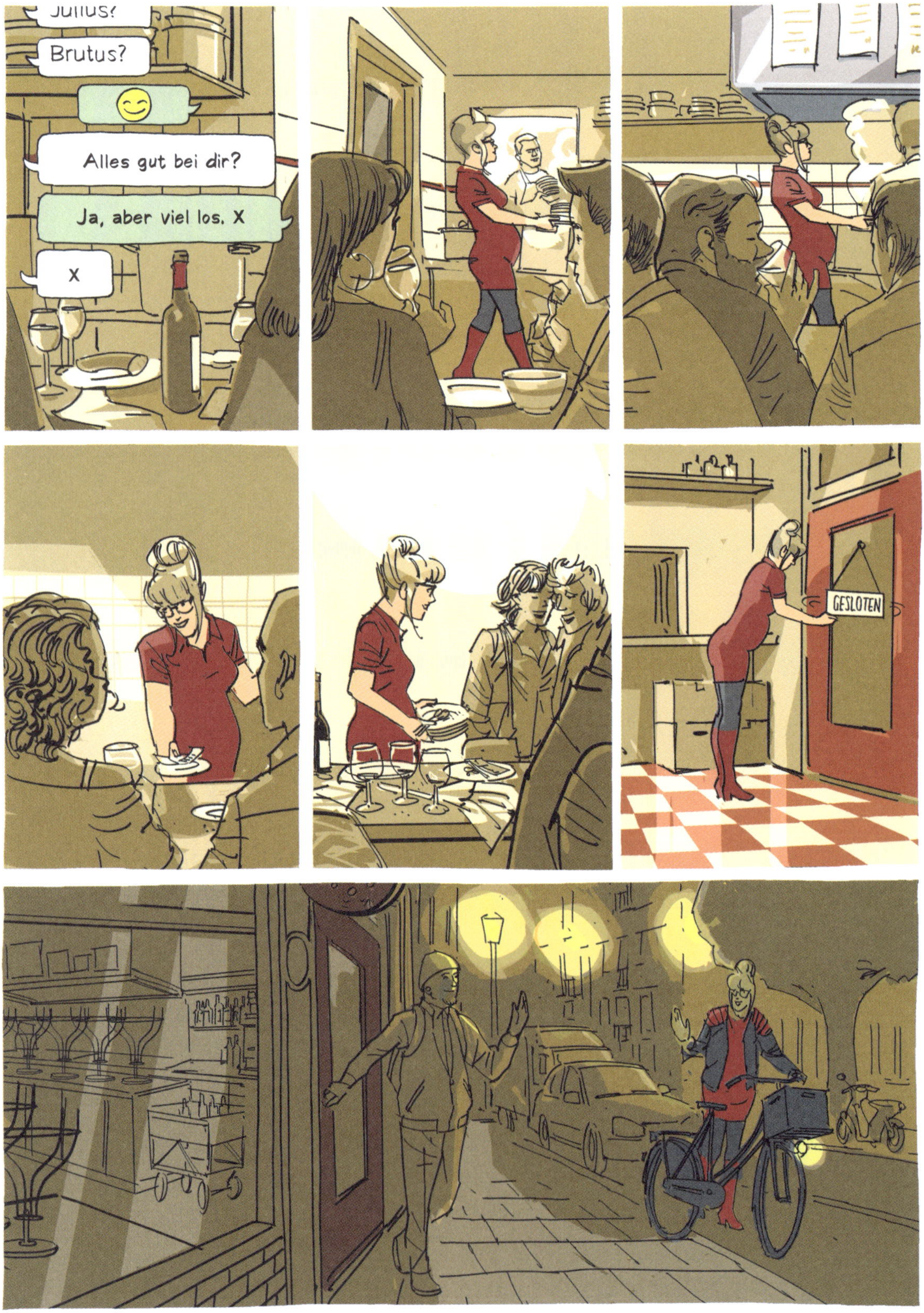
Julius?
Brutus?
Alles gut bei dir?
Ja, aber viel los. X
X
GESLOTEN

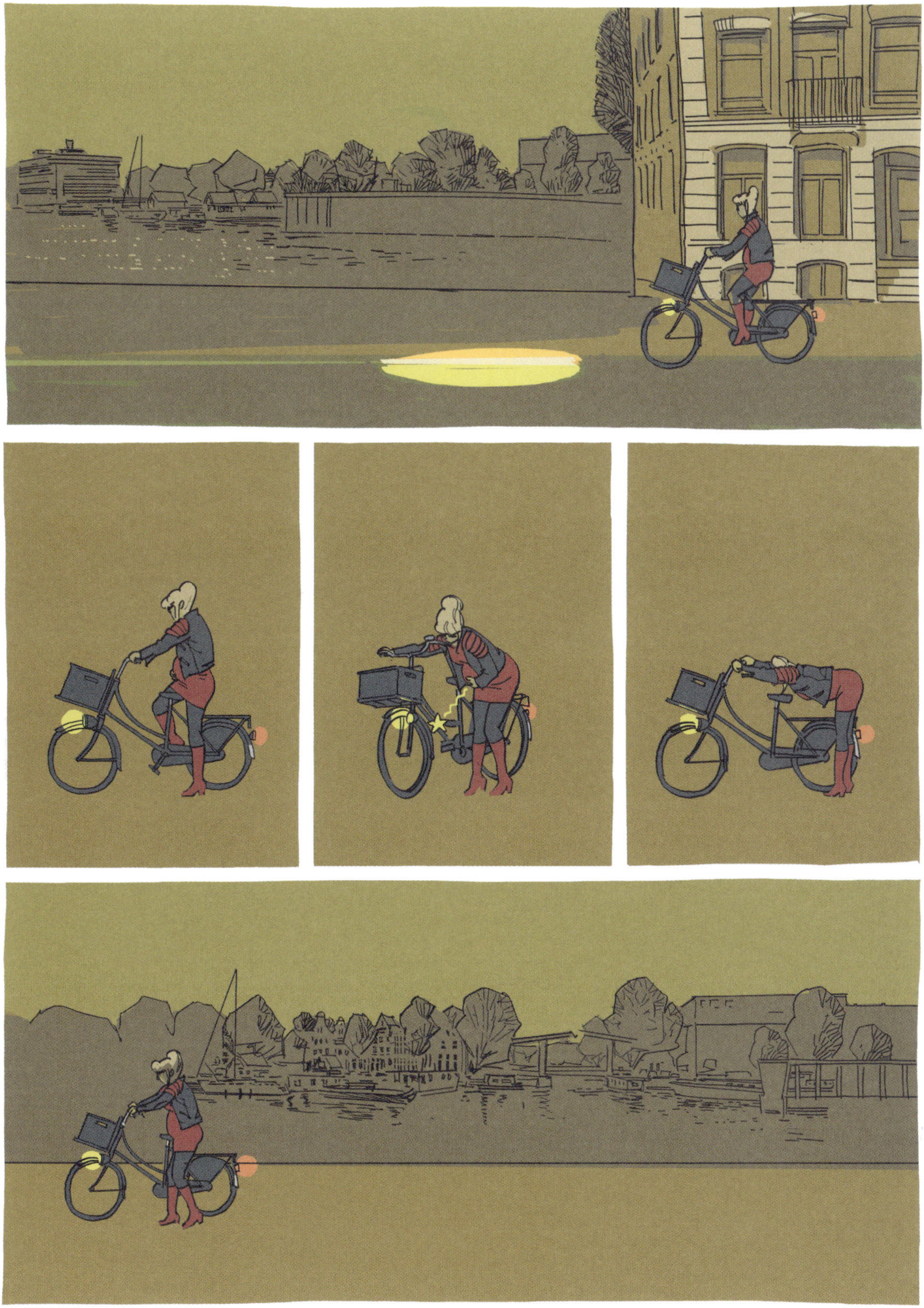

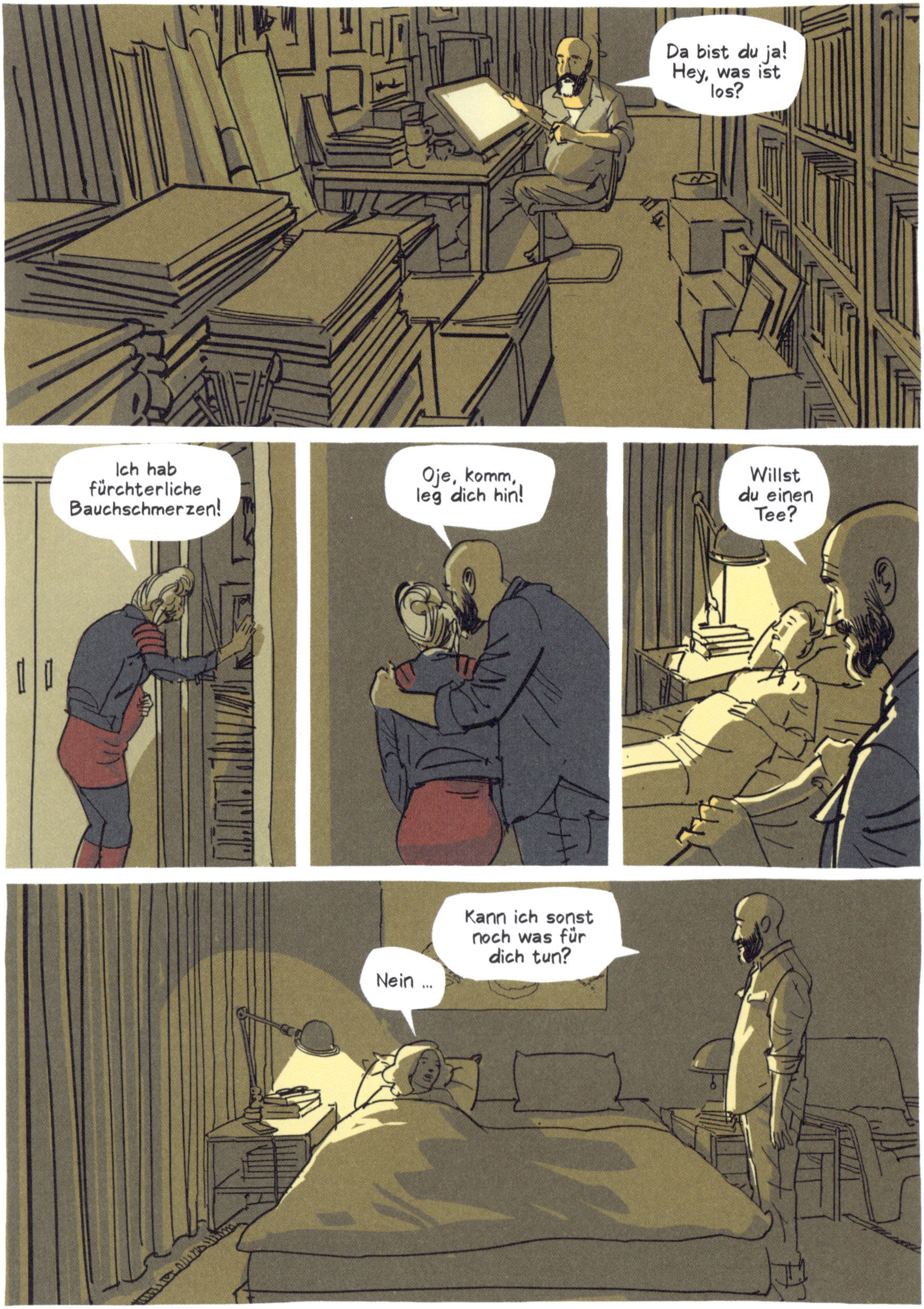
Da bist du ja! Hey, was ist los?
Ich hab fürchterliche Bauchschmerzen!
Oje, komm, leg dich hin!
Willst du einen Tee?
Kann ich sonst noch was für dich tun?
Nein …

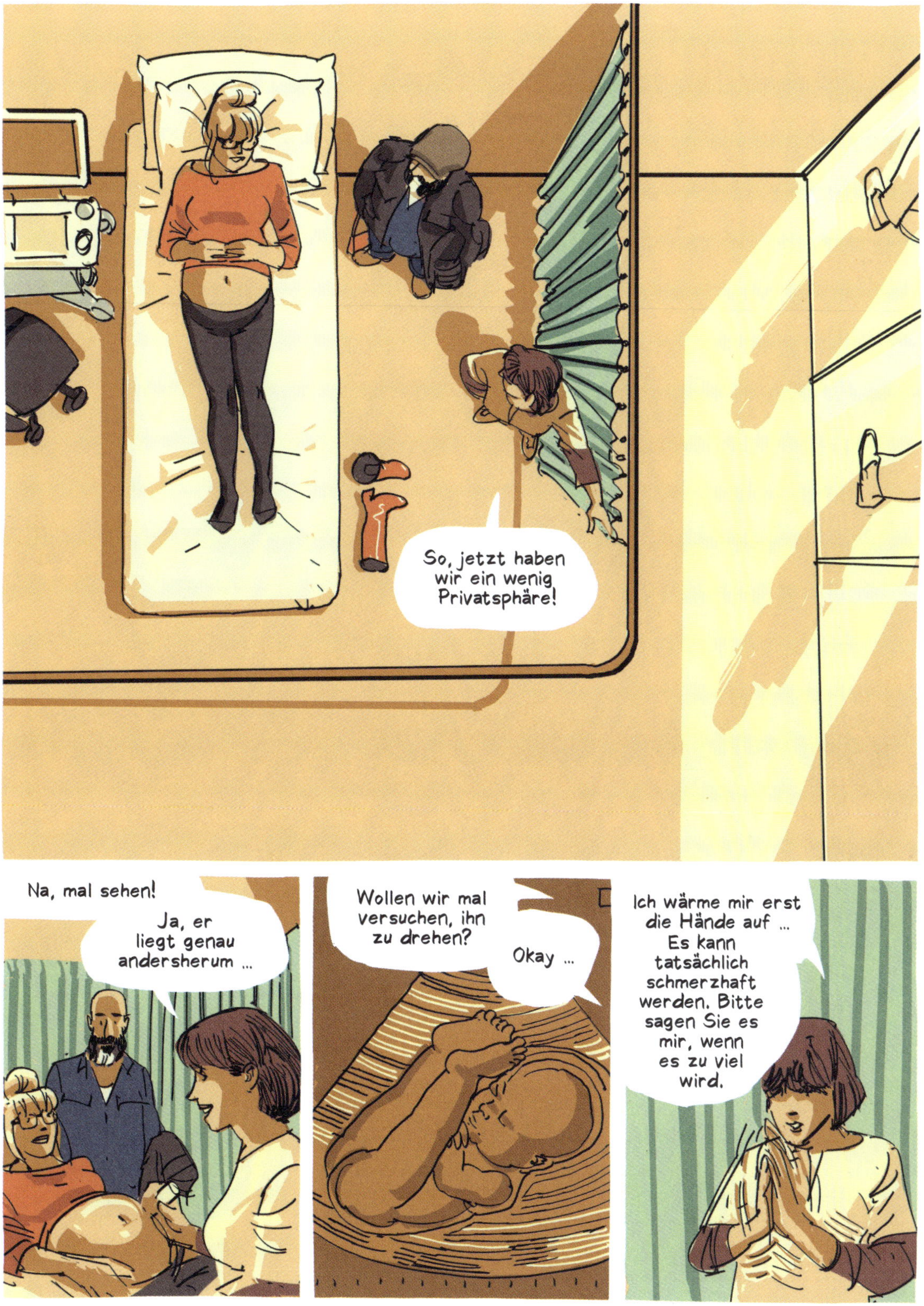
So, jetzt haben wir ein wenig Privatsphäre!
Na, mal sehen!
Ja, er liegt genau andersherum ...
Wollen wir mal versuchen, ihn zu drehen?
Okay ...
Ich wärme mir erst die Hände auf ... Es kann tatsächlich schmerzhaft werden. Bitte sagen Sie es mir, wenn es zu viel wird.

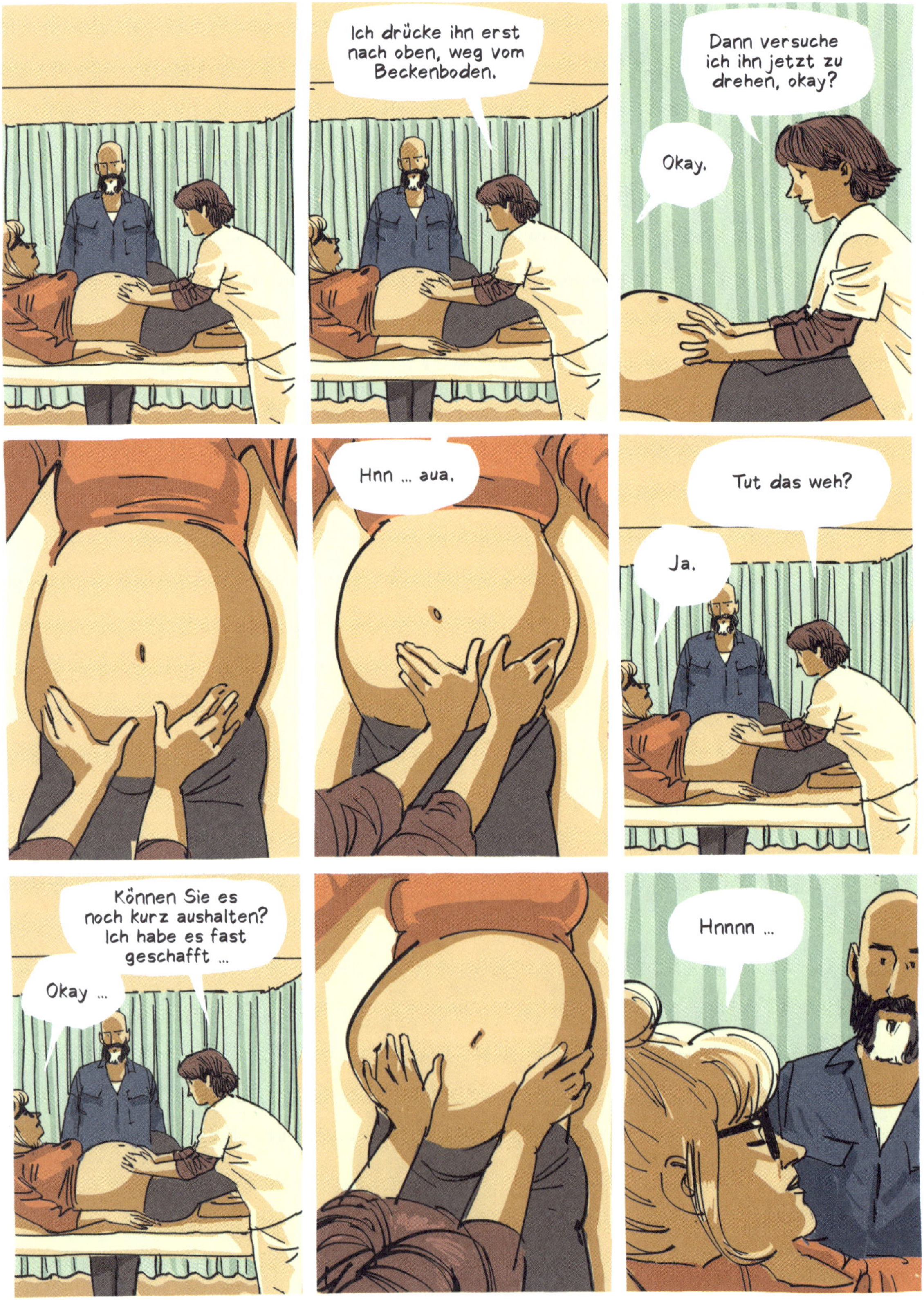
Ich drücke ihn erst nach oben, weg vom Beckenboden.
Dann versuche ich ihn jetzt zu drehen, okay?
Okay.
Hnn ... aua.
Tut das weh?
Ja.
Können Sie es noch kurz aushalten? Ich habe es fast geschafft ...
Okay ...
Hnnnn ...

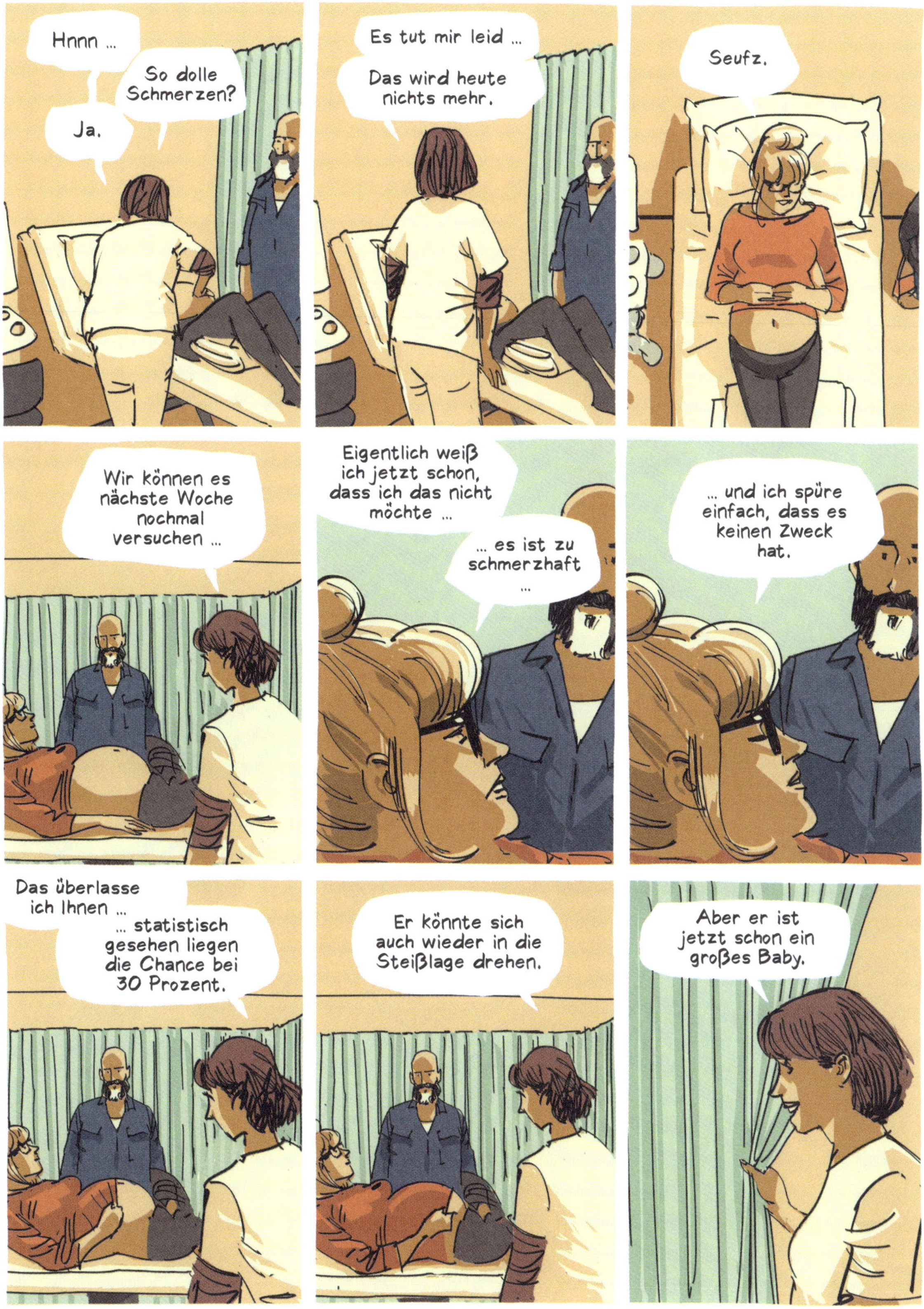
Hnnn ...
So dolle Schmerzen?
Ja.
Es tut mir leid ...
Das wird heute nichts mehr.
Seufz.
Wir können es nächste Woche nochmal versuchen ...
Eigentlich weiß ich jetzt schon, dass ich das nicht möchte ...
... es ist zu schmerzhaft ...
... und ich spüre einfach, dass es keinen Zweck hat.
Das überlasse ich Ihnen ...
... statistisch gesehen liegen die Chance bei 30 Prozent.
Er könnte sich auch wieder in die Steißlage drehen.
Aber er ist jetzt schon ein großes Baby.

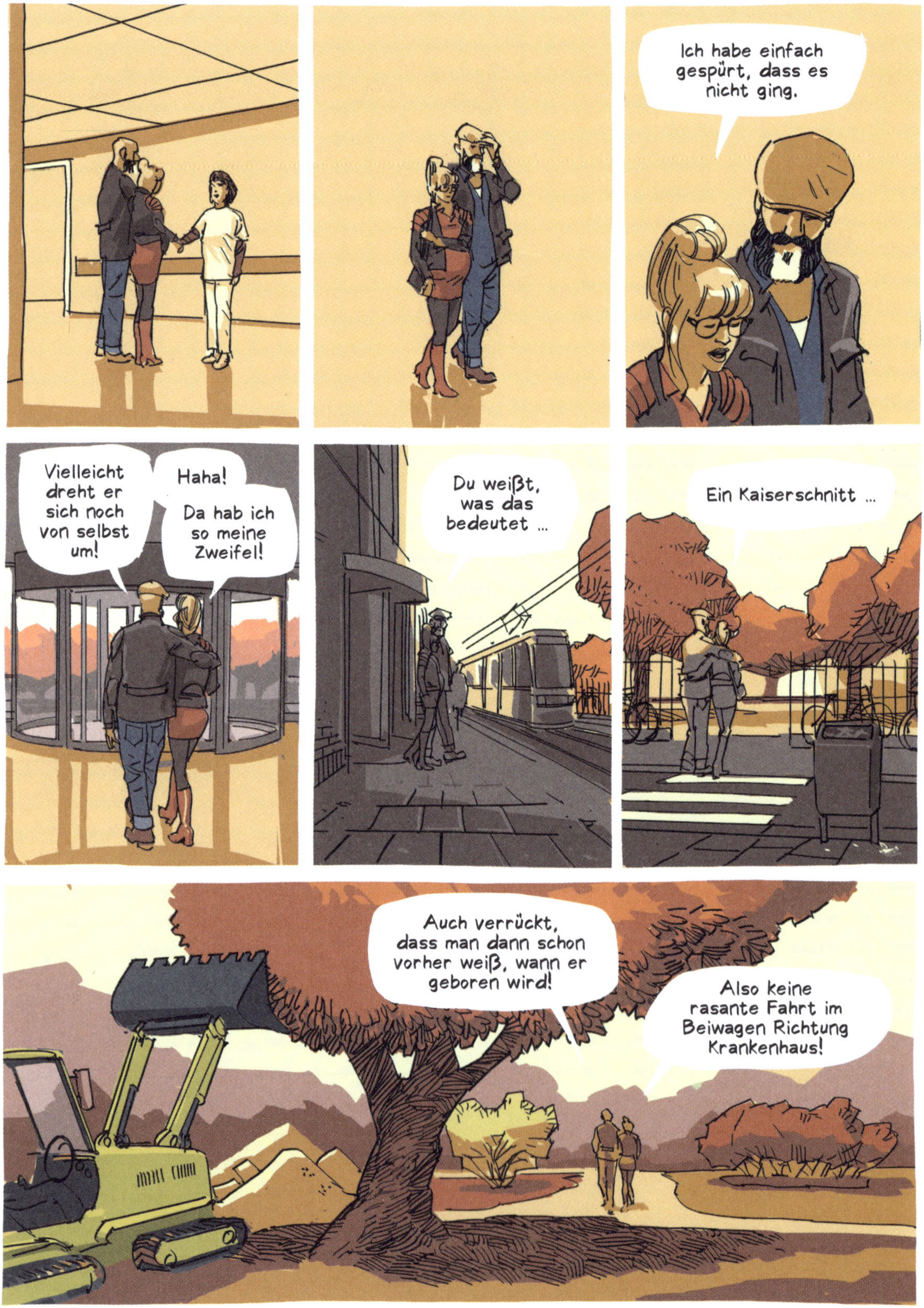
Ich habe einfach gespürt, dass es nicht ging.
Vielleicht dreht er sich noch von selbst um!
Haha!
Da hab ich so meine Zweifel!
Du weißt, was das bedeutet ...
Ein Kaiserschnitt ...
Auch verrückt, dass man dann schon vorher weiß, wann er geboren wird!
Also keine rasante Fahrt im Beiwagen Richtung Krankenhaus!

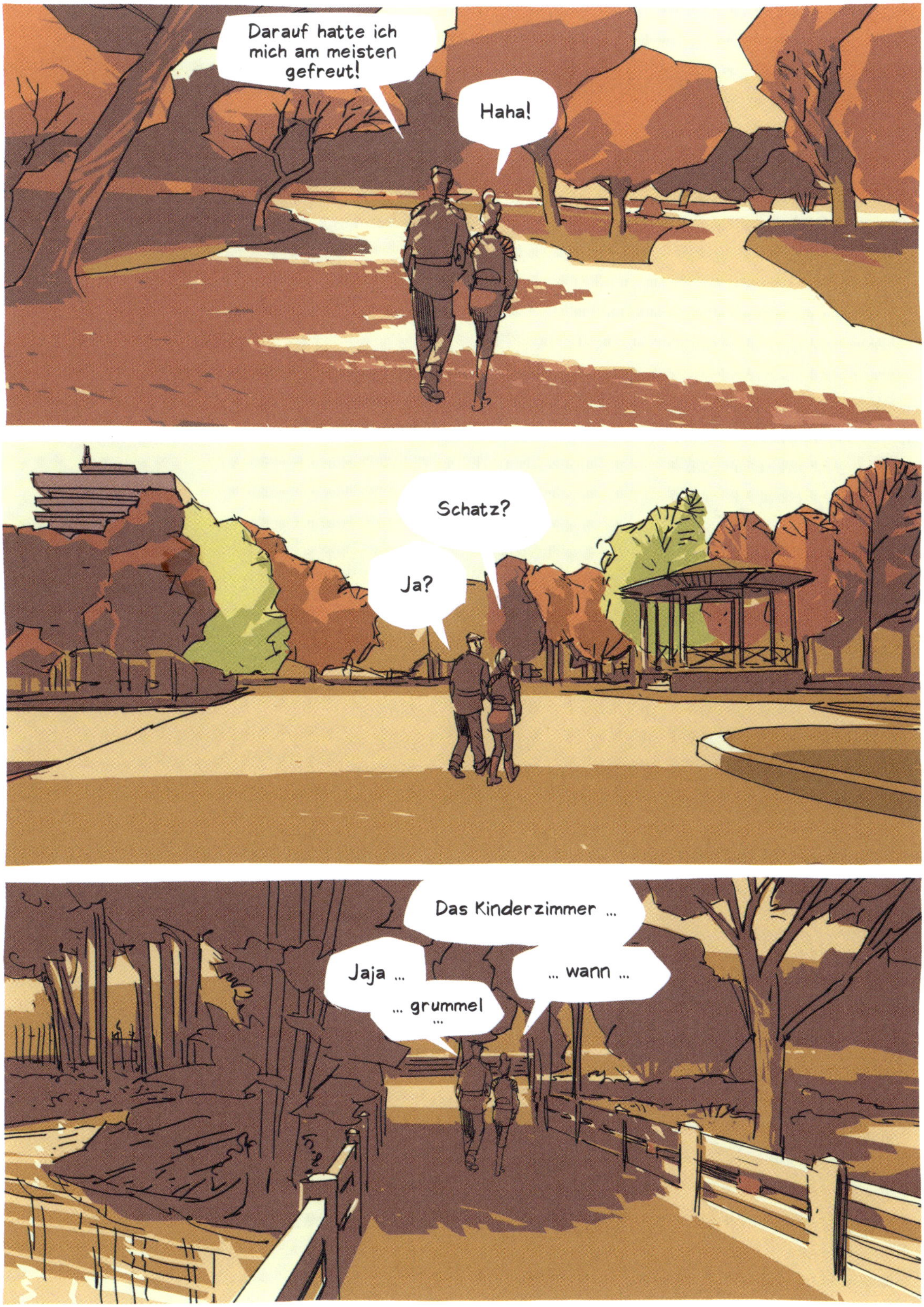
Darauf hatte ich mich am meisten gefreut!
Haha!
Schatz?
Ja?
Das Kinderzimmer ...
Jaja ...
... wann ...
... grummel ...

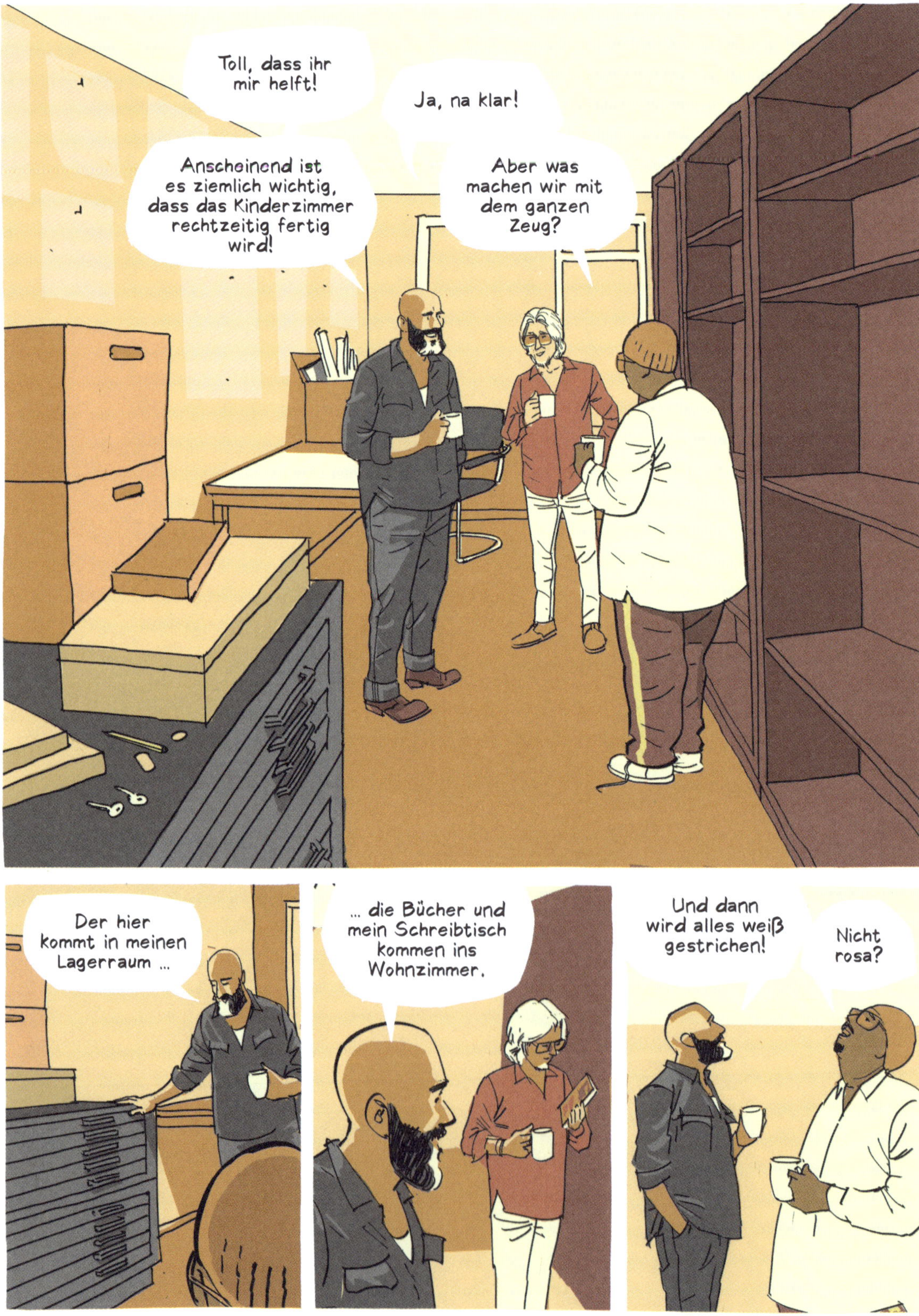
Toll, dass ihr mir helft!
Ja, na klar!
Anscheinend ist es ziemlich wichtig, dass das Kinderzimmer rechtzeitig fertig wird!
Aber was machen wir mit dem ganzen Zeug?
Der hier kommt in meinen Lagerraum ...
... die Bücher und mein Schreibtisch kommen ins Wohnzimmer.
Und dann wird alles weiß gestrichen!
Nicht rosa?

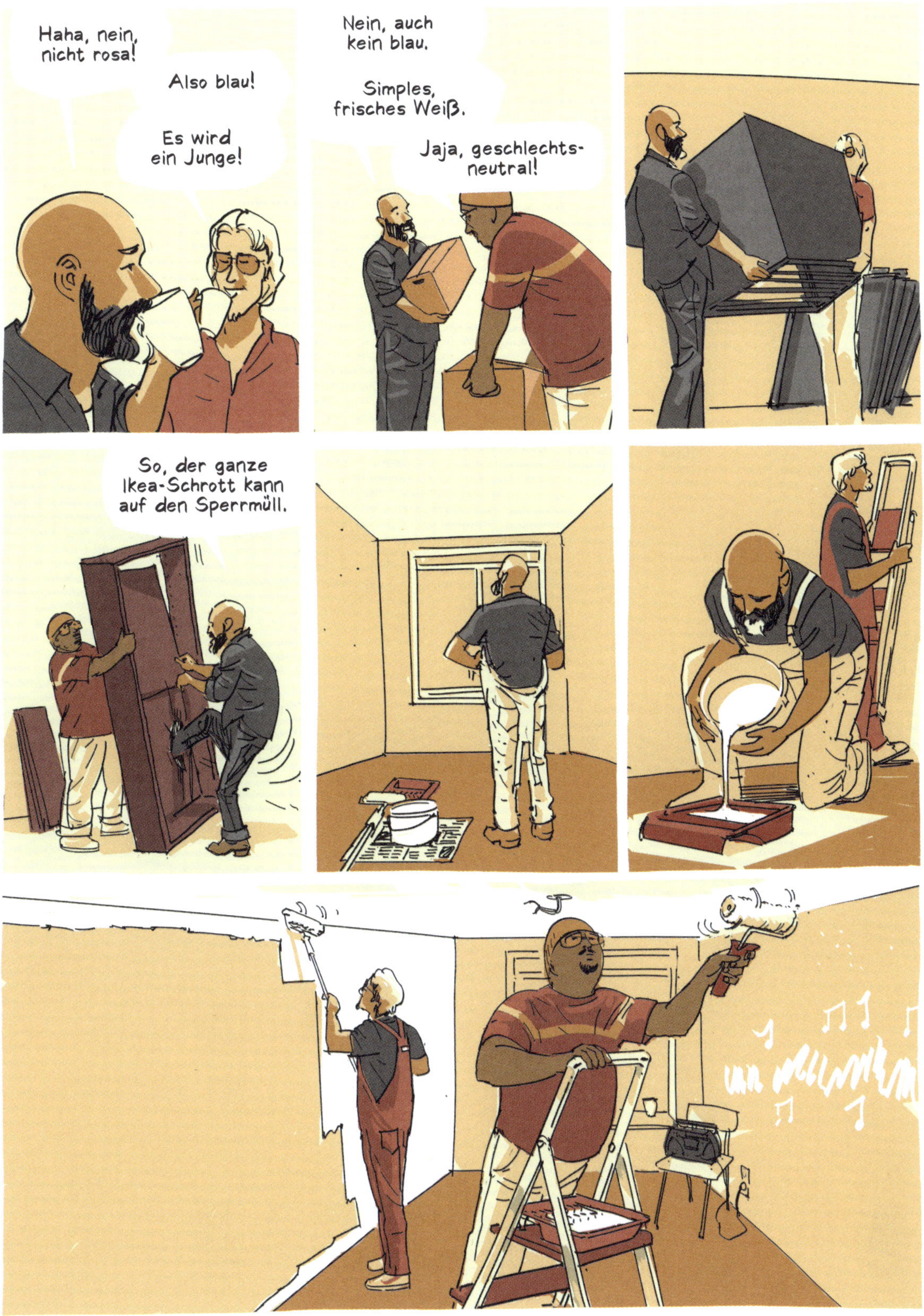
Haha, nein, nicht rosa!
Also blau!
Es wird ein Junge!
Nein, auch kein blau.
Simples, frisches Weiß.
Jaja, geschlechtsneutral!
So, der ganze Ikea-Schrott kann auf den Sperrmüll.

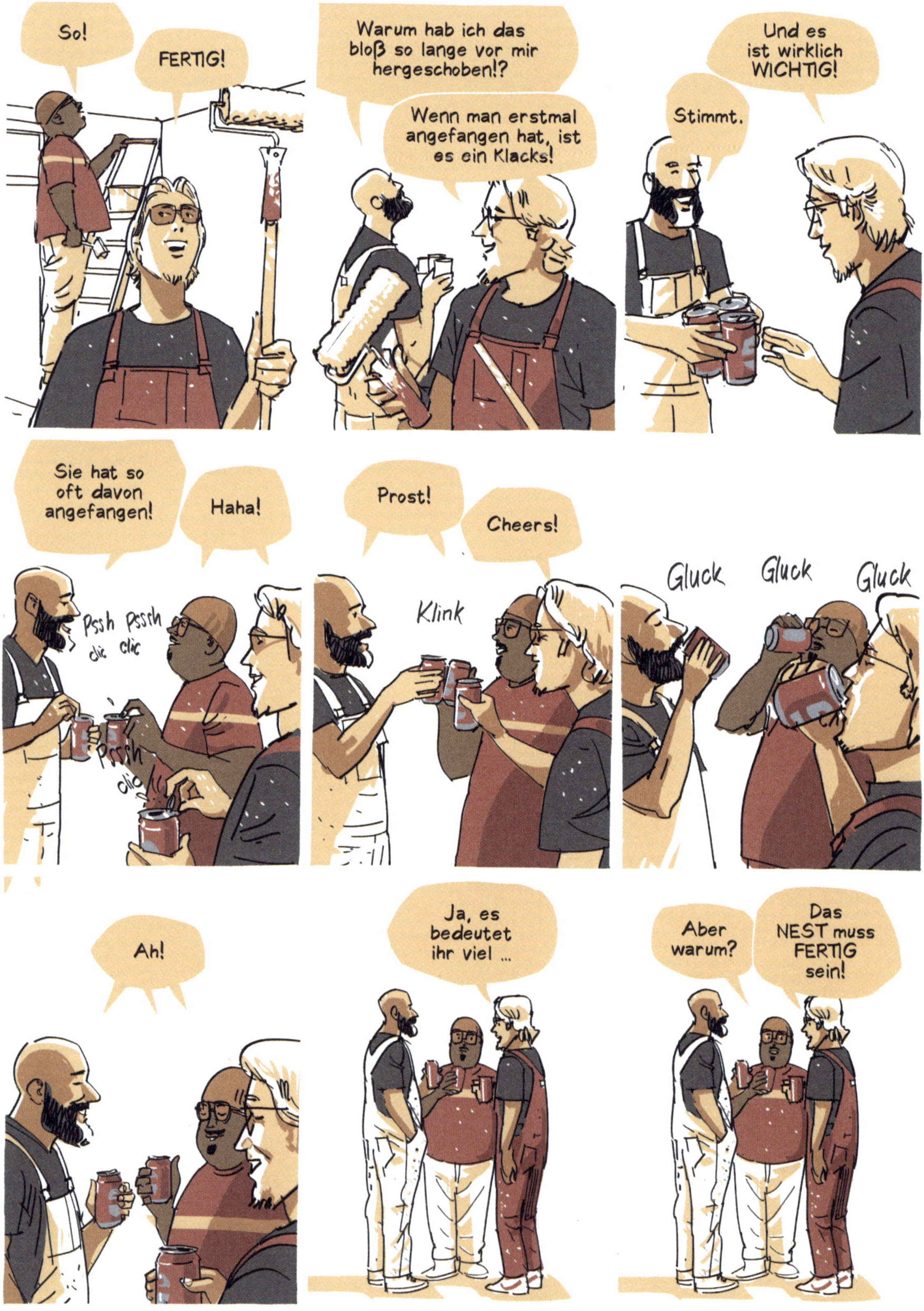
So!
FERTIG!
Warum hab ich das bloß so lange vor mir hergeschoben!?
Wenn man erstmal angefangen hat, ist es ein Klacks!
Stimmt.
Und es ist wirklich WICHTIG!
Sie hat so oft davon angefangen!
Haha!
Pssh Pssh
clic clic
Pssh
clic
Prost!
Cheers!
Klink
Gluck
Gluck
Gluck
Ah!
Ja, es bedeutet ihr viel ...
Aber warum?
Das NEST muss FERTIG sein!

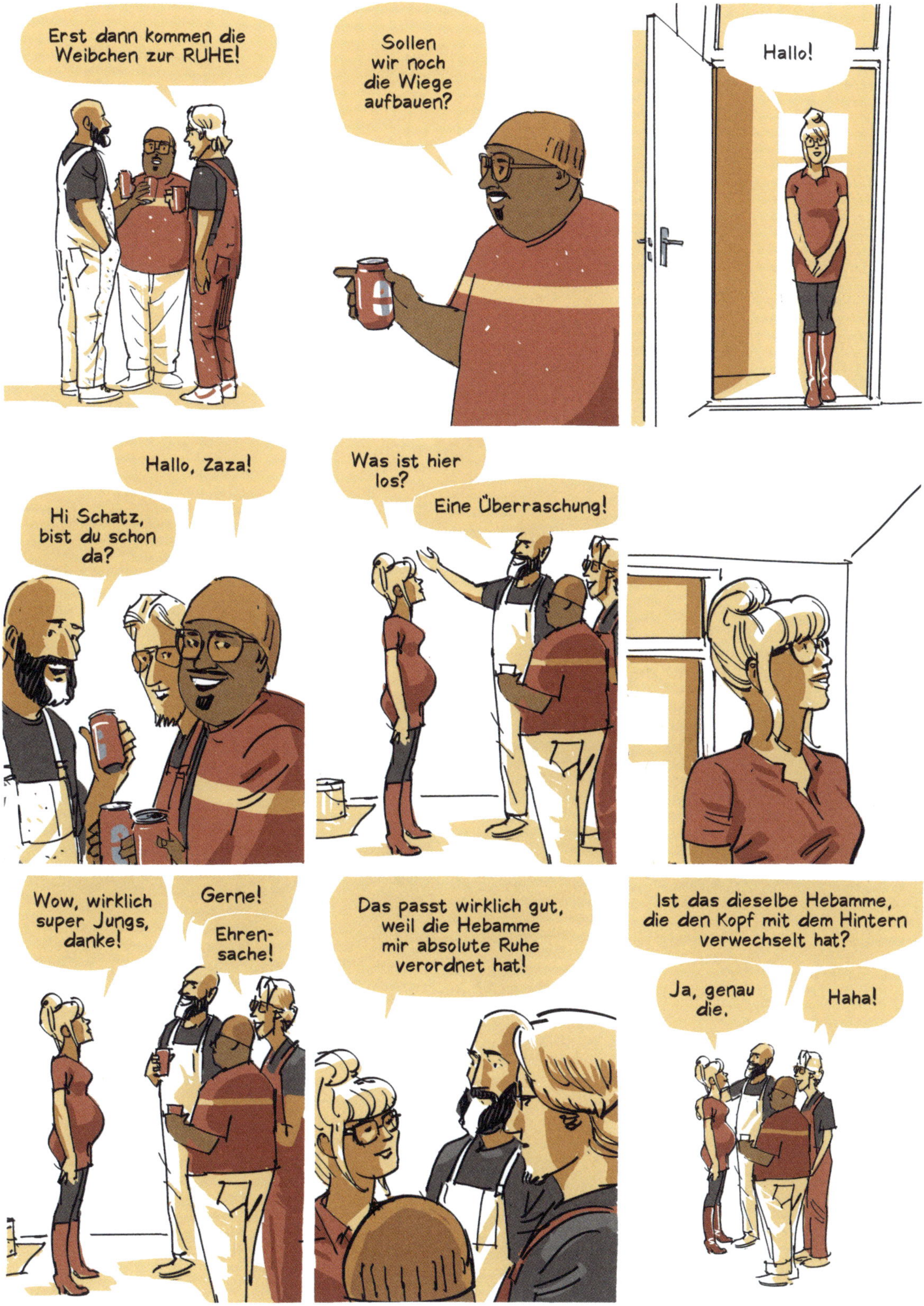
Erst dann kommen die Weibchen zur RUHE!
Sollen wir noch die Wiege aufbauen?
Hallo!
Hallo, Zaza!
Hi Schatz, bist du schon da?
Was ist hier los?
Eine Überraschung!
Wow, wirklich super Jungs, danke!
Gerne!
Ehren-sache!
Das passt wirklich gut, weil die Hebamme mir absolute Ruhe verordnet hat!
Ist das dieselbe Hebamme, die den Kopf mit dem Hintern verwechselt hat?
Ja, genau die.
Haha!

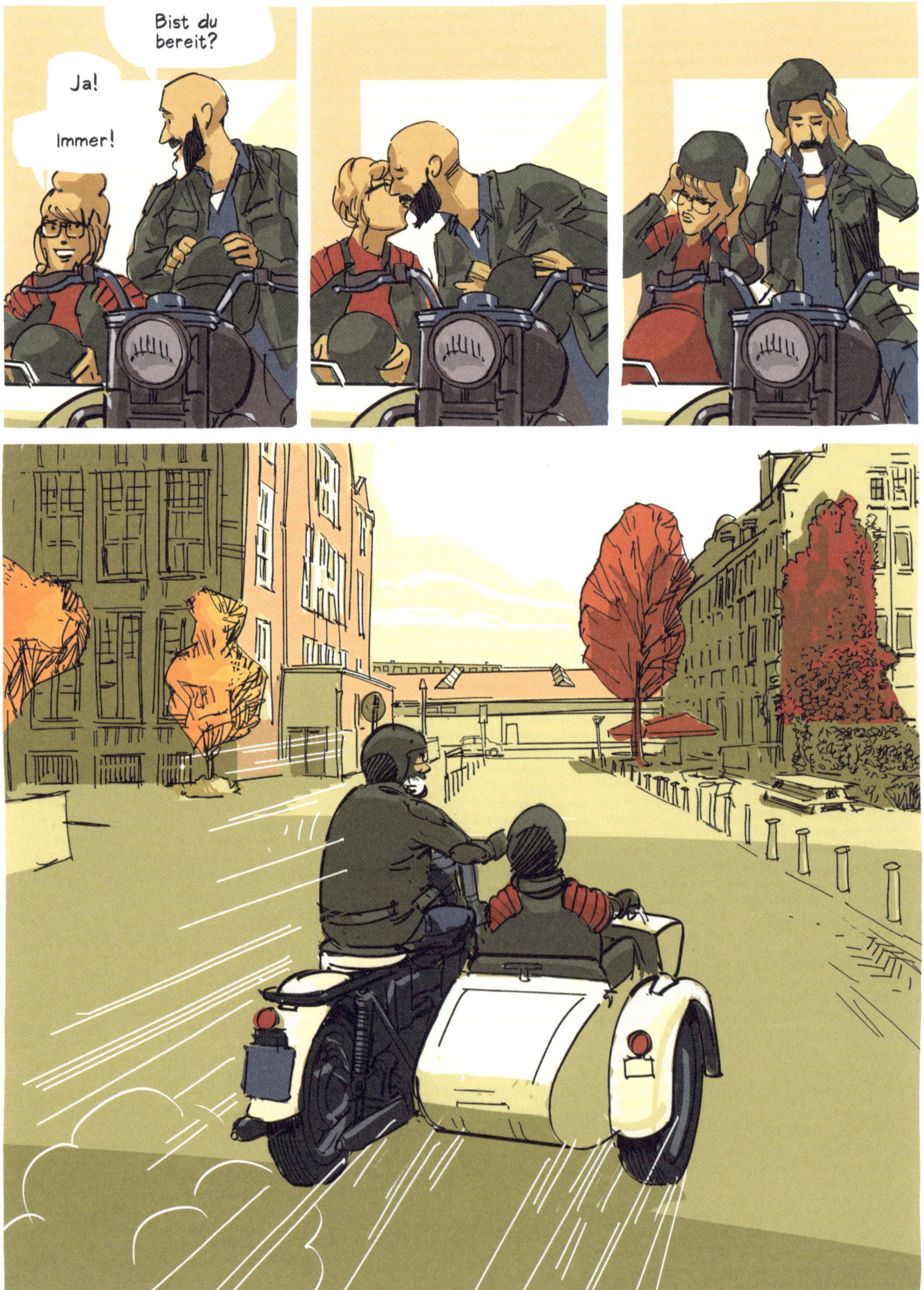
Bist du bereit?
Ja!
Immer!

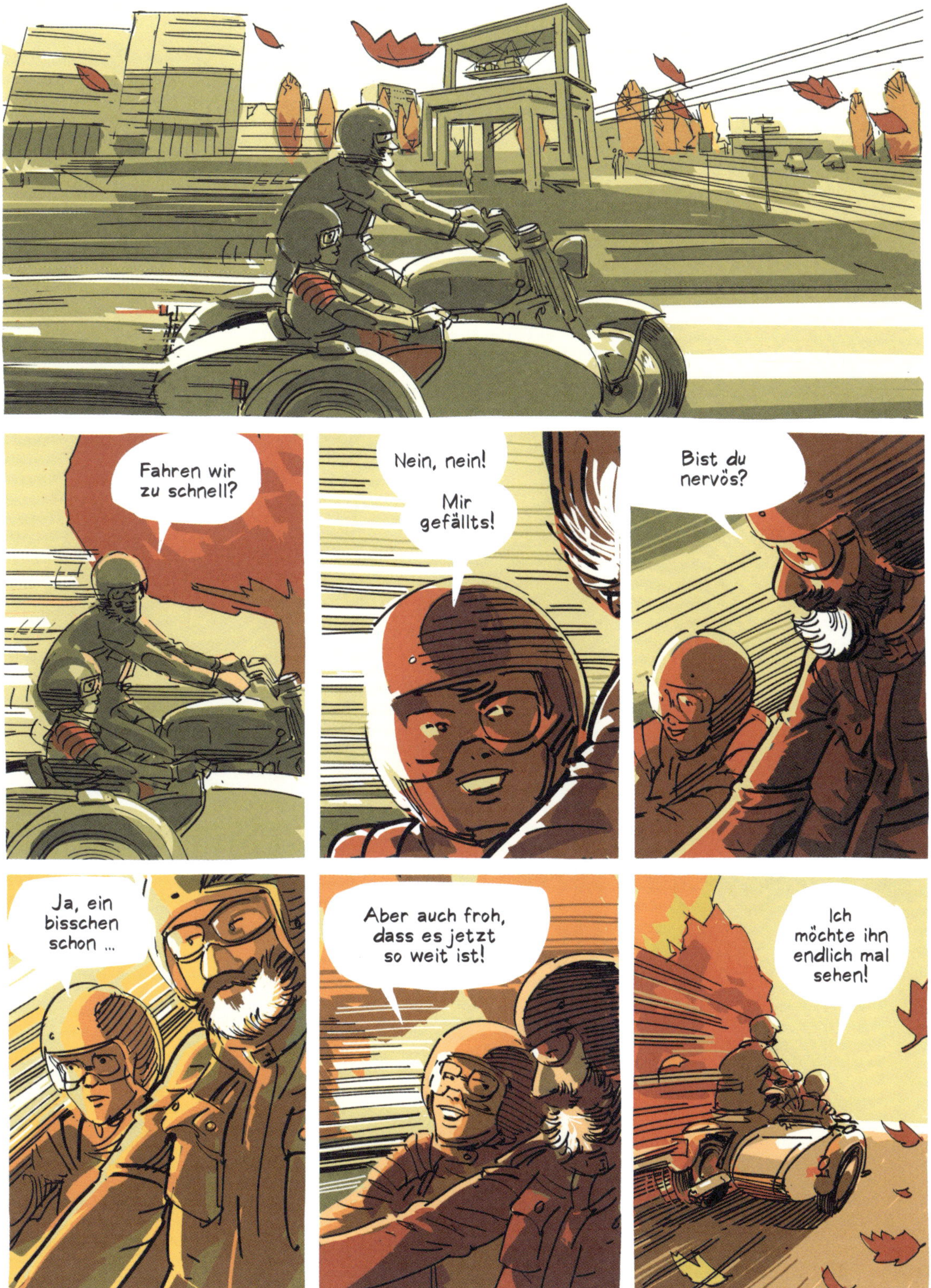
Fahren wir zu schnell?
Nein, nein!
Mir gefällts!
Bist du nervös?
Ja, ein bisschen schon ...
Aber auch froh, dass es jetzt so weit ist!
Ich möchte ihn endlich mal sehen!

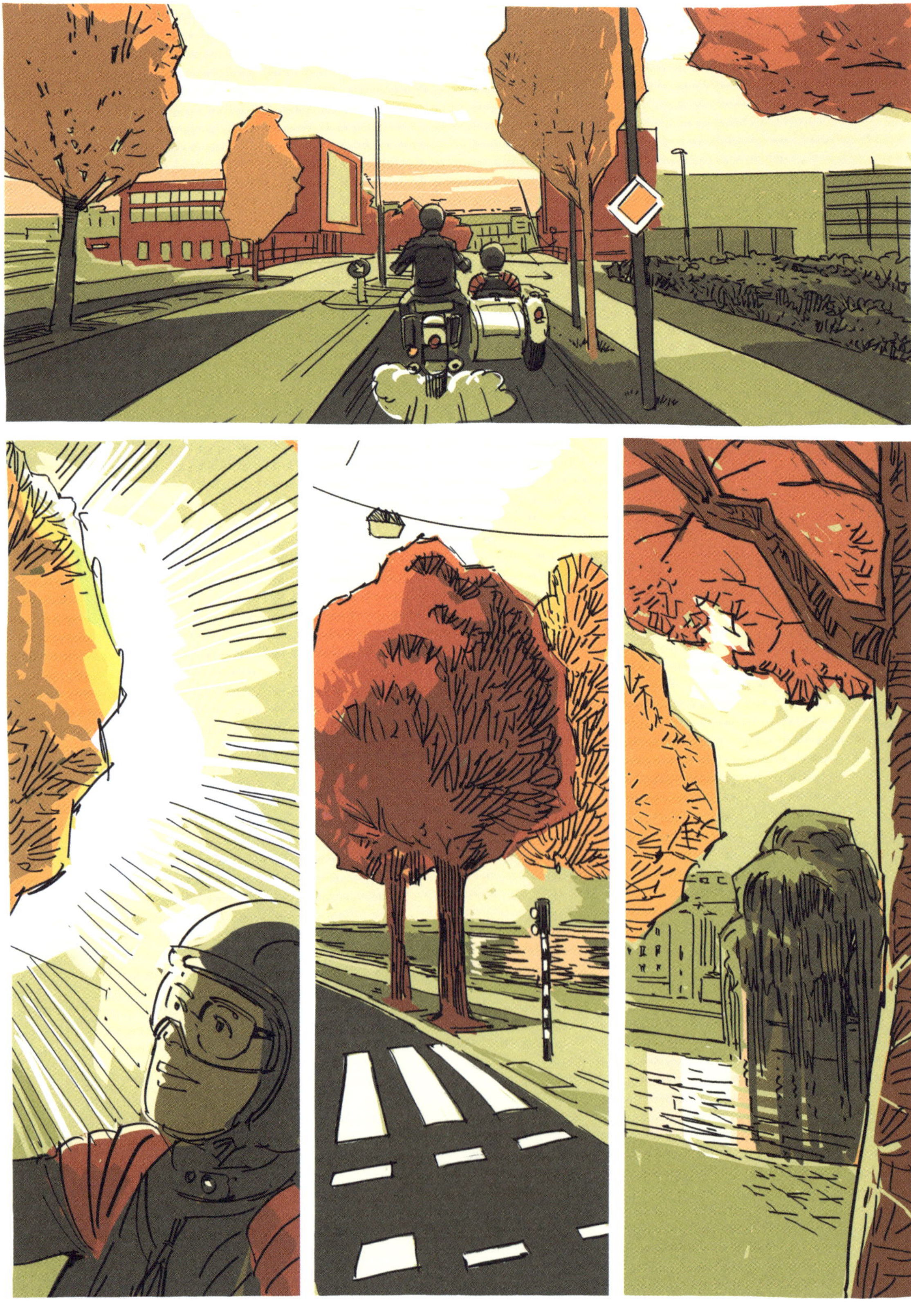

3. Teil

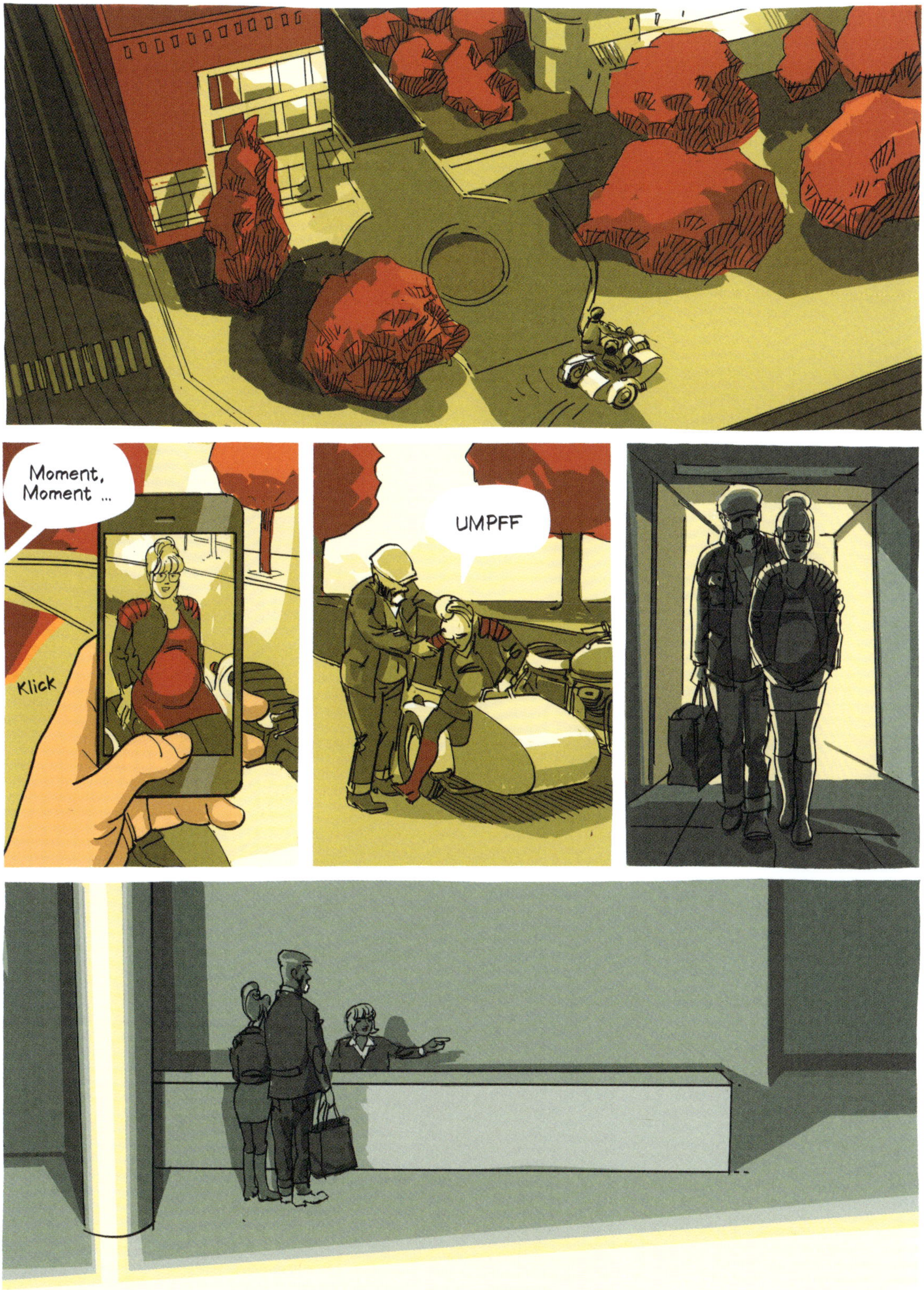
Moment,
Moment ...
Klick
UMPFF

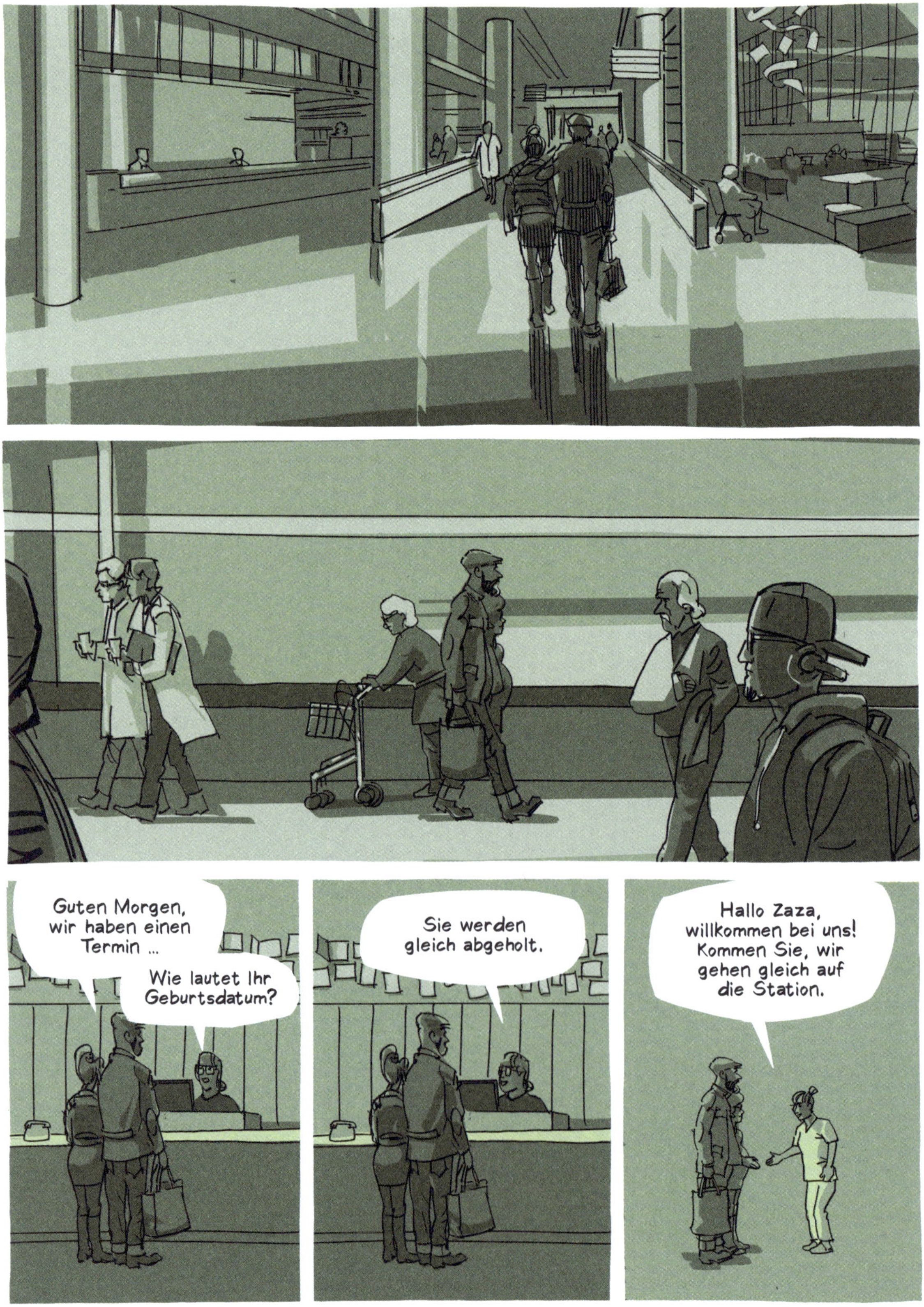
Guten Morgen, wir haben einen Termin ...
Wie lautet Ihr Geburtsdatum?
Sie werden gleich abgeholt.
Hallo Zaza, willkommen bei uns! Kommen Sie, wir gehen gleich auf die Station.

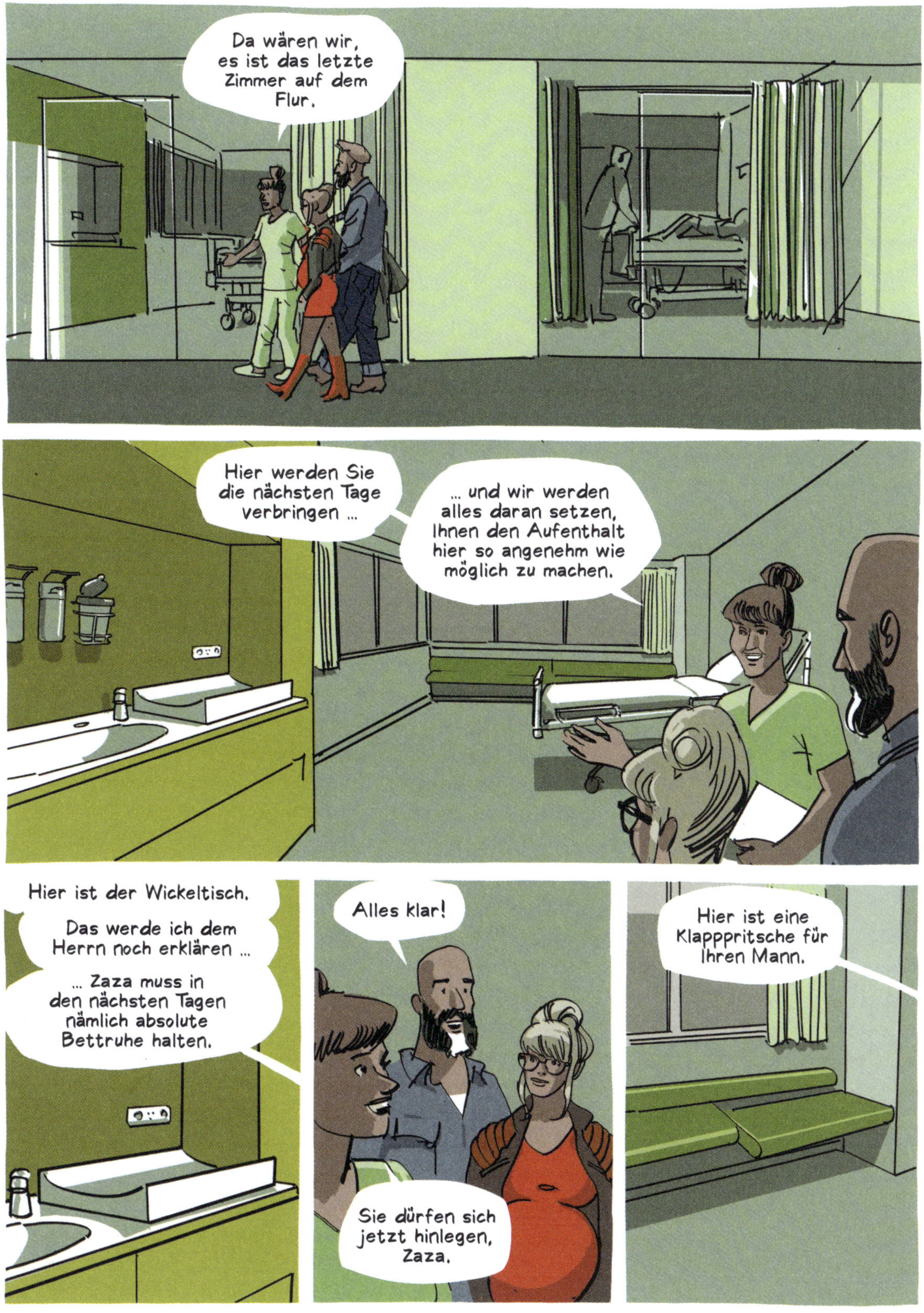
Da wären wir, es ist das letzte Zimmer auf dem Flur.
Hier werden Sie die nächsten Tage verbringen ...
... und wir werden alles daran setzen, Ihnen den Aufenthalt hier so angenehm wie möglich zu machen.
Hier ist der Wickeltisch.
Das werde ich dem Herrn noch erklären ...
... Zaza muss in den nächsten Tagen nämlich absolute Bettruhe halten.
Alles klar!
Sie dürfen sich jetzt hinlegen, Zaza.
Hier ist eine Klapppritsche für Ihren Mann.

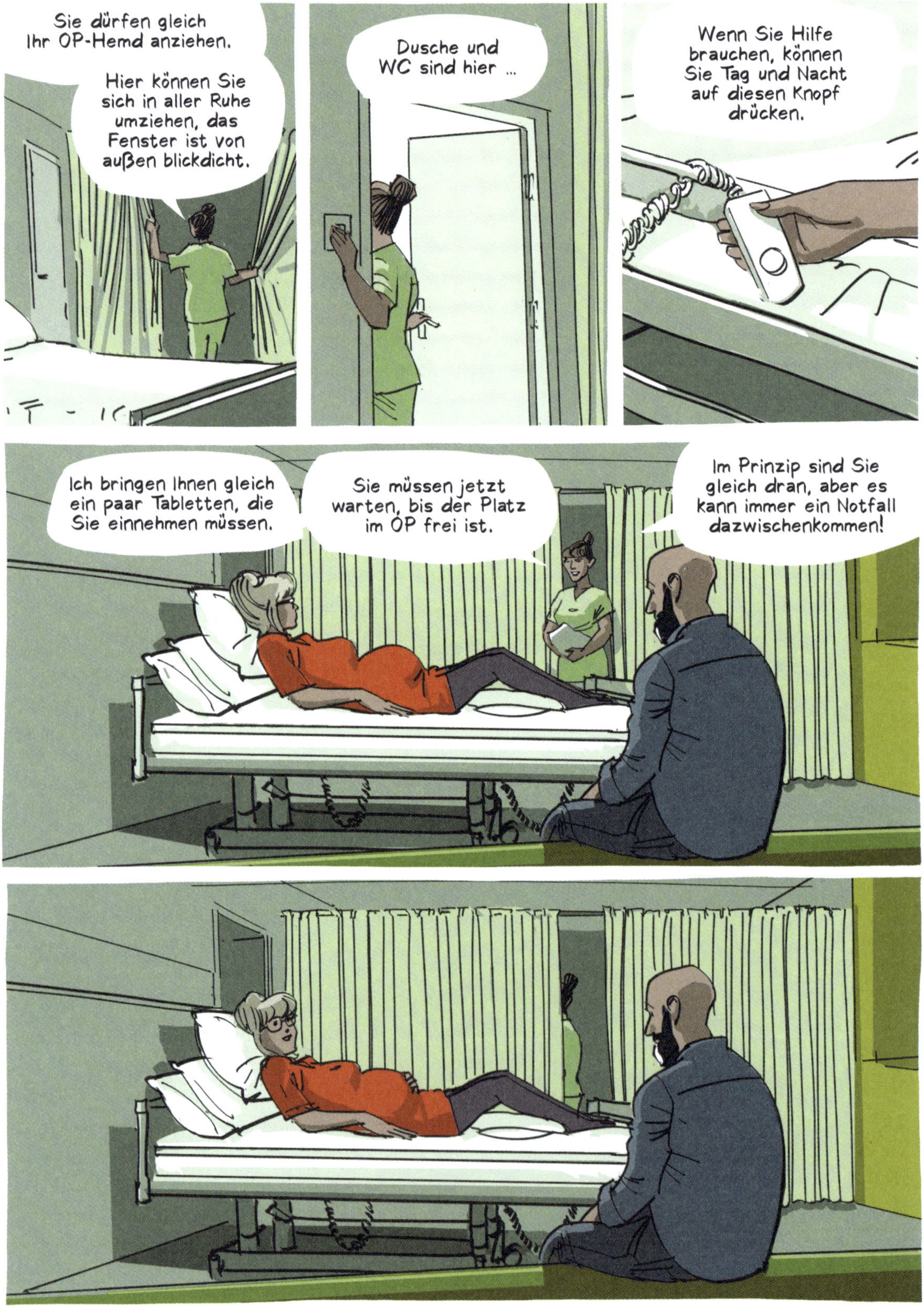

Sie dürfen gleich Ihr OP-Hemd anziehen.
Hier können Sie sich in aller Ruhe umziehen, das Fenster ist von außen blickdicht.
Dusche und WC sind hier ...
Wenn Sie Hilfe brauchen, können Sie Tag und Nacht auf diesen Knopf drücken.
Ich bringen Ihnen gleich ein paar Tabletten, die Sie einnehmen müssen.
Sie müssen jetzt warten, bis der Platz im OP frei ist.
Im Prinzip sind Sie gleich dran, aber es kann immer ein Notfall dazwischenkommen!

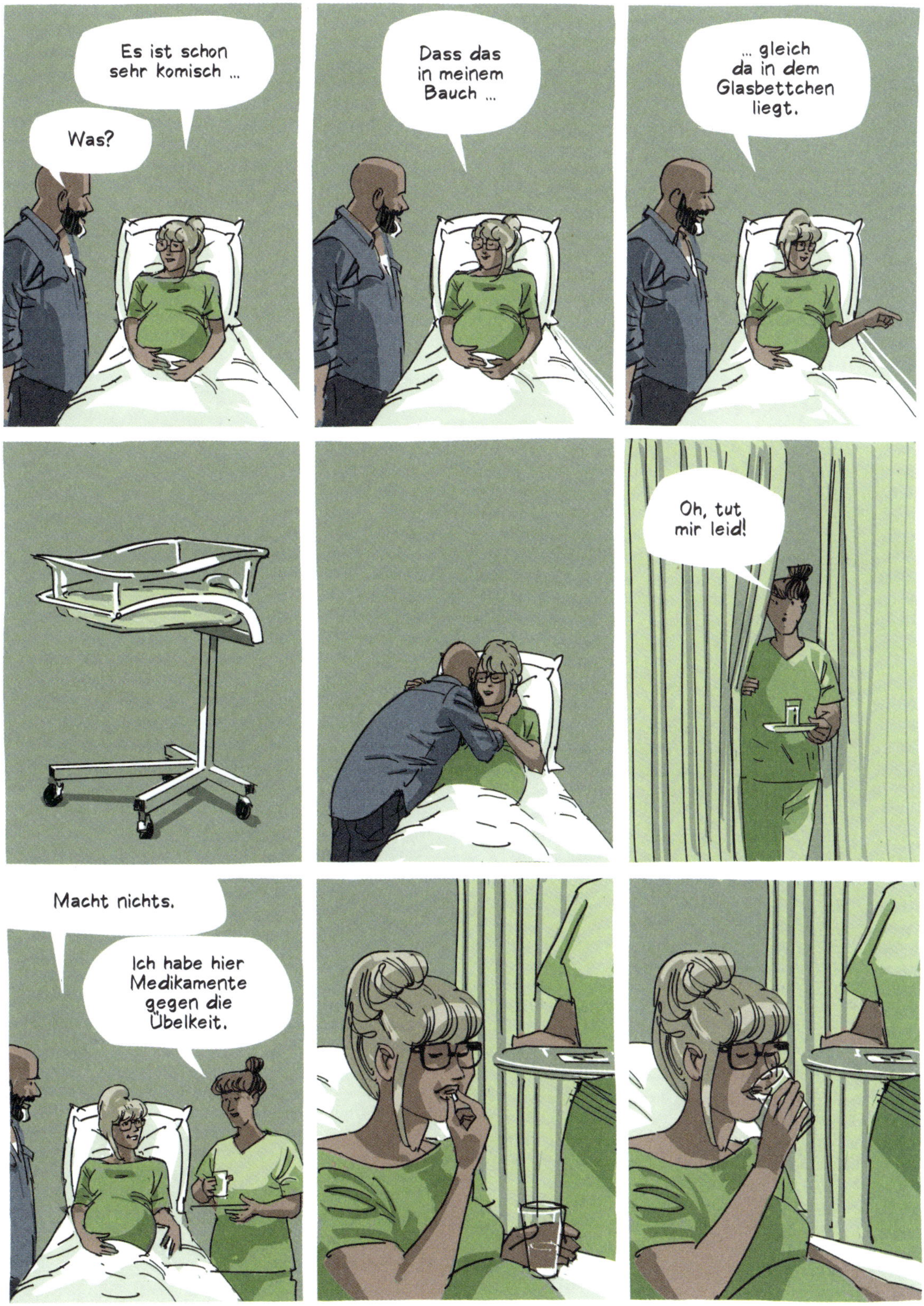
Es ist schon sehr komisch ...
Was?
Dass das in meinem Bauch ...
... gleich da in dem Glasbettchen liegt.
Oh, tut mir leid!
Macht nichts.
Ich habe hier Medikamente gegen die Übelkeit.

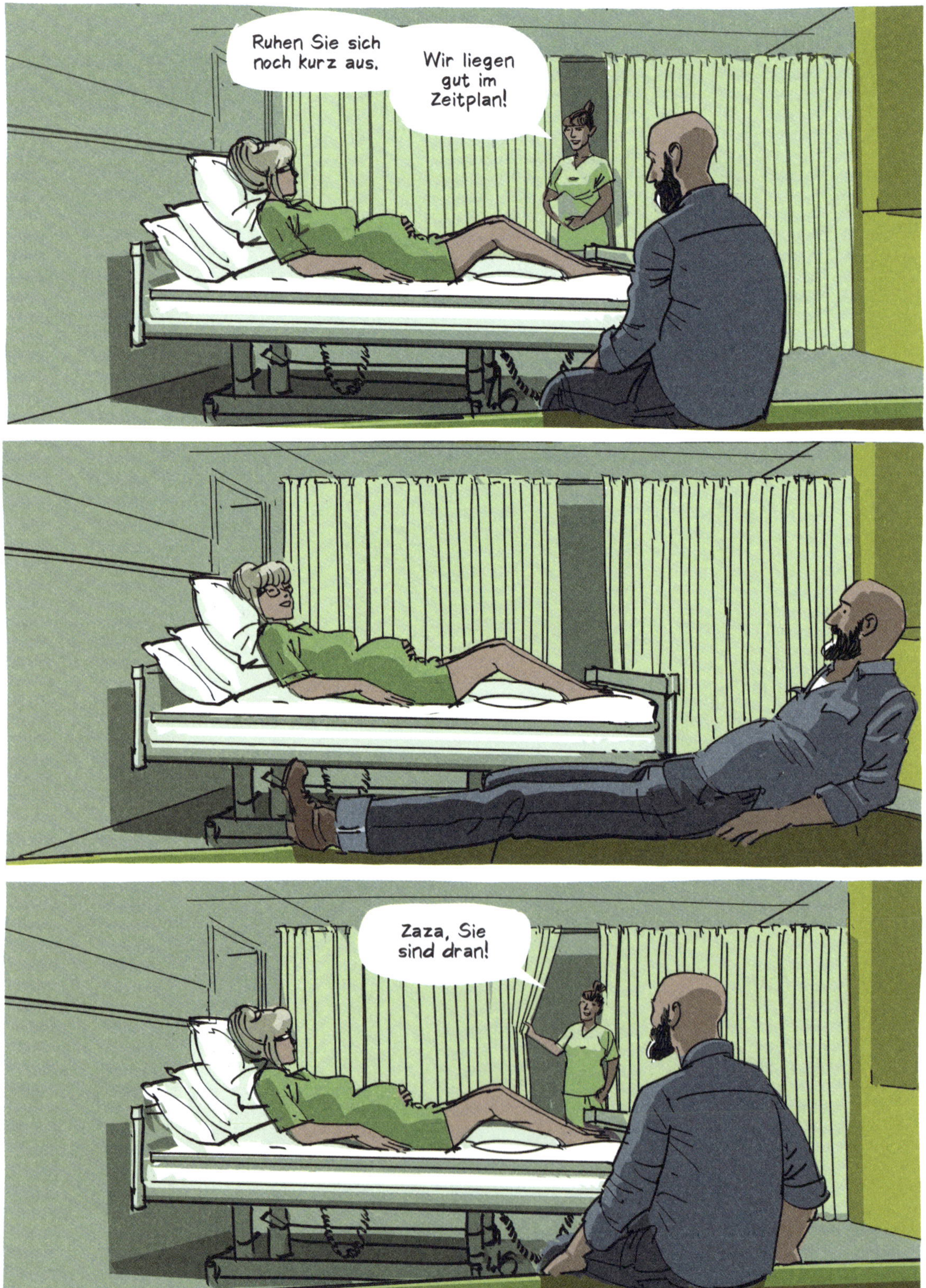
Ruhen Sie sich noch kurz aus.
Wir liegen gut im Zeitplan!
Zaza, Sie sind dran!

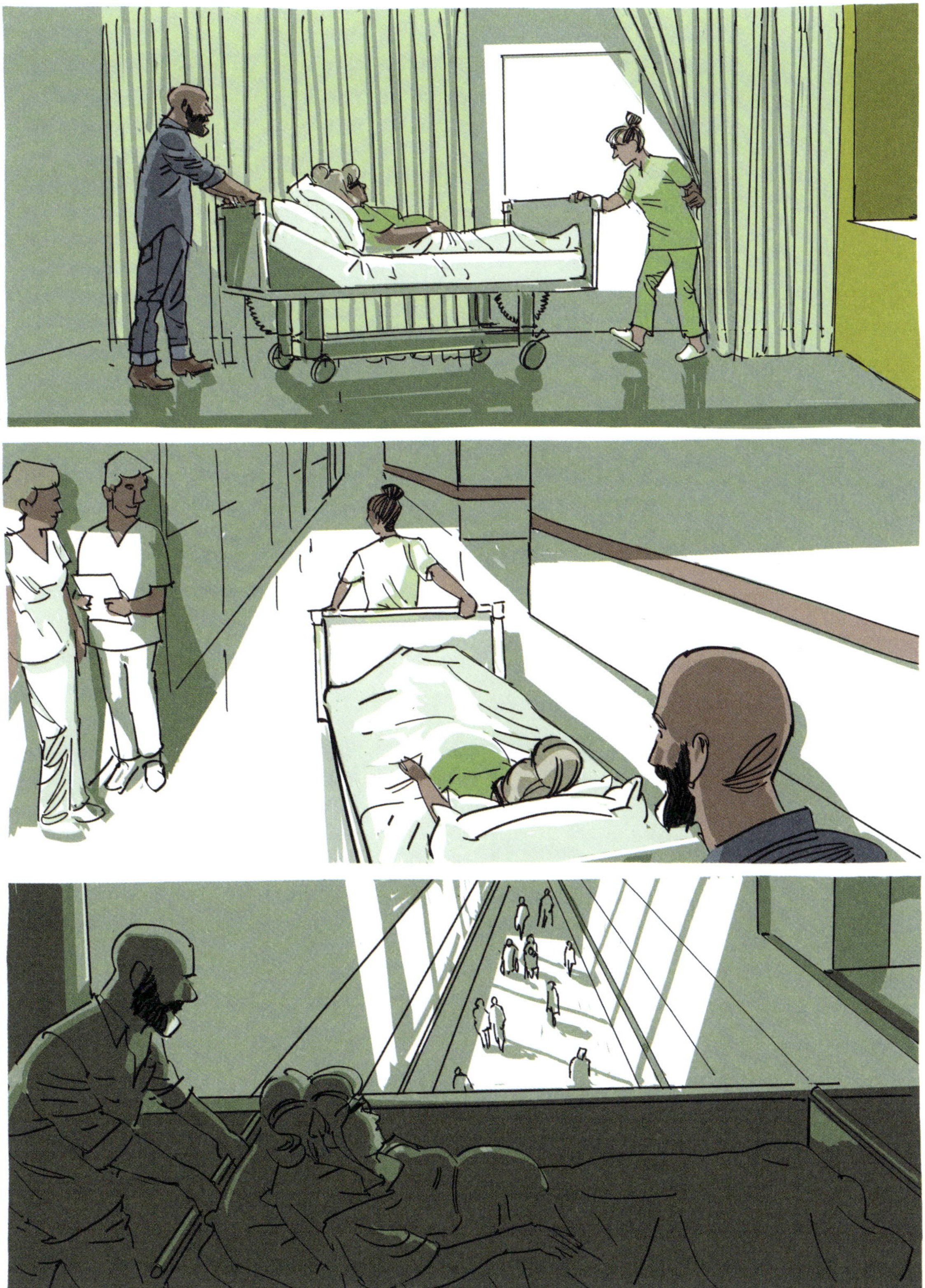

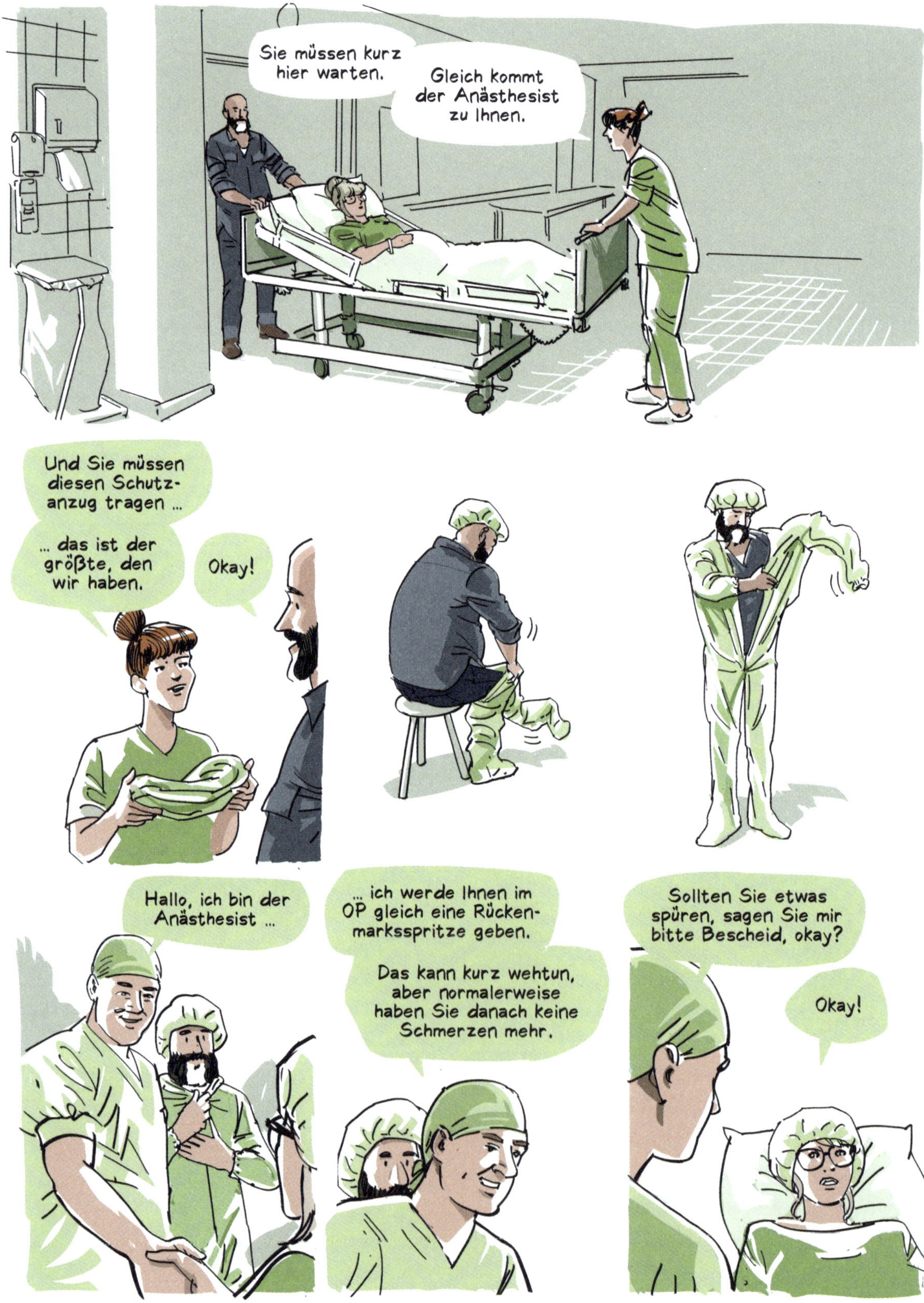
Sie müssen kurz hier warten.
Gleich kommt der Anästhesist zu Ihnen.
Und Sie müssen diesen Schutzanzug tragen ...
... das ist der größte, den wir haben.
Okay!
Hallo, ich bin der Anästhesist ...
... ich werde Ihnen im OP gleich eine Rückenmarksspritze geben.
Das kann kurz wehtun, aber normalerweise haben Sie danach keine Schmerzen mehr.
Sollten Sie etwas spüren, sagen Sie mir bitte Bescheid, okay?
Okay!

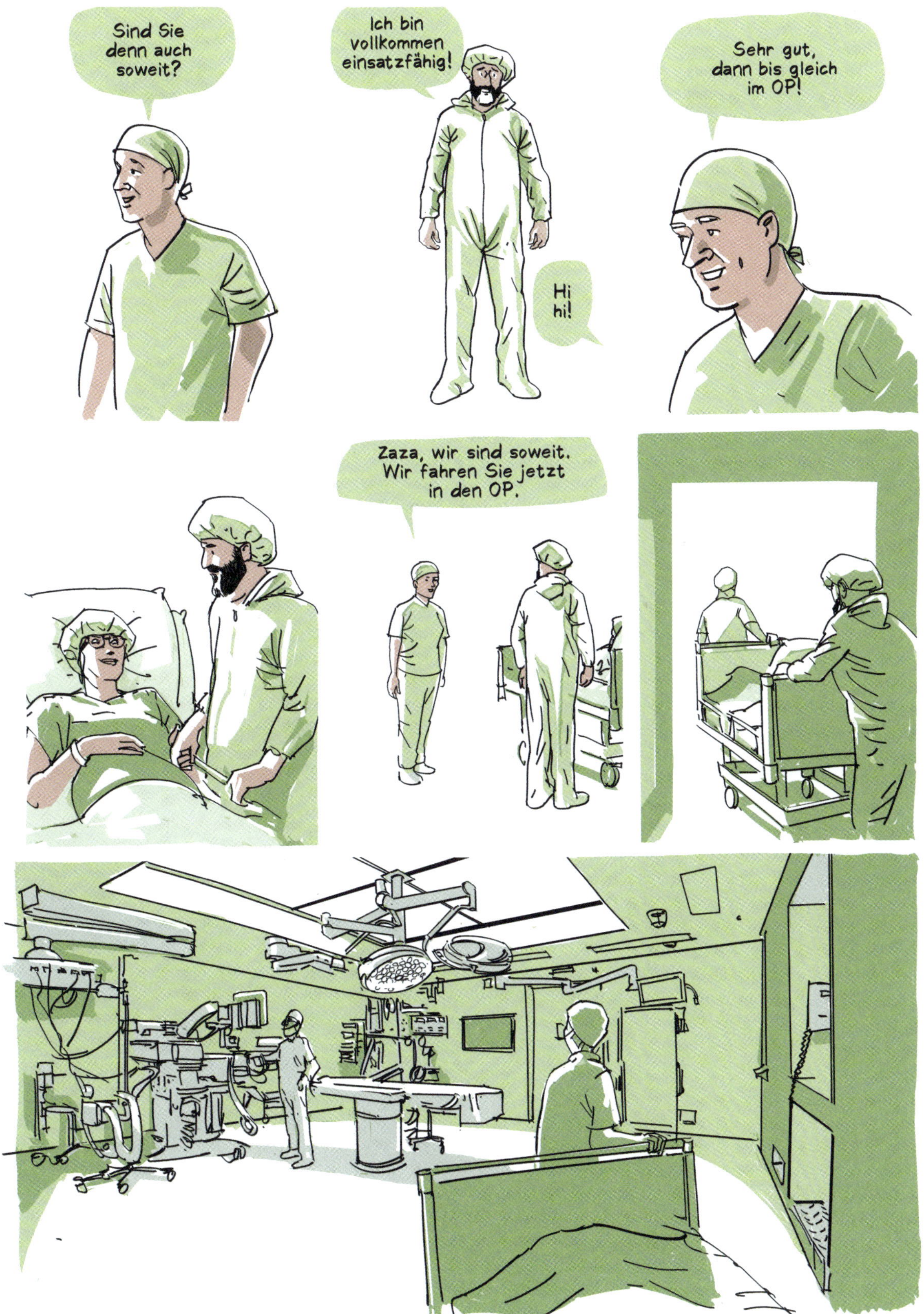
Sind Sie denn auch soweit?
Ich bin vollkommen einsatzfähig!
Hi hi!
Sehr gut, dann bis gleich im OP!
Zaza, wir sind soweit. Wir fahren Sie jetzt in den OP.

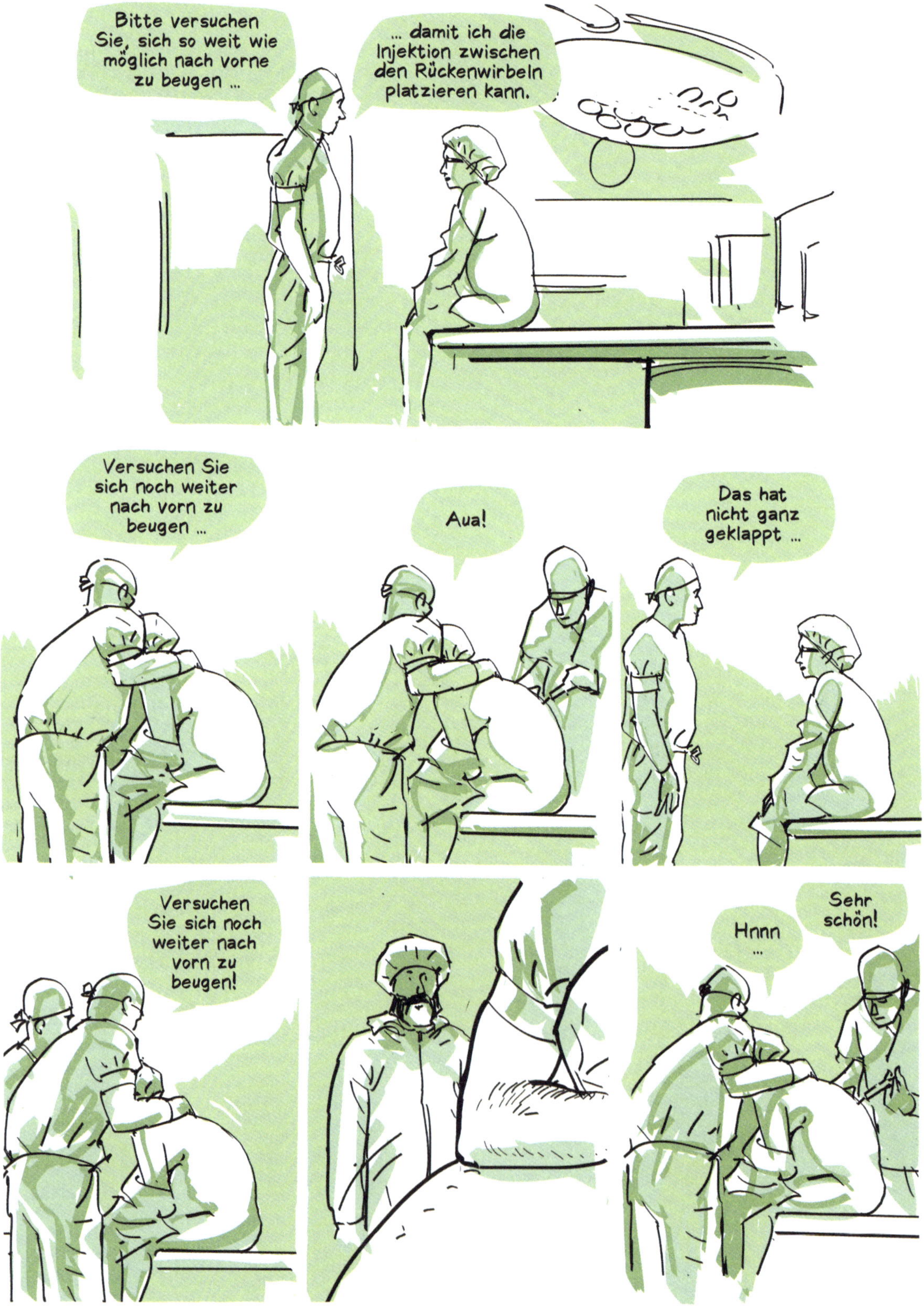
Bitte versuchen Sie, sich so weit wie möglich nach vorne zu beugen ...
... damit ich die Injektion zwischen den Rückenwirbeln platzieren kann.
Versuchen Sie sich noch weiter nach vorn zu beugen ...
Aua!
Das hat nicht ganz geklappt ...
Versuchen Sie sich noch weiter nach vorn zu beugen!
Hnnn ...
Sehr schön!

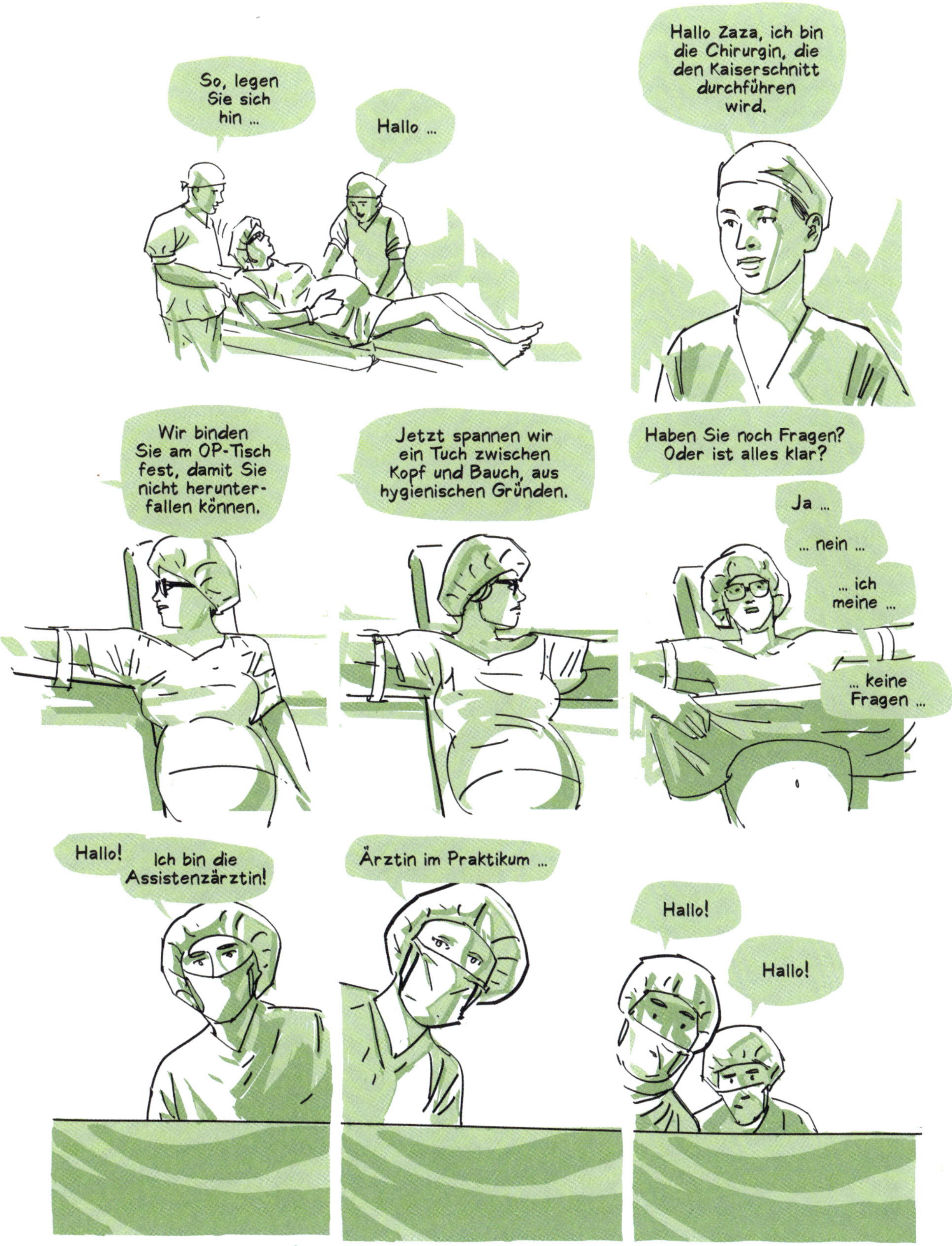

So, legen Sie sich hin ...
Hallo ...
Hallo Zaza, ich bin die Chirurgin, die den Kaiserschnitt durchführen wird.
Wir binden Sie am OP-Tisch fest, damit Sie nicht herunter-fallen können.
Jetzt spannen wir ein Tuch zwischen Kopf und Bauch, aus hygienischen Gründen.
Haben Sie noch Fragen? Oder ist alles klar?
Ja ...
... nein ...
... ich meine ...
... keine Fragen ...
Hallo!
Ich bin die Assistenzärztin!
Ärztin im Praktikum ...
Hallo!
Hallo!

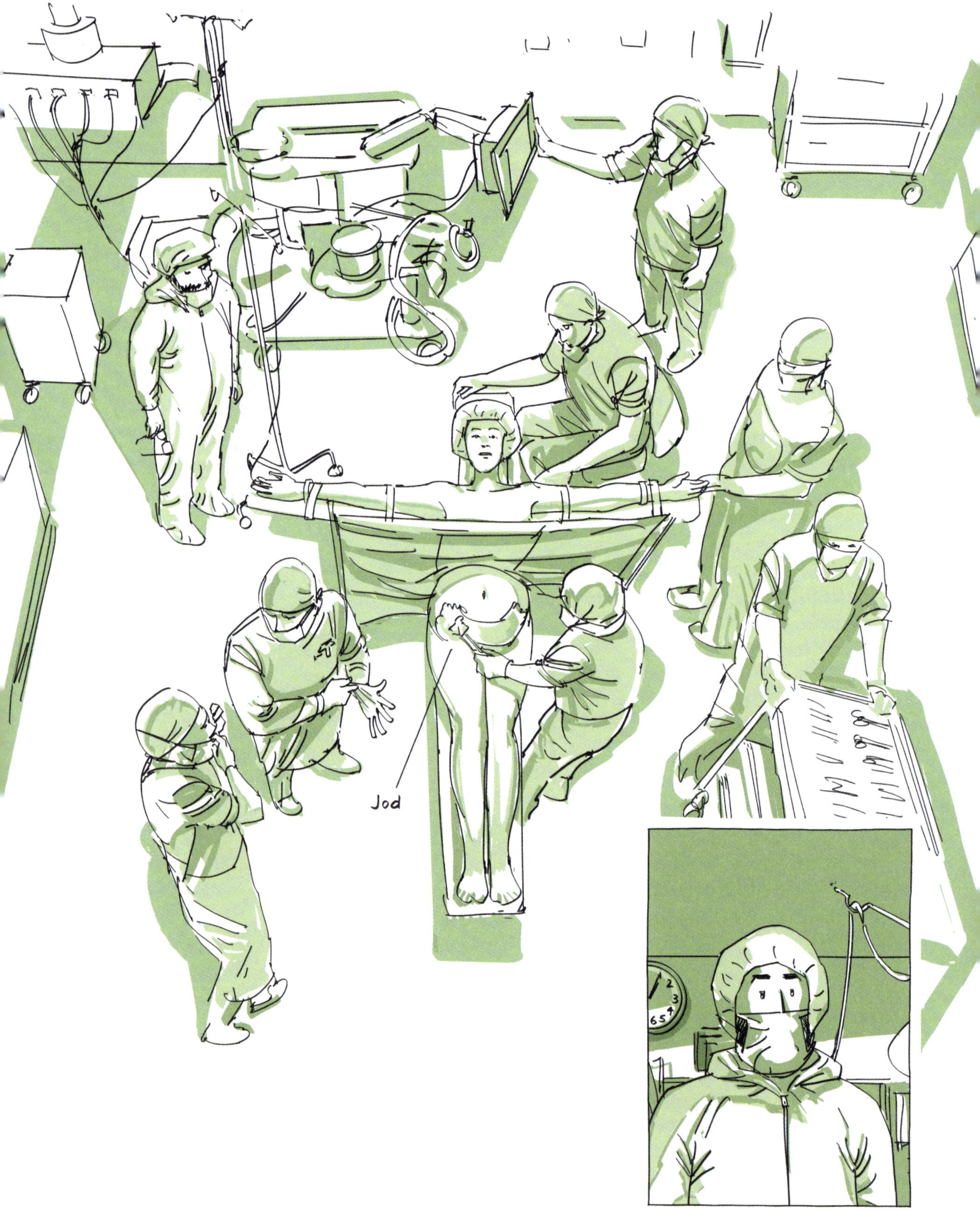
Jod

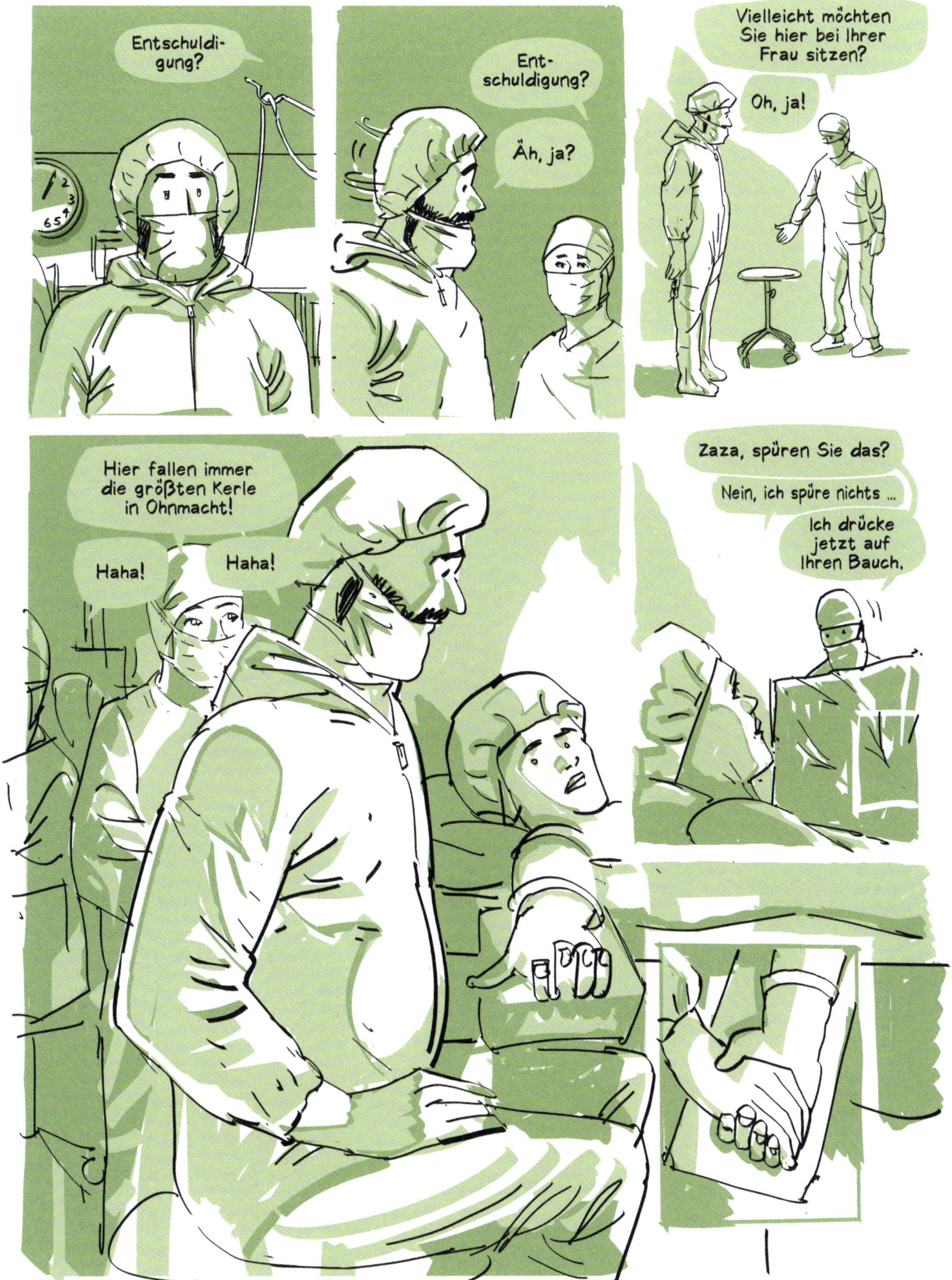

Entschuldi-
gung?
Ent-
schuldigung?
Äh, ja?
Vielleicht möchten
Sie hier bei Ihrer
Frau sitzen?
Oh, ja!
Hier fallen immer
die größten Kerle
in Ohnmacht!
Haha!
Haha!
Zaza, spüren Sie das?
Nein, ich spüre nichts ...
Ich drücke
jetzt auf
Ihren Bauch.

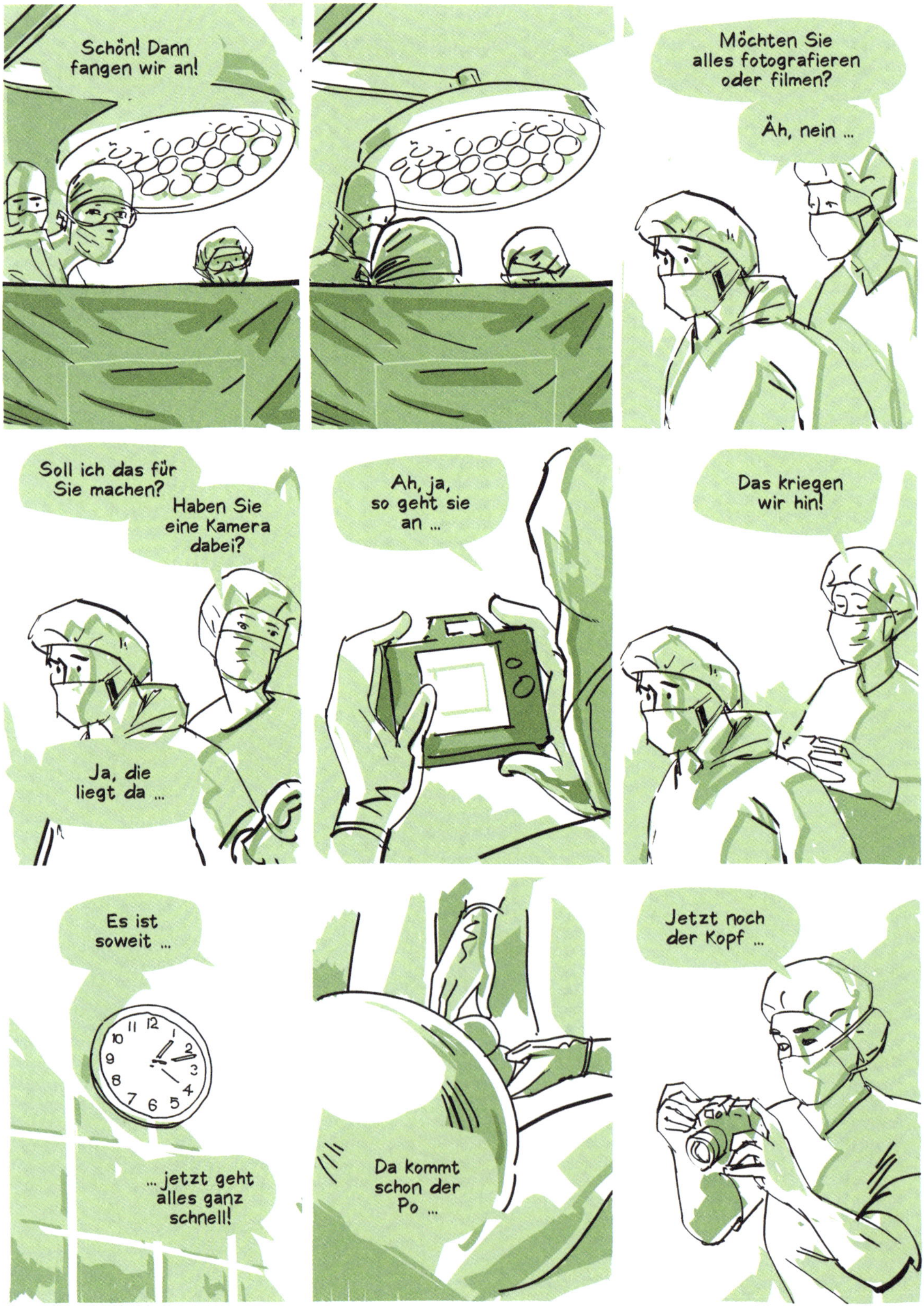

Schön! Dann fangen wir an!
Möchten Sie alles fotografieren oder filmen?
Äh, nein ...
Soll ich das für Sie machen?
Haben Sie eine Kamera dabei?
Ja, die liegt da ...
Ah, ja, so geht sie an ...
Das kriegen wir hin!
Es ist soweit ...
... jetzt geht alles ganz schnell!
Da kommt schon der Po ...
Jetzt noch der Kopf ...

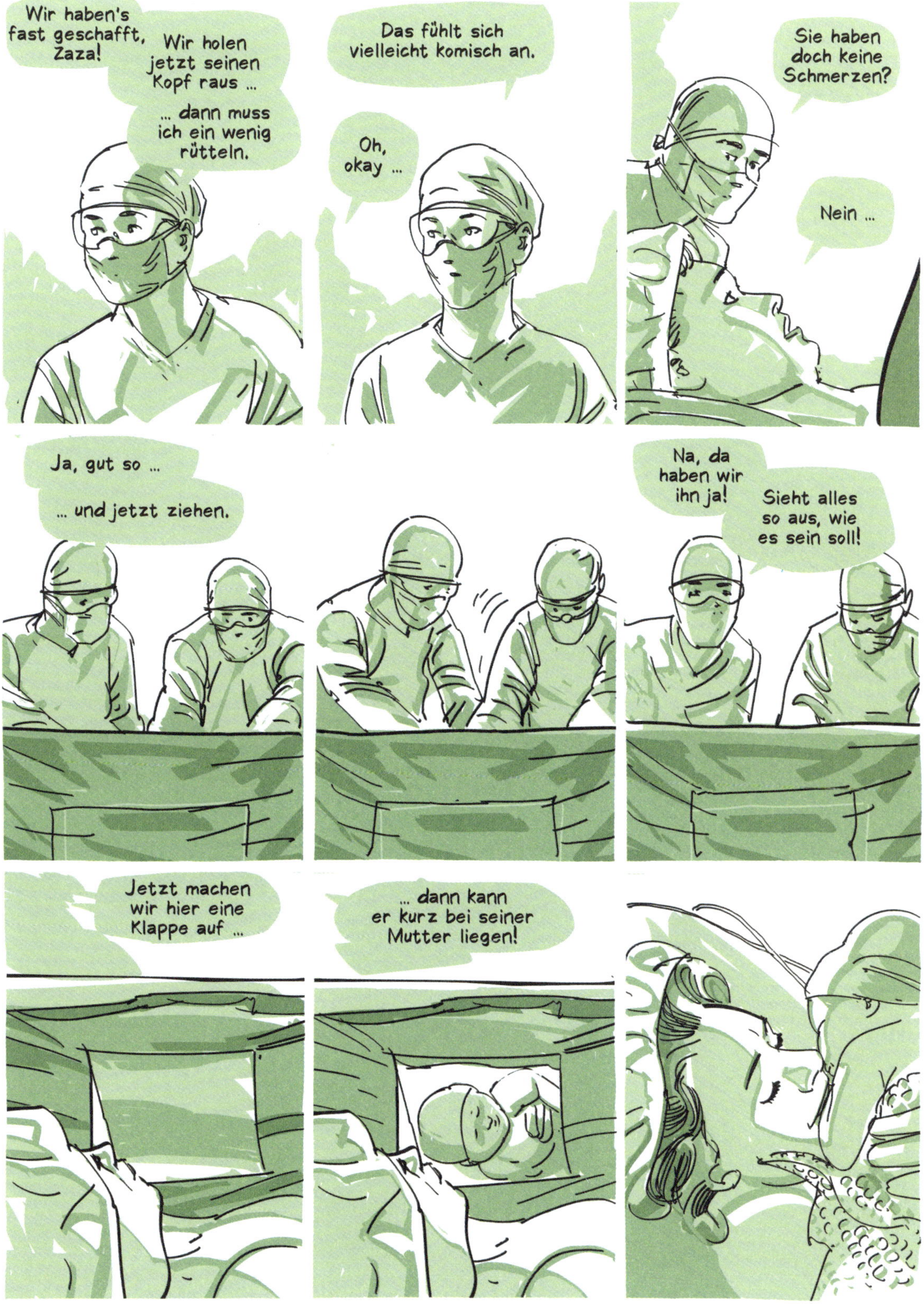
Wir haben's fast geschafft, Zaza!
Wir holen jetzt seinen Kopf raus ...
... dann muss ich ein wenig rütteln.
Das fühlt sich vielleicht komisch an.
Oh, okay ...
Sie haben doch keine Schmerzen?
Nein ...
Ja, gut so ...
... und jetzt ziehen.
Na, da haben wir ihn ja!
Sieht alles so aus, wie es sein soll!
Jetzt machen wir hier eine Klappe auf ...
... dann kann er kurz bei seiner Mutter liegen!

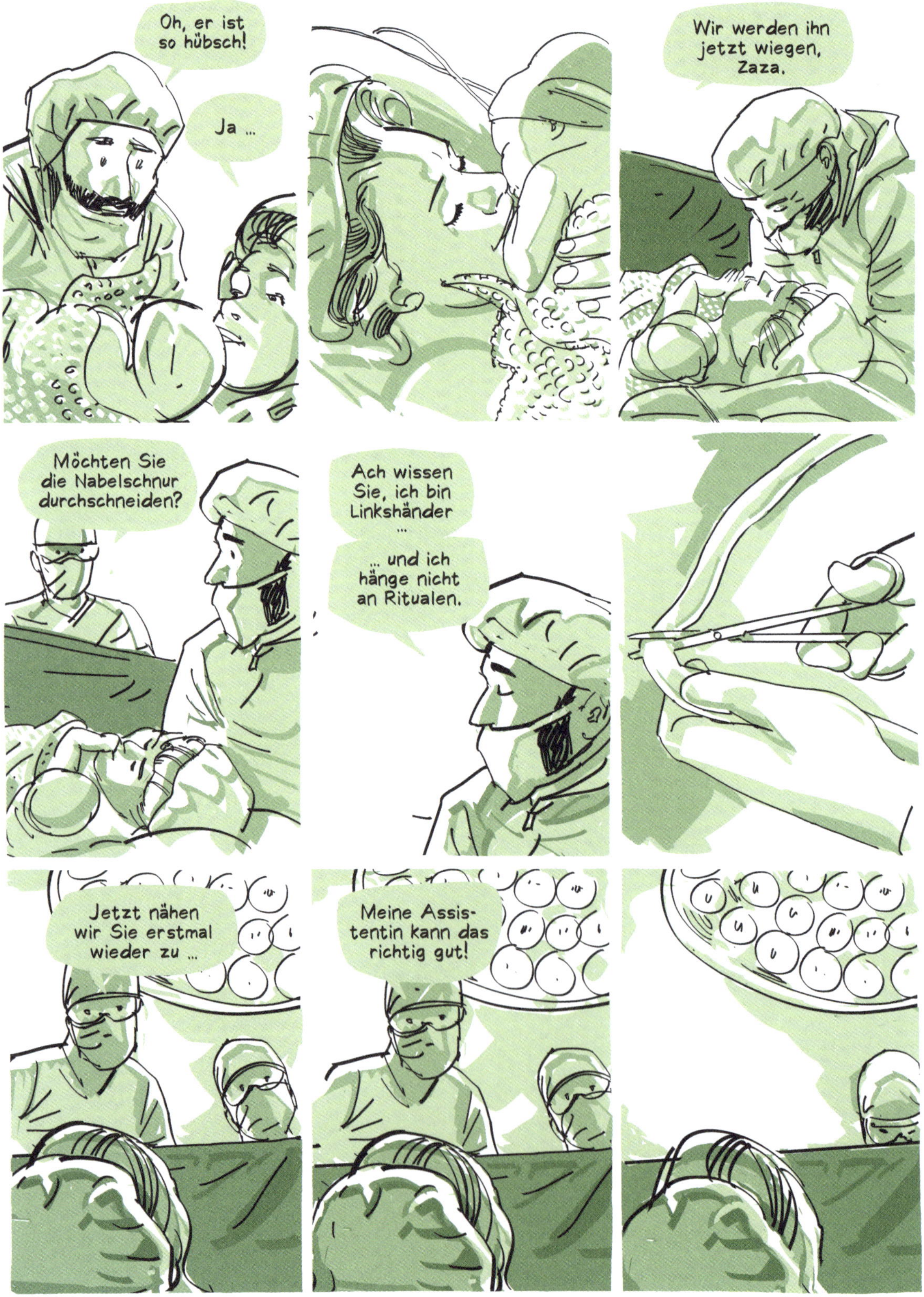
Oh, er ist so hübsch!
Ja ...
Wir werden ihn jetzt wiegen, Zaza.
Möchten Sie die Nabelschnur durchschneiden?
Ach wissen Sie, ich bin Linkshänder ...
... und ich hänge nicht an Ritualen.
Jetzt nähen wir Sie erstmal wieder zu ...
Meine Assistentin kann das richtig gut!

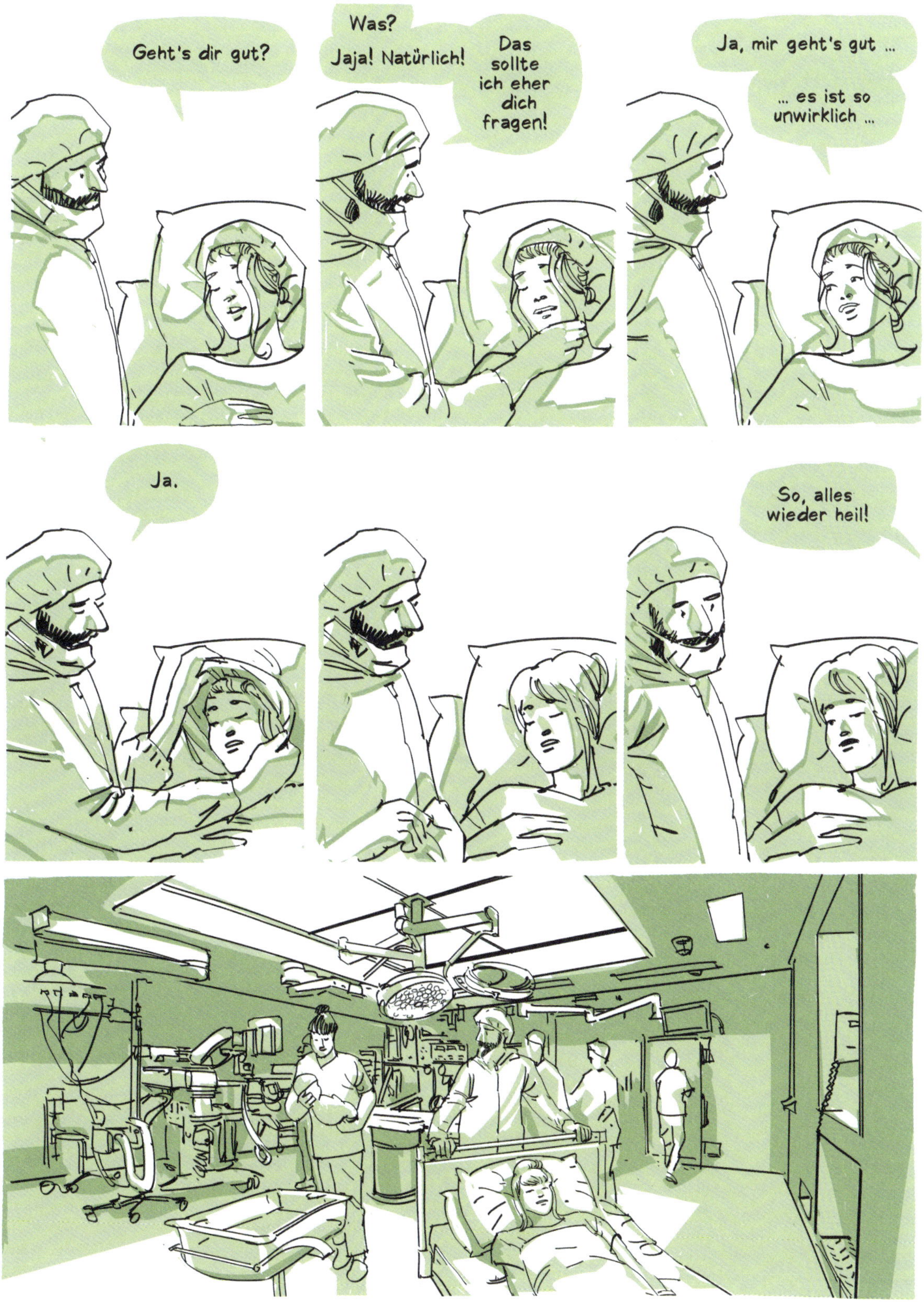
Geht's dir gut?
Was?
Jaja! Natürlich!
Das sollte ich eher dich fragen!
Ja, mir geht's gut ...
... es ist so unwirklich ...
Ja.
So, alles wieder heil!

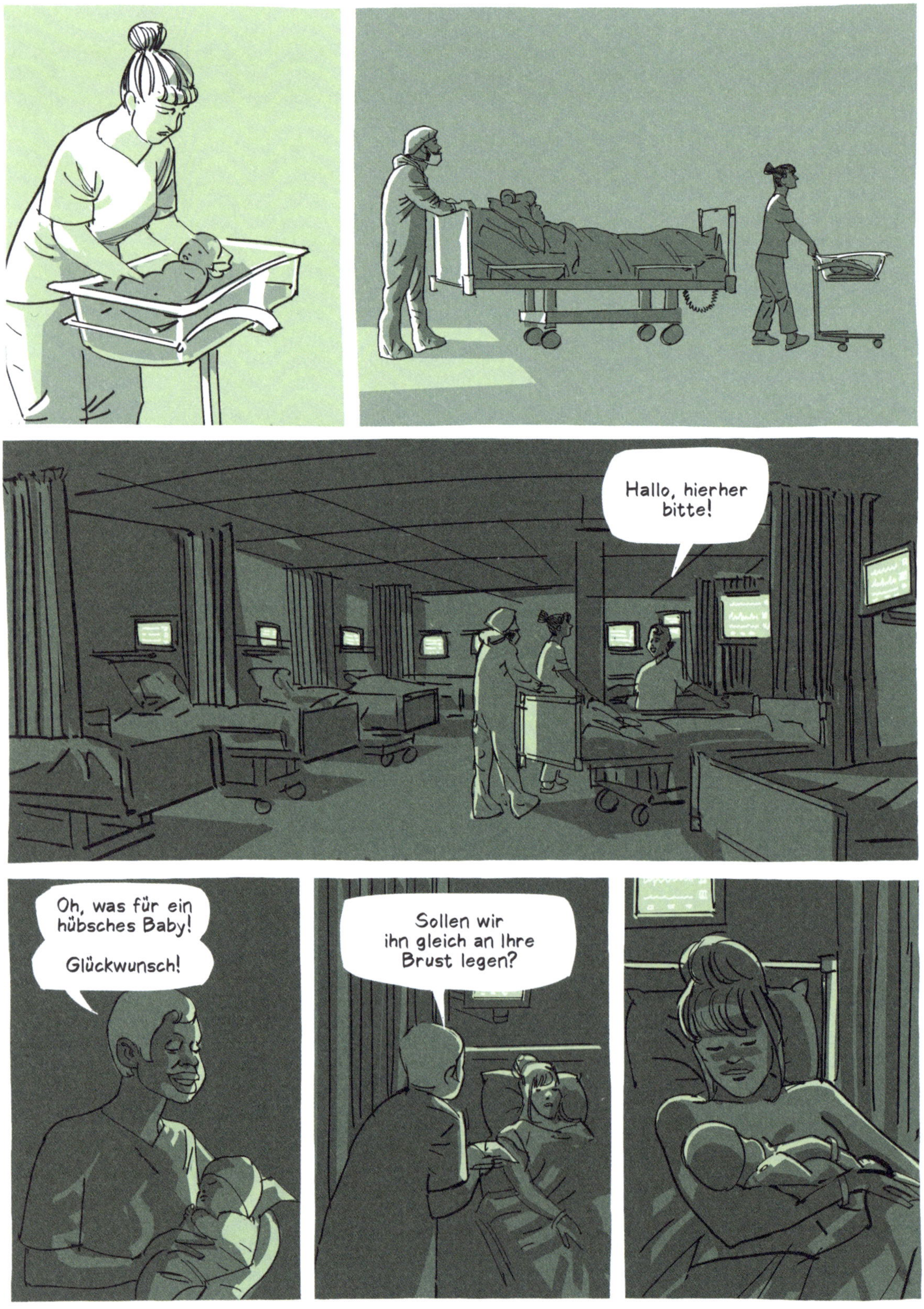
Hallo, hierher bitte!
Oh, was für ein hübsches Baby!
Glückwunsch!
Sollen wir ihn gleich an Ihre Brust legen?

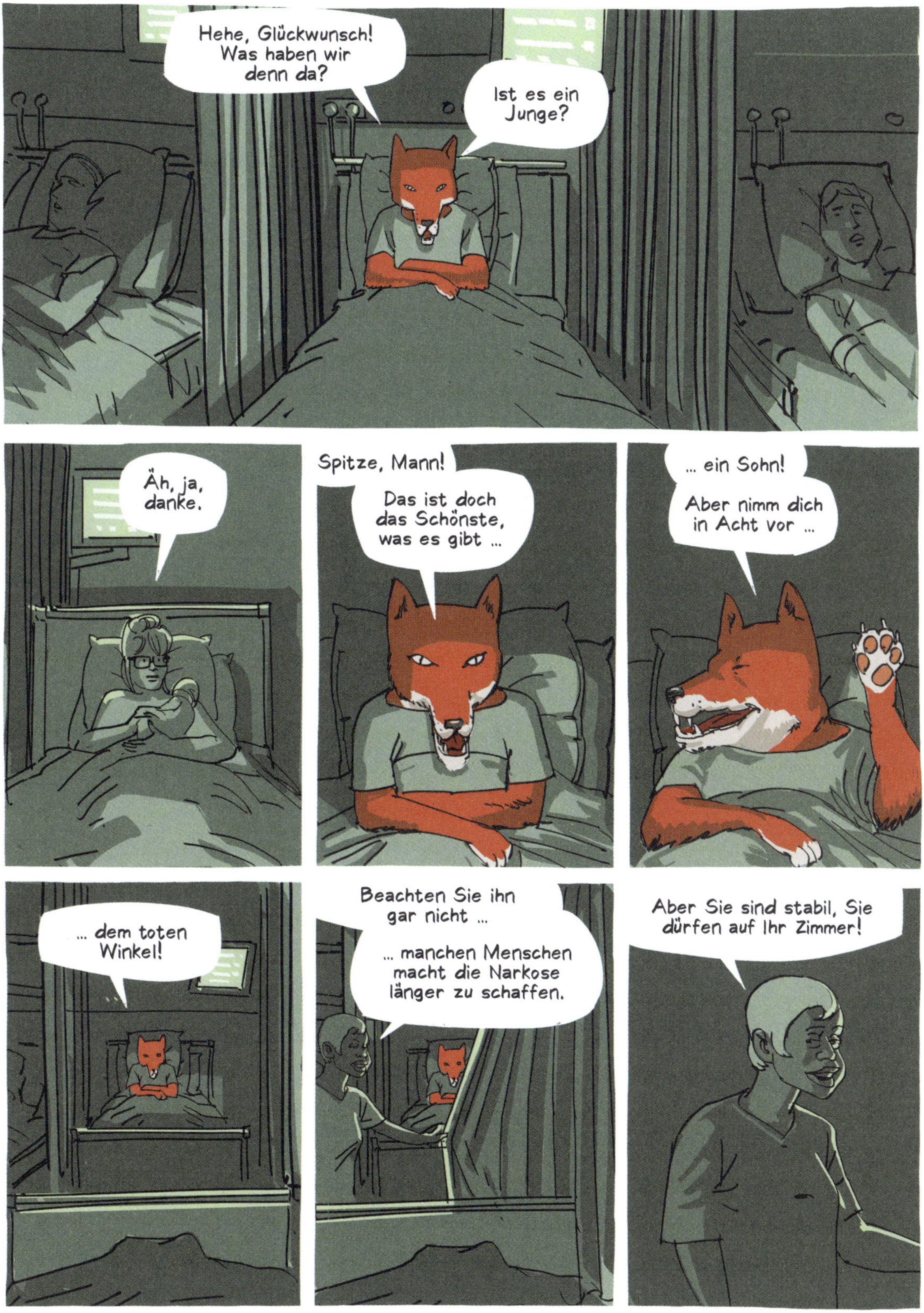
Hehe, Glückwunsch! Was haben wir denn da?
Ist es ein Junge?
Äh, ja, danke.
Spitze, Mann!
Das ist doch das Schönste, was es gibt …
… ein Sohn!
Aber nimm dich in Acht vor …
… dem toten Winkel!
Beachten Sie ihn gar nicht …
… manchen Menschen macht die Narkose länger zu schaffen.
Aber Sie sind stabil, Sie dürfen auf Ihr Zimmer!

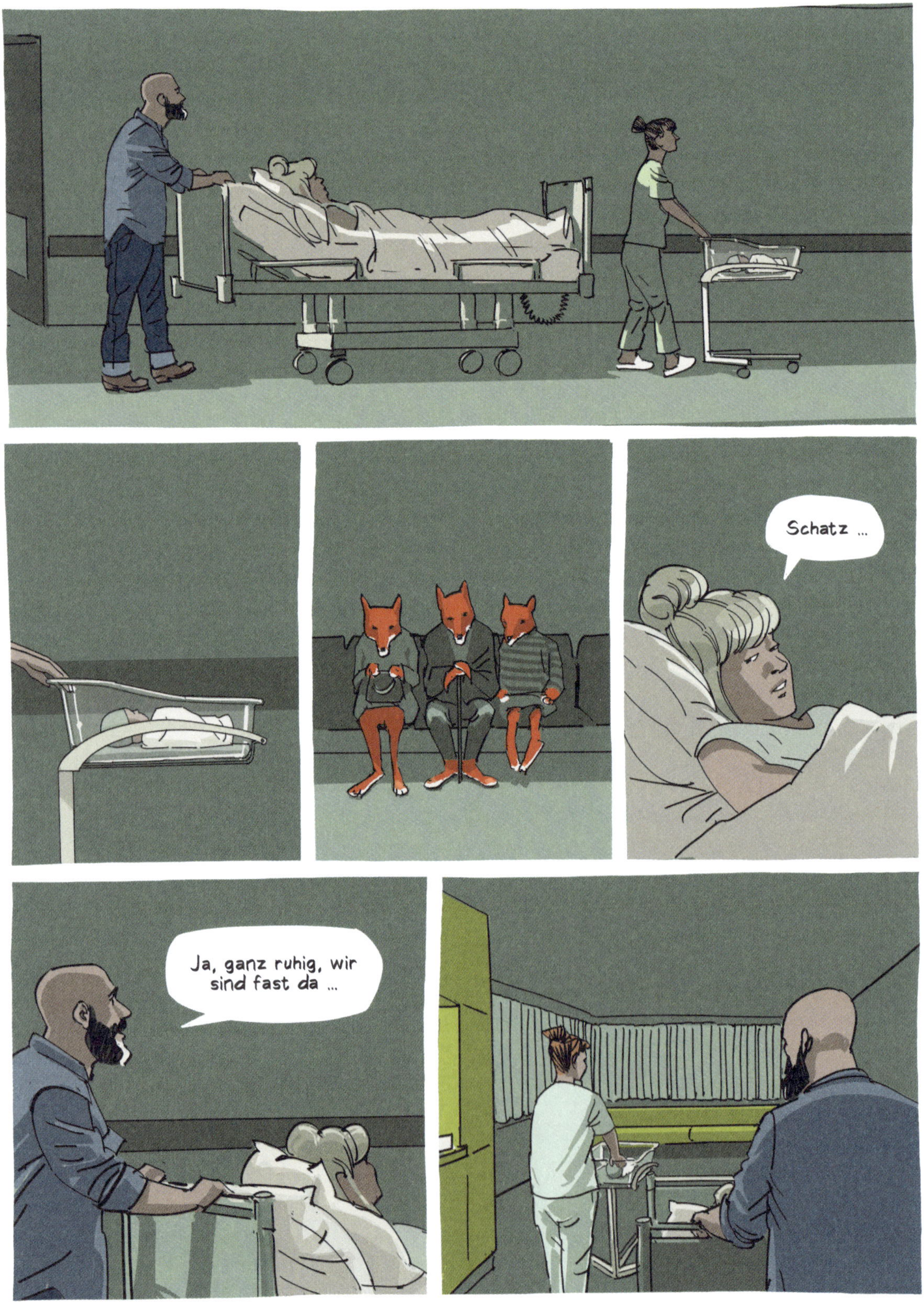
Schatz ...
Ja, ganz ruhig, wir sind fast da ...

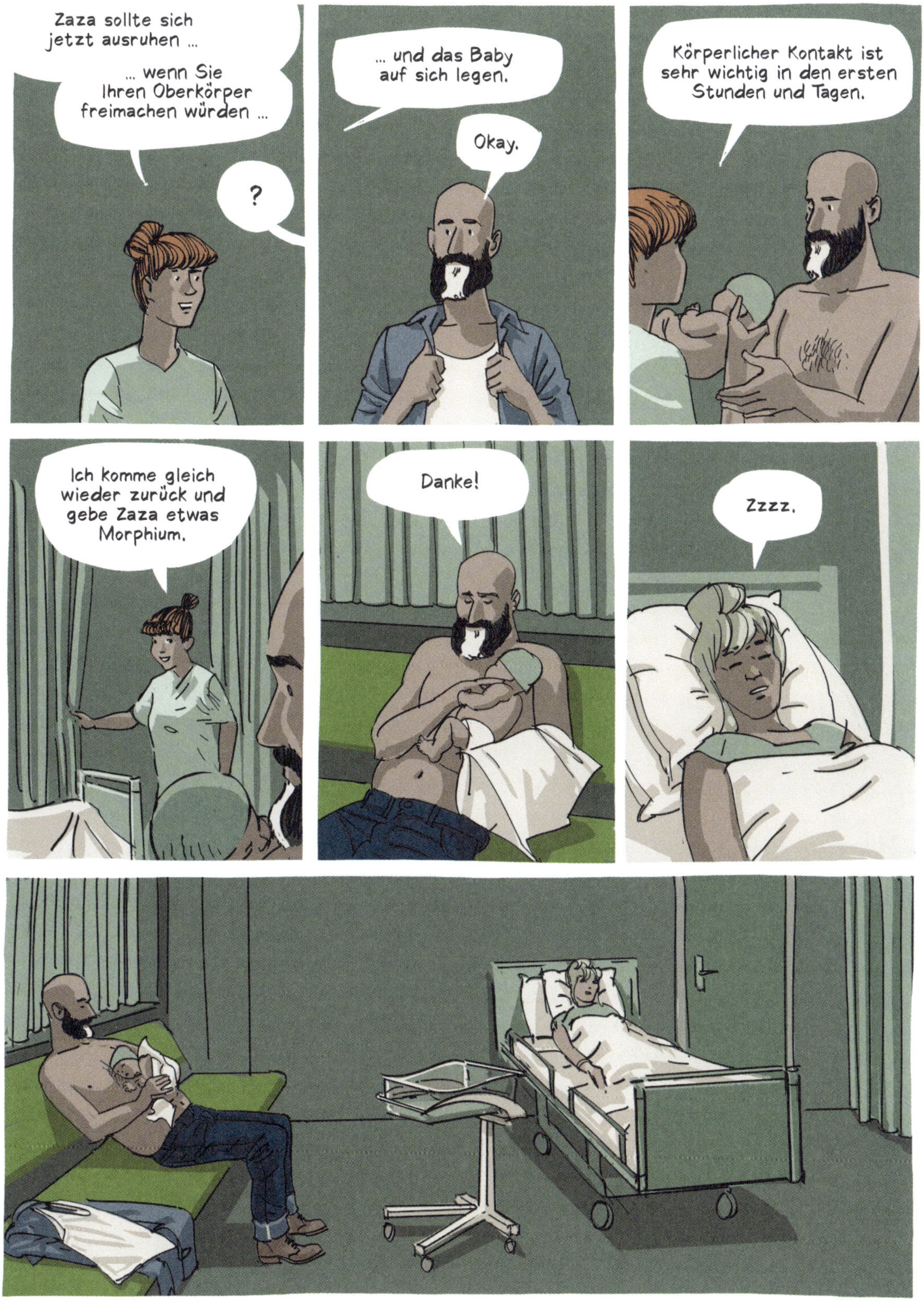
Zaza sollte sich jetzt ausruhen …
… wenn Sie Ihren Oberkörper freimachen würden …
?
… und das Baby auf sich legen.
Okay.
Körperlicher Kontakt ist sehr wichtig in den ersten Stunden und Tagen.
Ich komme gleich wieder zurück und gebe Zaza etwas Morphium.
Danke!
Zzzz.

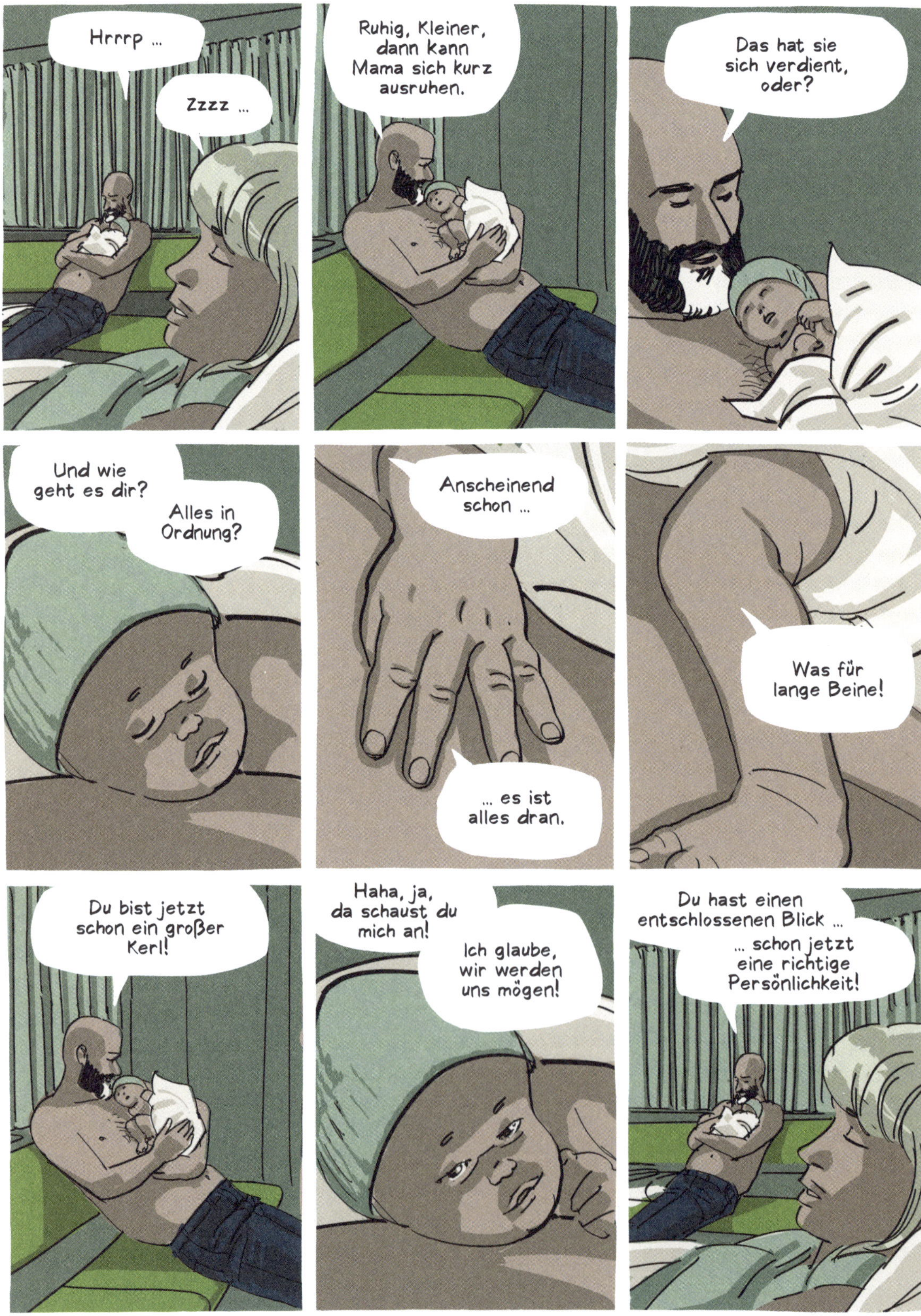
Hrrrp ...
Zzzz ...
Ruhig, Kleiner, dann kann Mama sich kurz ausruhen.
Das hat sie sich verdient, oder?
Und wie geht es dir?
Alles in Ordnung?
Anscheinend schon ...
... es ist alles dran.
Was für lange Beine!
Du bist jetzt schon ein großer Kerl!
Haha, ja, da schaust du mich an!
Ich glaube, wir werden uns mögen!
Du hast einen entschlossenen Blick ...
... schon jetzt eine richtige Persönlichkeit!

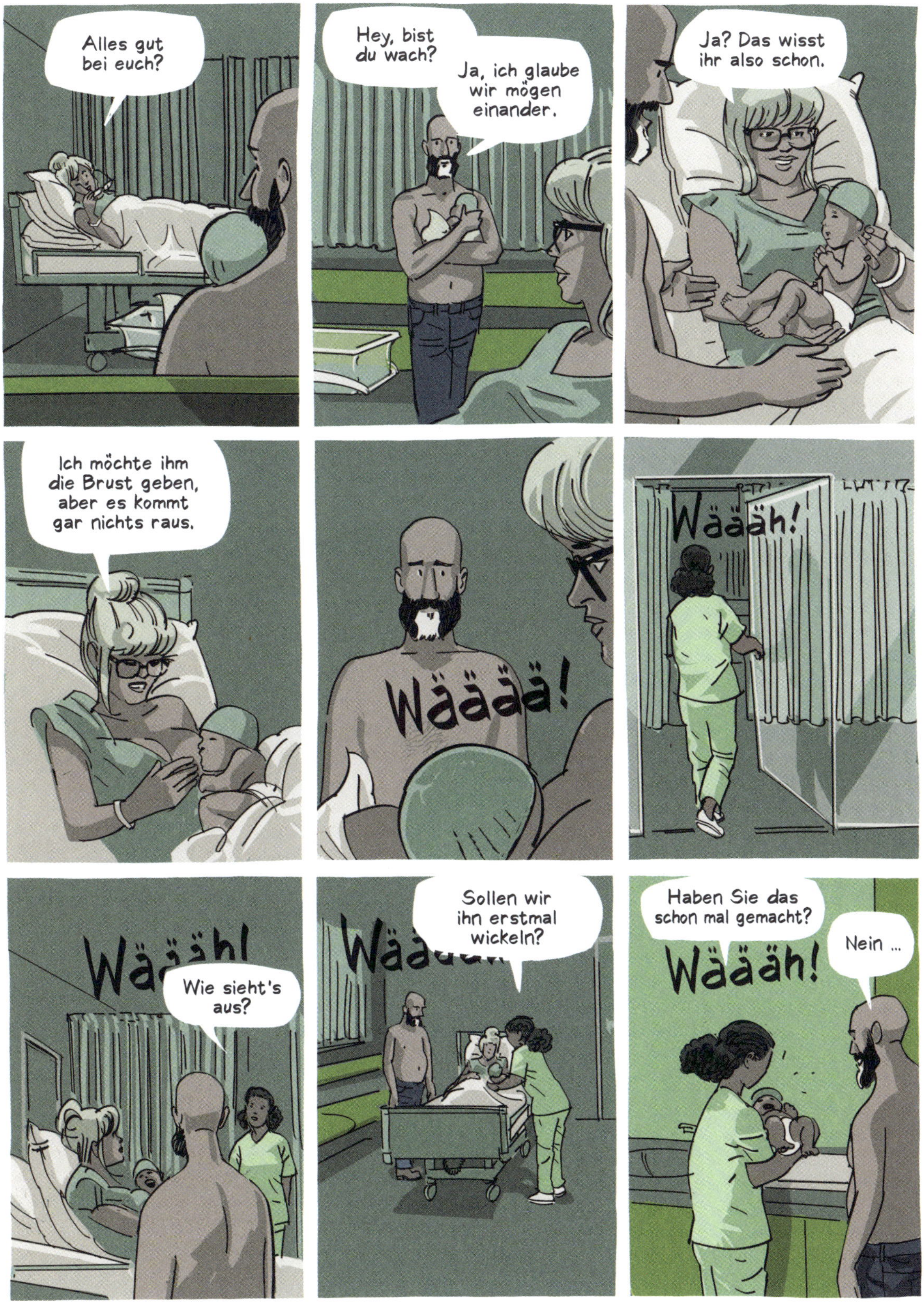

Alles gut bei euch?
Hey, bist du wach?
Ja, ich glaube wir mögen einander.
Ja? Das wisst ihr also schon.
Ich möchte ihm die Brust geben, aber es kommt gar nichts raus.
Wääää!
Wäääh!
Wie sieht's aus?
Sollen wir ihn erstmal wickeln?
Haben Sie das schon mal gemacht?
Wäääh!
Nein ...

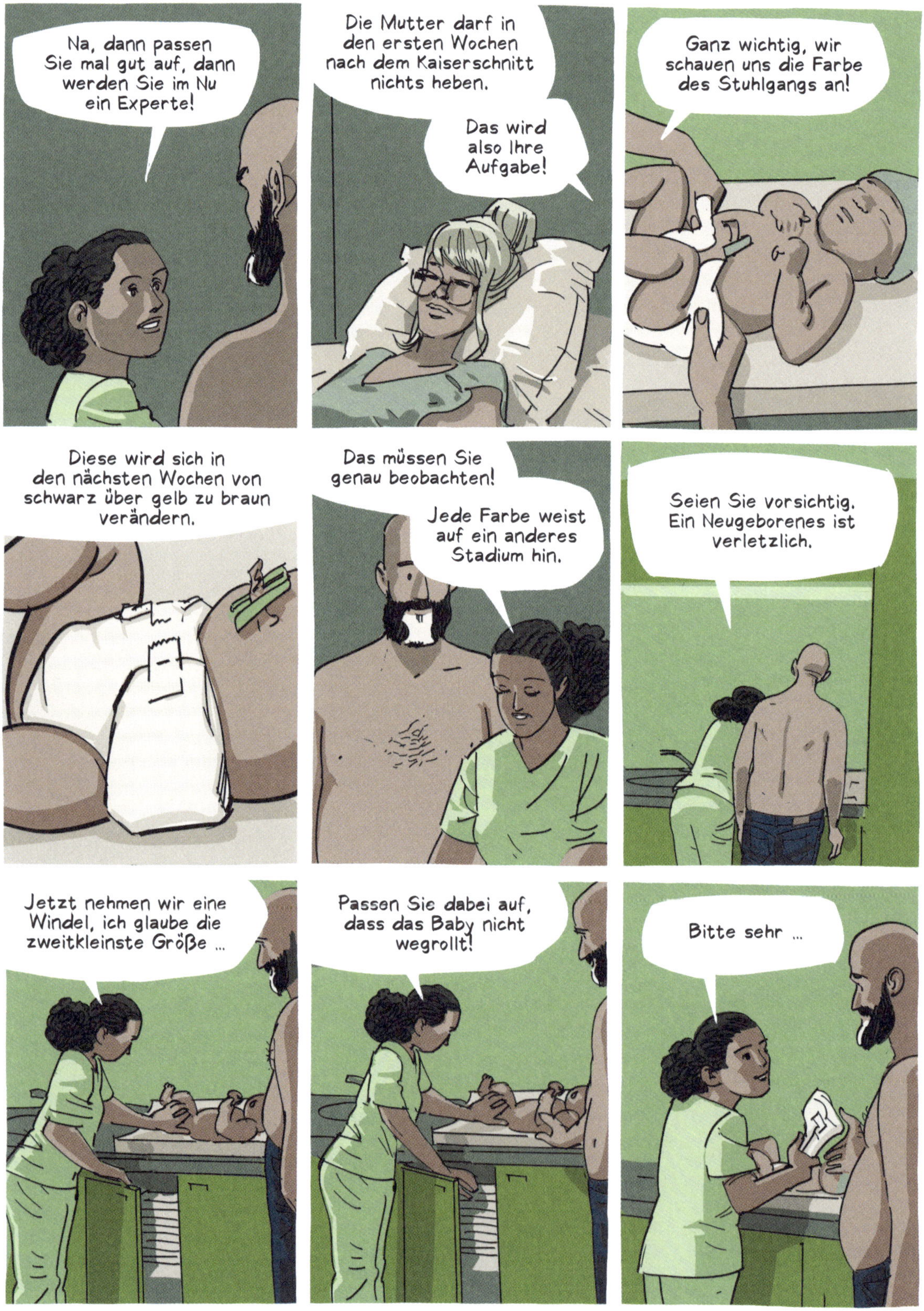
Na, dann passen Sie mal gut auf, dann werden Sie im Nu ein Experte!
Die Mutter darf in den ersten Wochen nach dem Kaiserschnitt nichts heben.
Das wird also Ihre Aufgabe!
Ganz wichtig, wir schauen uns die Farbe des Stuhlgangs an!
Diese wird sich in den nächsten Wochen von schwarz über gelb zu braun verändern.
Das müssen Sie genau beobachten!
Jede Farbe weist auf ein anderes Stadium hin.
Seien Sie vorsichtig. Ein Neugeborenes ist verletzlich.
Jetzt nehmen wir eine Windel, ich glaube die zweitkleinste Größe …
Passen Sie dabei auf, dass das Baby nicht wegrollt!
Bitte sehr …

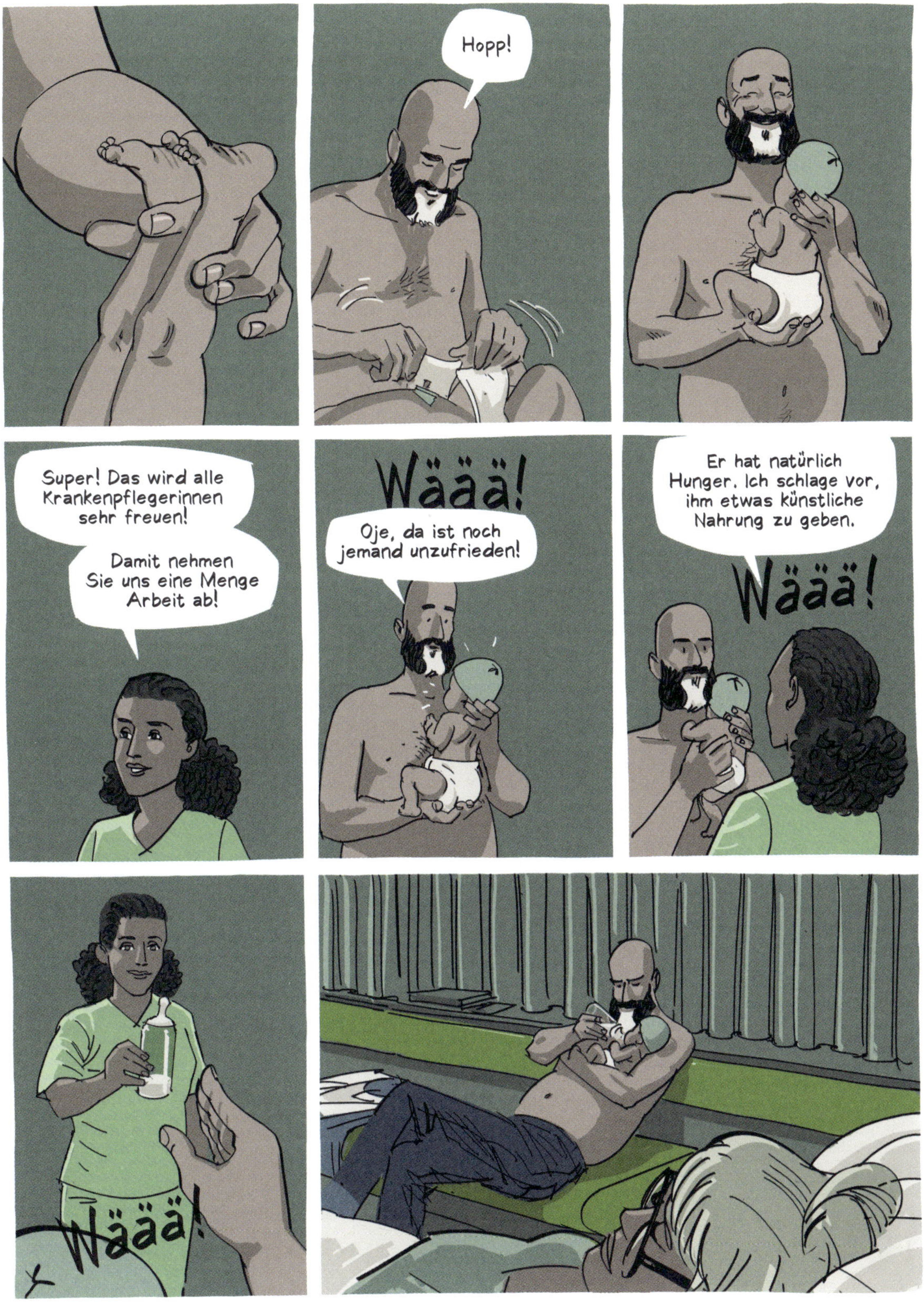
Hopp!
Super! Das wird alle Krankenpflegerinnen sehr freuen!
Damit nehmen Sie uns eine Menge Arbeit ab!
Wäää!
Oje, da ist noch jemand unzufrieden!
Er hat natürlich Hunger. Ich schlage vor, ihm etwas künstliche Nahrung zu geben.
Wäää!
Wäää!

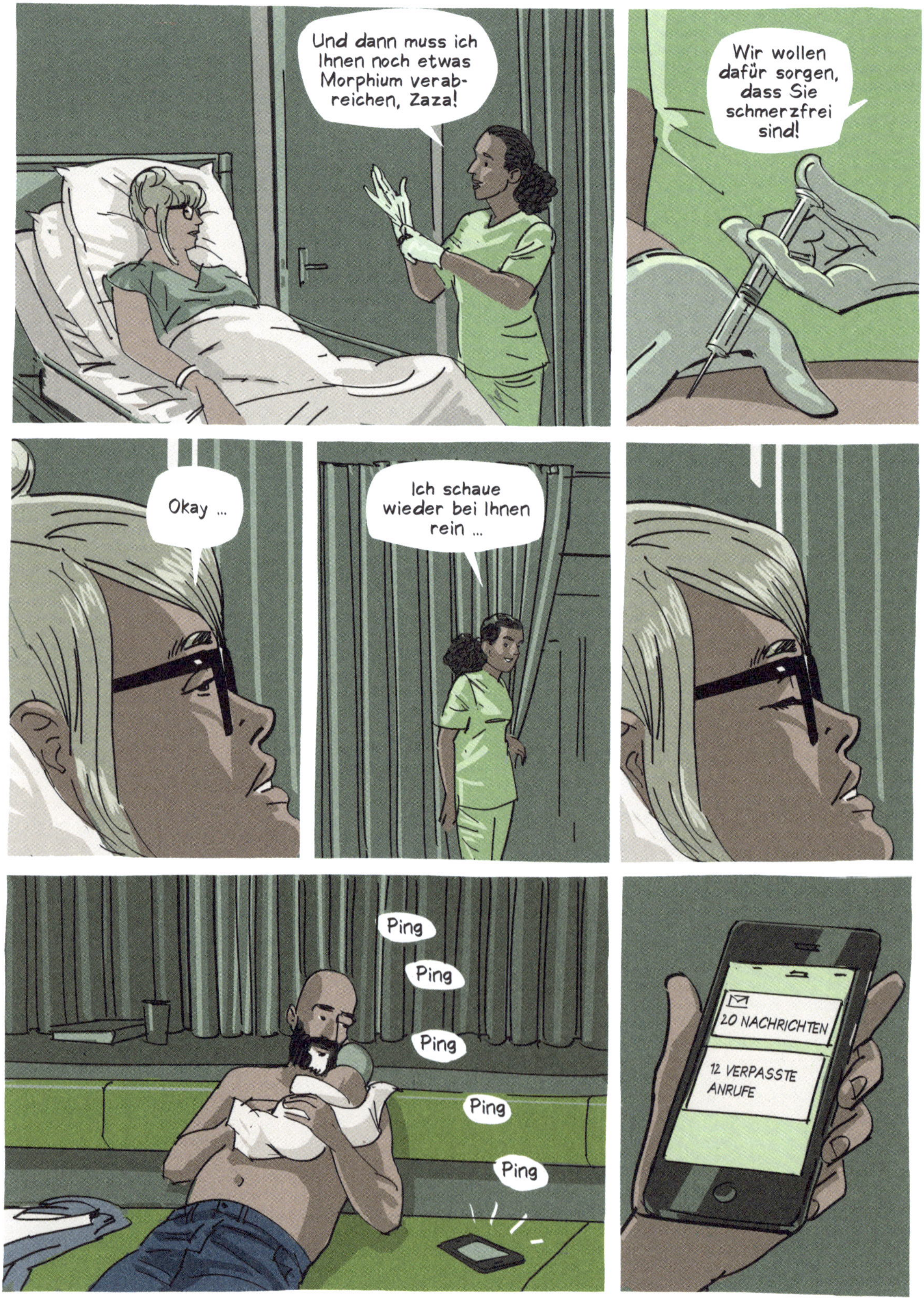

Und dann muss ich Ihnen noch etwas Morphium verab-reichen, Zaza!
Wir wollen dafür sorgen, dass Sie schmerzfrei sind!
Okay ...
Ich schaue wieder bei Ihnen rein ...
Ping
Ping
Ping
Ping
Ping
20 NACHRICHTEN
12 VERPASSTE ANRUFE

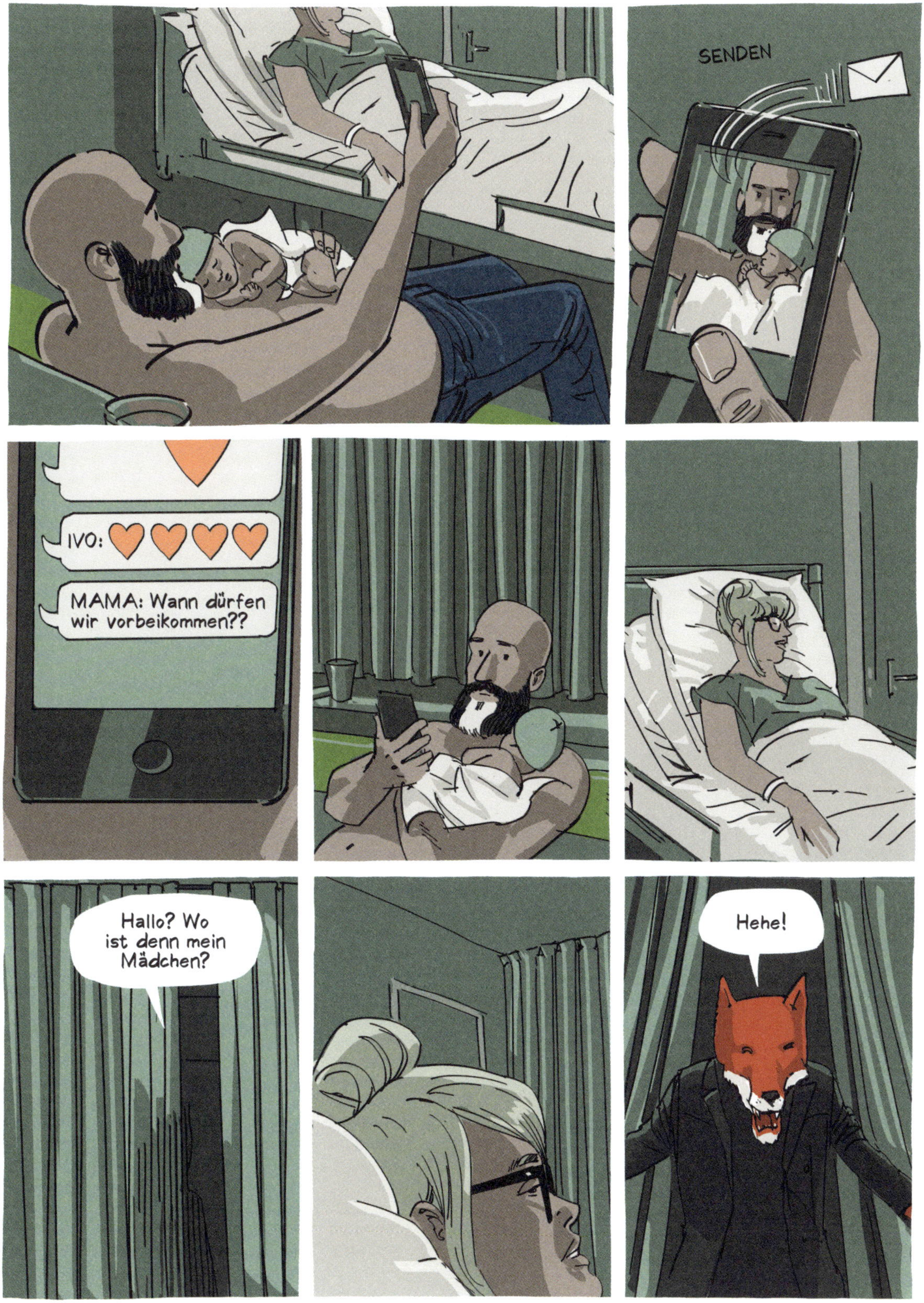
SENDEN
IVO:
MAMA: Wann dürfen wir vorbeikommen??
Hallo? Wo ist denn mein Mädchen?
Hehe!

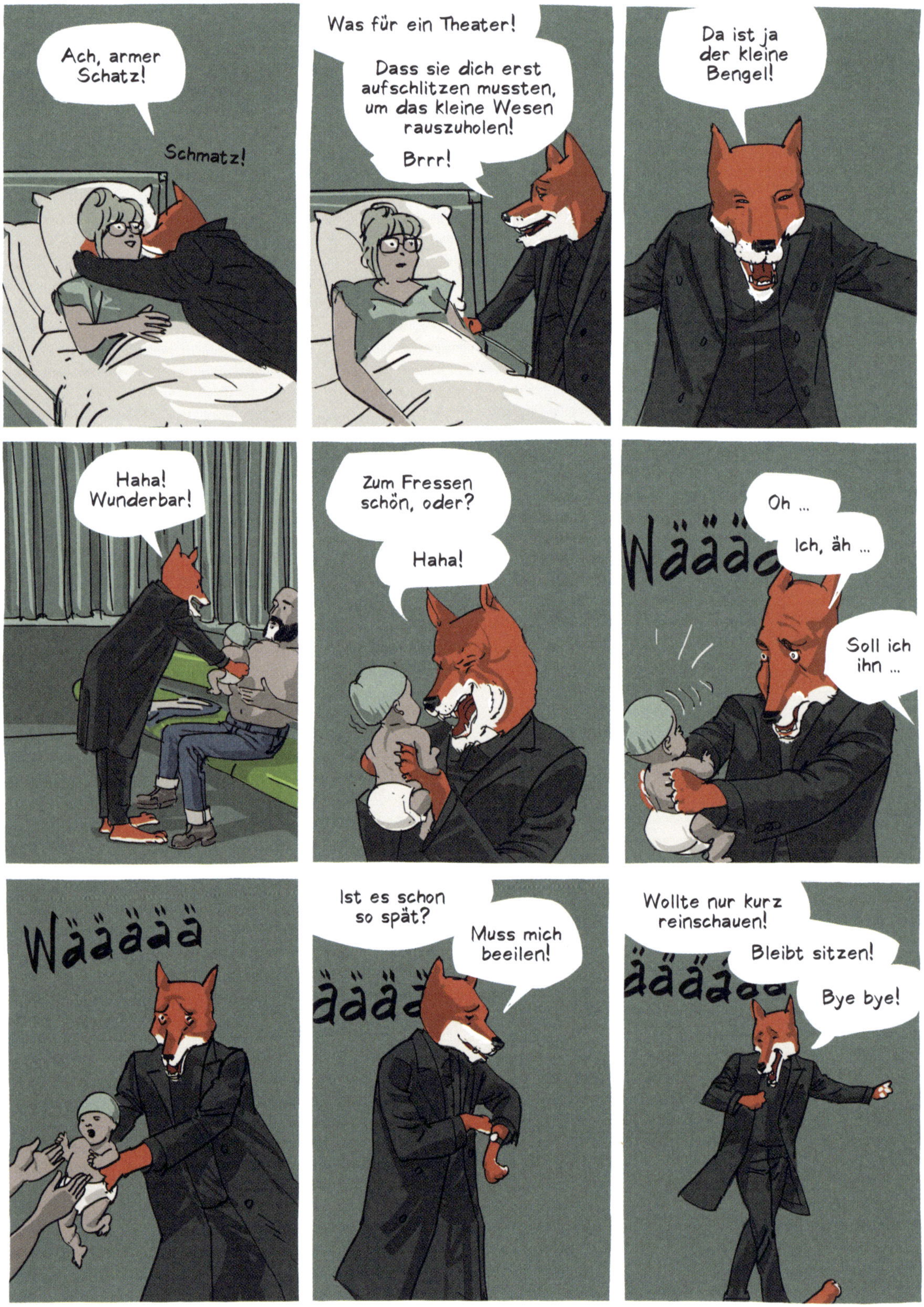
Ach, armer Schatz!
Schmatz!
Was für ein Theater!
Dass sie dich erst aufschlitzen mussten, um das kleine Wesen rauszuholen!
Brrr!
Da ist ja der kleine Bengel!
Haha! Wunderbar!
Zum Fressen schön, oder?
Haha!
Wääää
Oh ...
Ich, äh ...
Soll ich ihn ...
Wäääää
Ist es schon so spät?
Muss mich beeilen!
ääää
Wollte nur kurz reinschauen!
Bleibt sitzen!
Bye bye!
ääääää

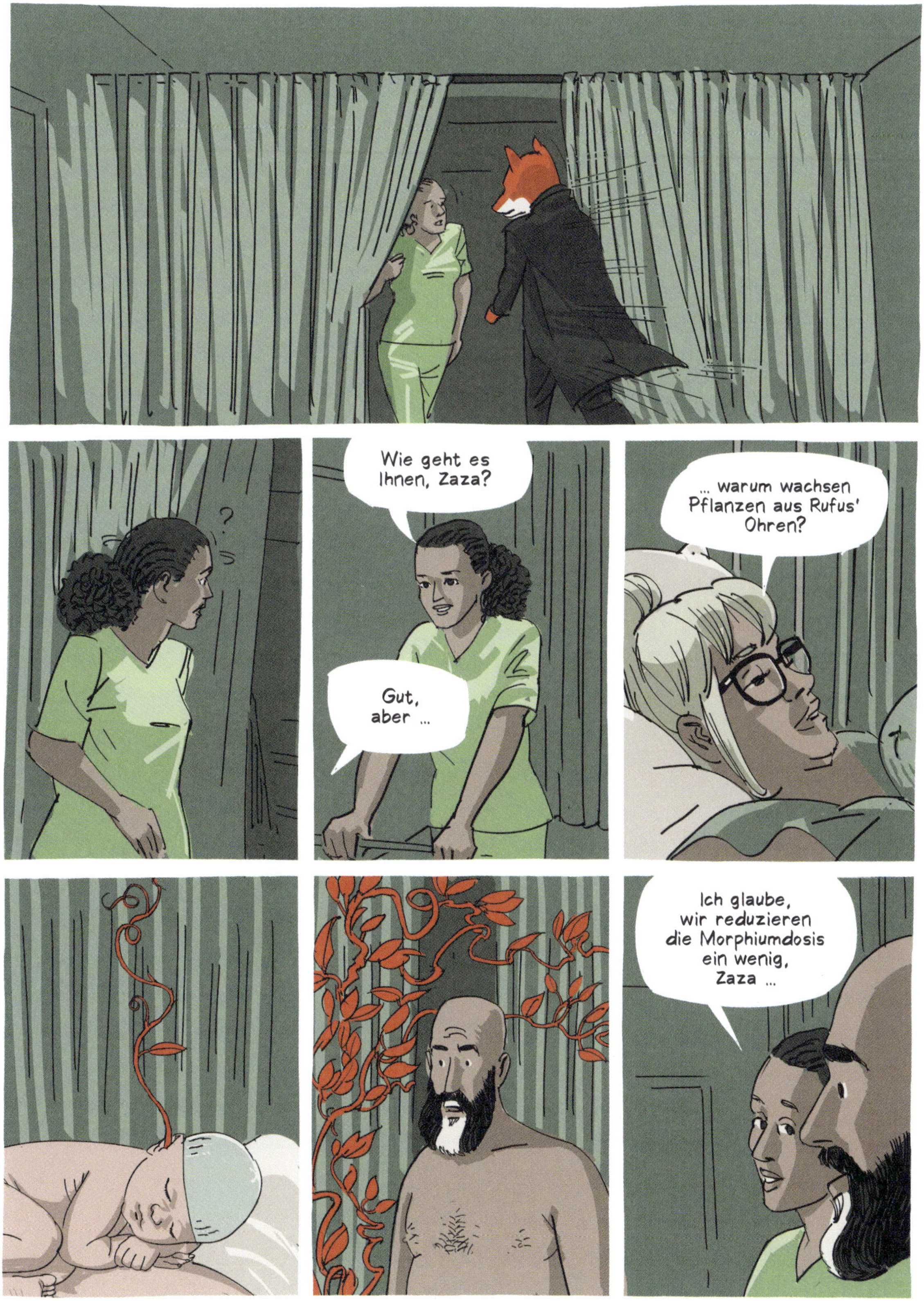
?
Wie geht es Ihnen, Zaza?
Gut, aber ...
... warum wachsen Pflanzen aus Rufus' Ohren?
Ich glaube, wir reduzieren die Morphiumdosis ein wenig, Zaza ...

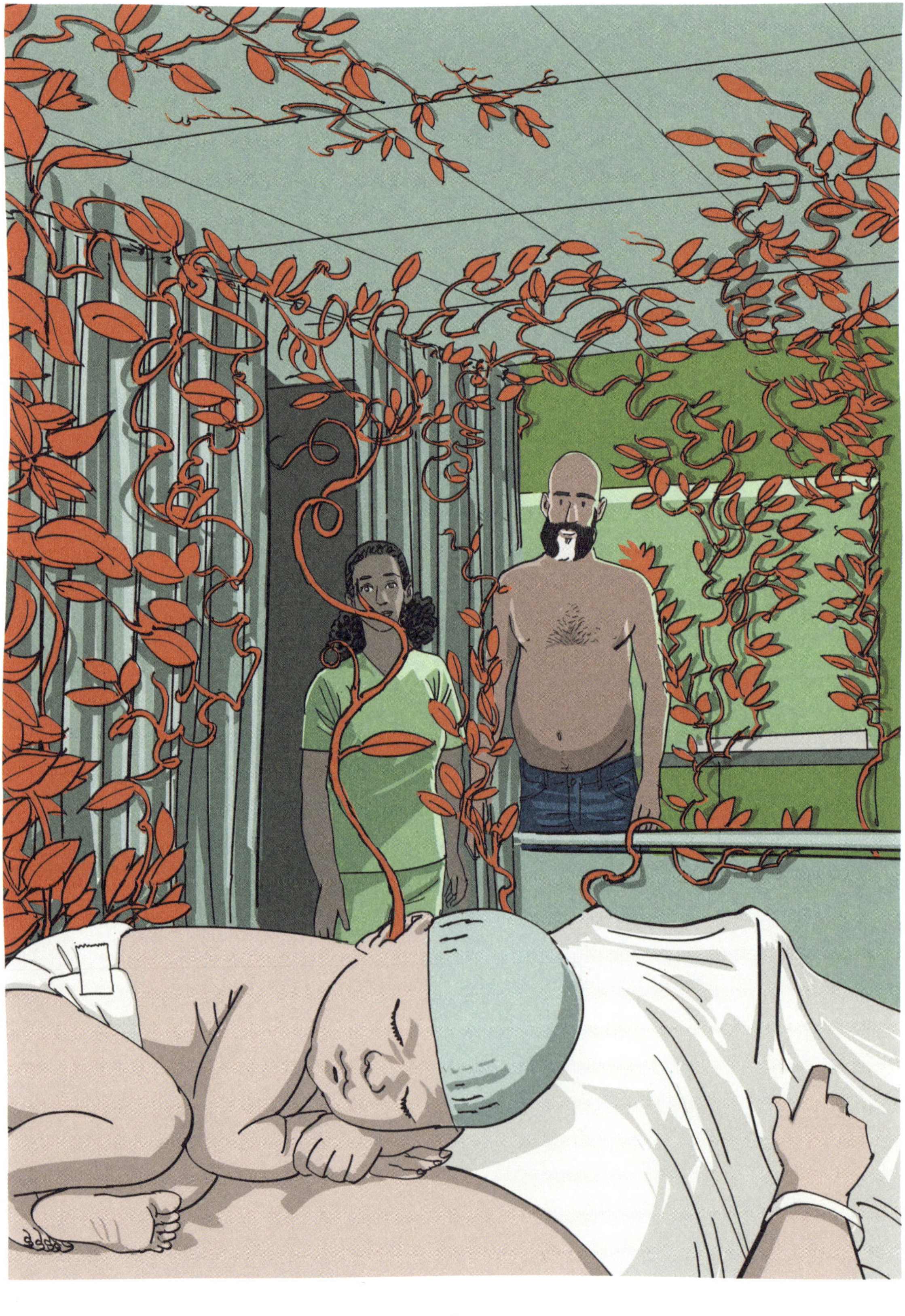

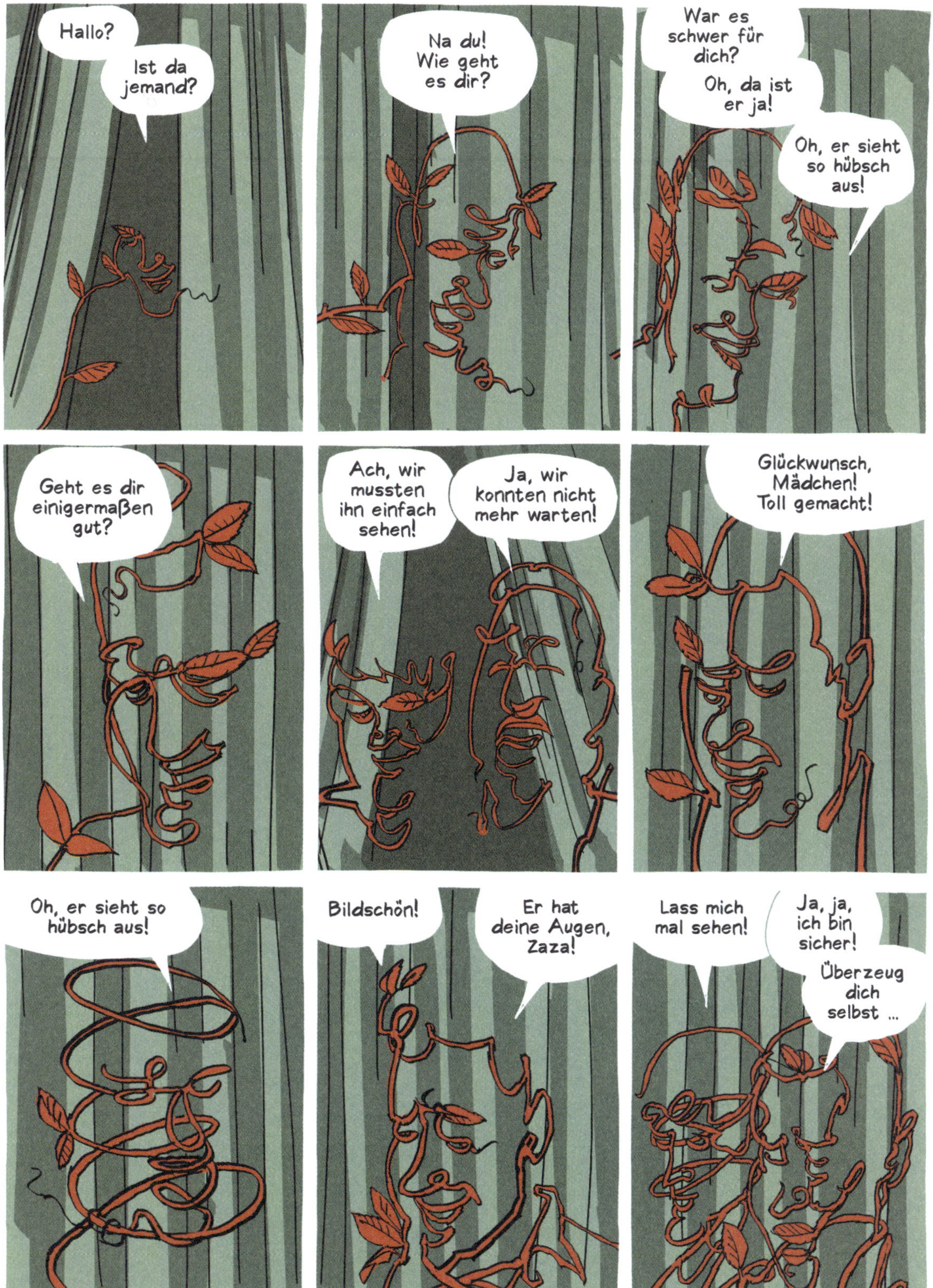
Hallo?
Ist da jemand?
Na du! Wie geht es dir?
War es schwer für dich?
Oh, da ist er ja!
Oh, er sieht so hübsch aus!
Geht es dir einigermaßen gut?
Ach, wir mussten ihn einfach sehen!
Ja, wir konnten nicht mehr warten!
Glückwunsch, Mädchen! Toll gemacht!
Oh, er sieht so hübsch aus!
Bildschön!
Er hat deine Augen, Zaza!
Lass mich mal sehen!
Ja, ja, ich bin sicher!
Überzeug dich selbst ...

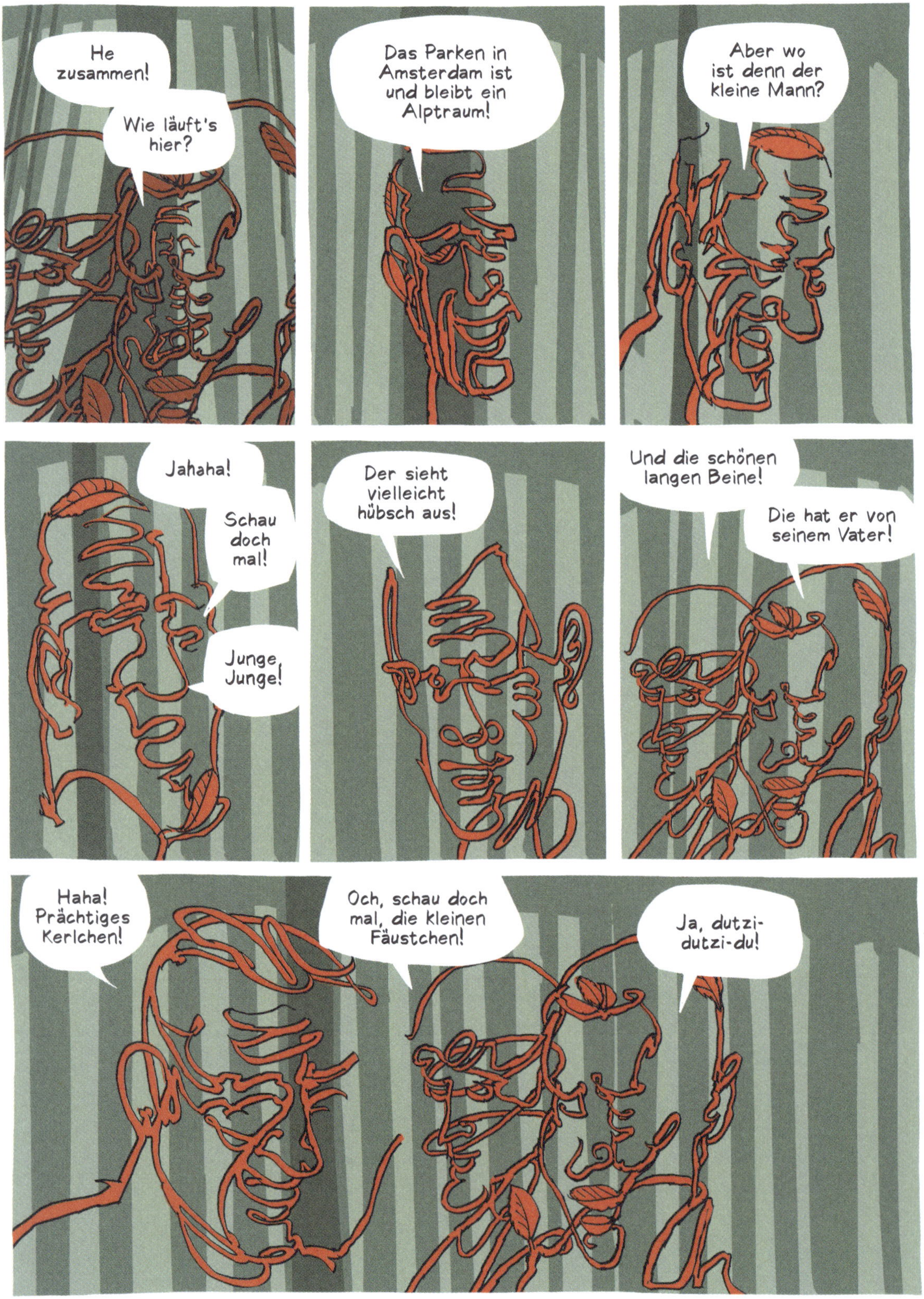
He zusammen!
Wie läuft's hier?
Das Parken in Amsterdam ist und bleibt ein Alptraum!
Aber wo ist denn der kleine Mann?
Jahaha!
Schau doch mal!
Junge Junge!
Der sieht vielleicht hübsch aus!
Und die schönen langen Beine!
Die hat er von seinem Vater!
Haha! Prächtiges Kerlchen!
Och, schau doch mal, die kleinen Fäustchen!
Ja, dutzi-dutzi-du!

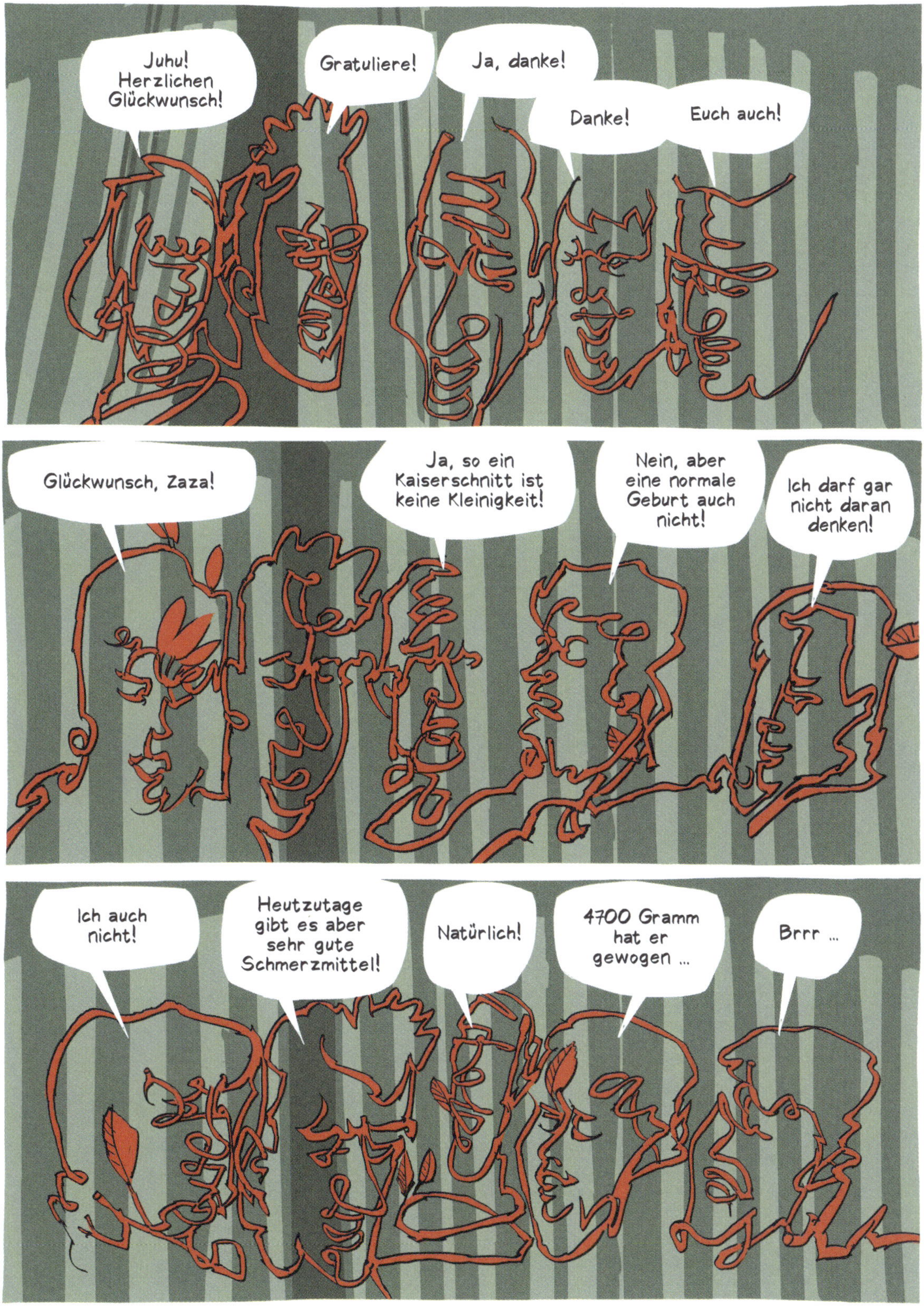
Juhu! Herzlichen Glückwunsch!
Gratuliere!
Ja, danke!
Danke!
Euch auch!
Glückwunsch, Zaza!
Ja, so ein Kaiserschnitt ist keine Kleinigkeit!
Nein, aber eine normale Geburt auch nicht!
Ich darf gar nicht daran denken!
Ich auch nicht!
Heutzutage gibt es aber sehr gute Schmerzmittel!
Natürlich!
4700 Gramm hat er gewogen …
Brrr …

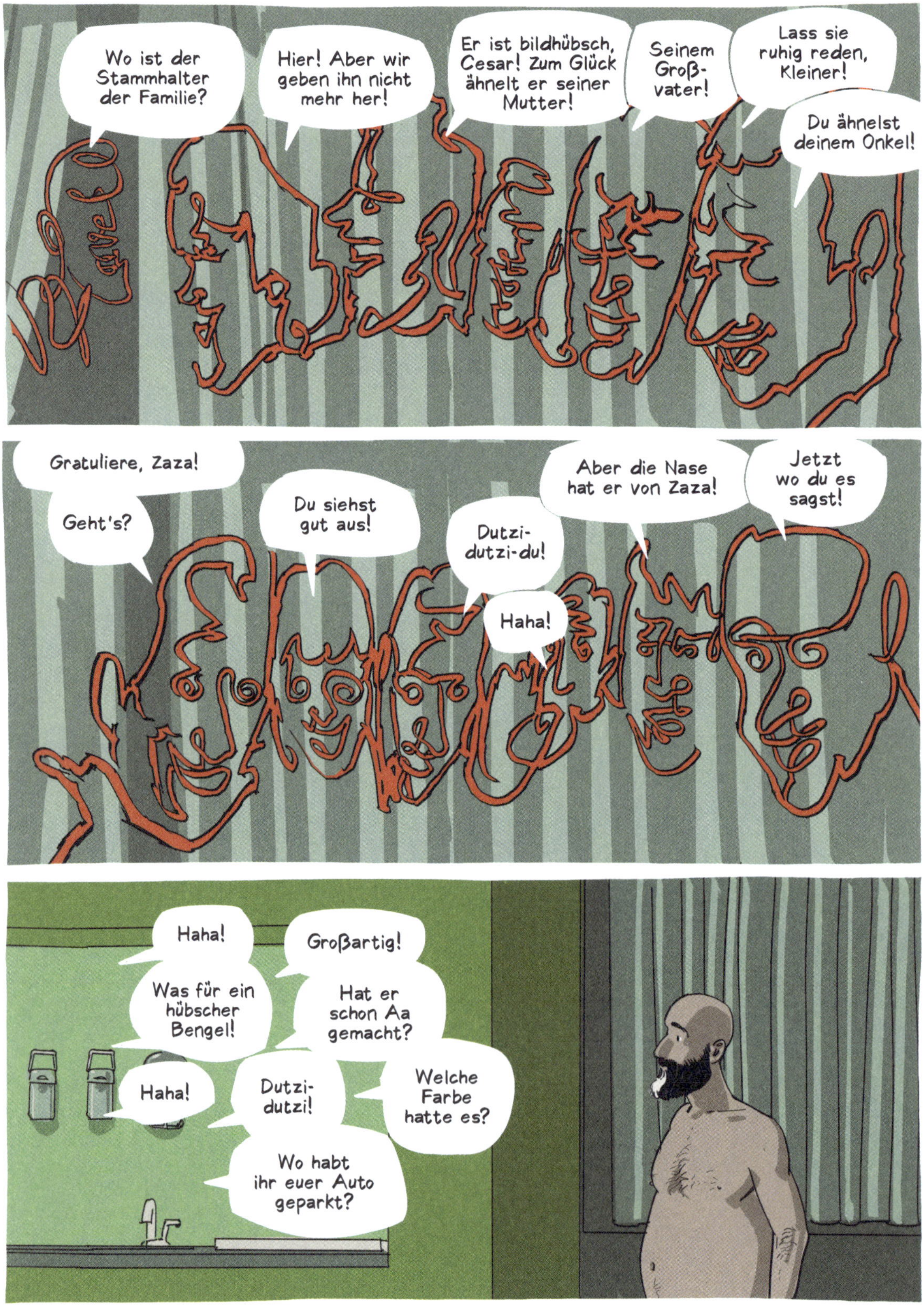
Wo ist der Stammhalter der Familie?
Hier! Aber wir geben ihn nicht mehr her!
Er ist bildhübsch, Cesar! Zum Glück ähnelt er seiner Mutter!
Seinem Groß-vater!
Lass sie ruhig reden, Kleiner!
Du ähnelst deinem Onkel!
Gratuliere, Zaza!
Geht's?
Du siehst gut aus!
Dutzi-dutzi-du!
Haha!
Aber die Nase hat er von Zaza!
Jetzt wo du es sagst!
Haha!
Großartig!
Was für ein hübscher Bengel!
Hat er schon Aa gemacht?
Haha!
Dutzi-dutzi!
Welche Farbe hatte es?
Wo habt ihr euer Auto geparkt?

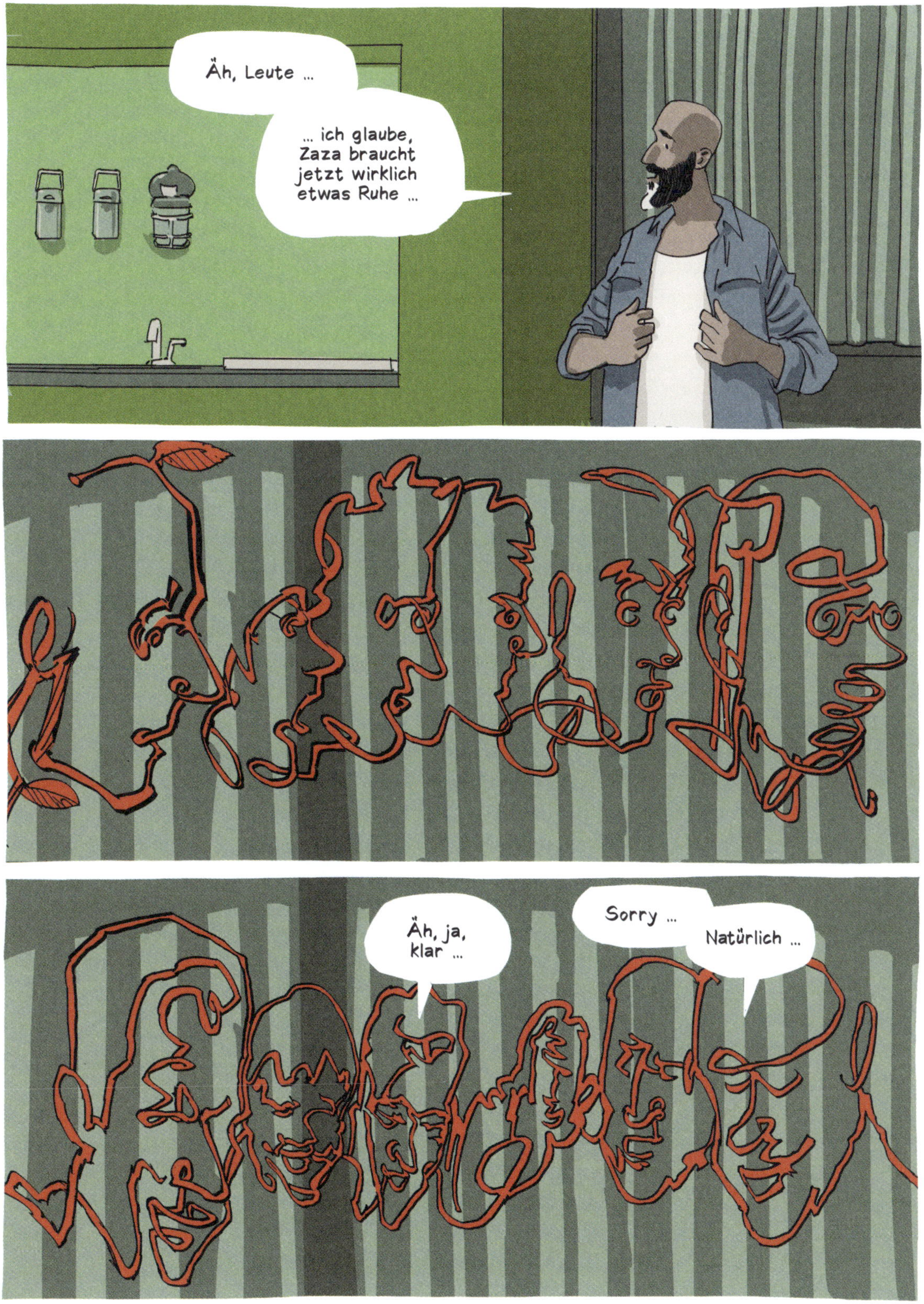
Äh, Leute ...
... ich glaube, Zaza braucht jetzt wirklich etwas Ruhe ...
Äh, ja, klar ...
Sorry ...
Natürlich ...

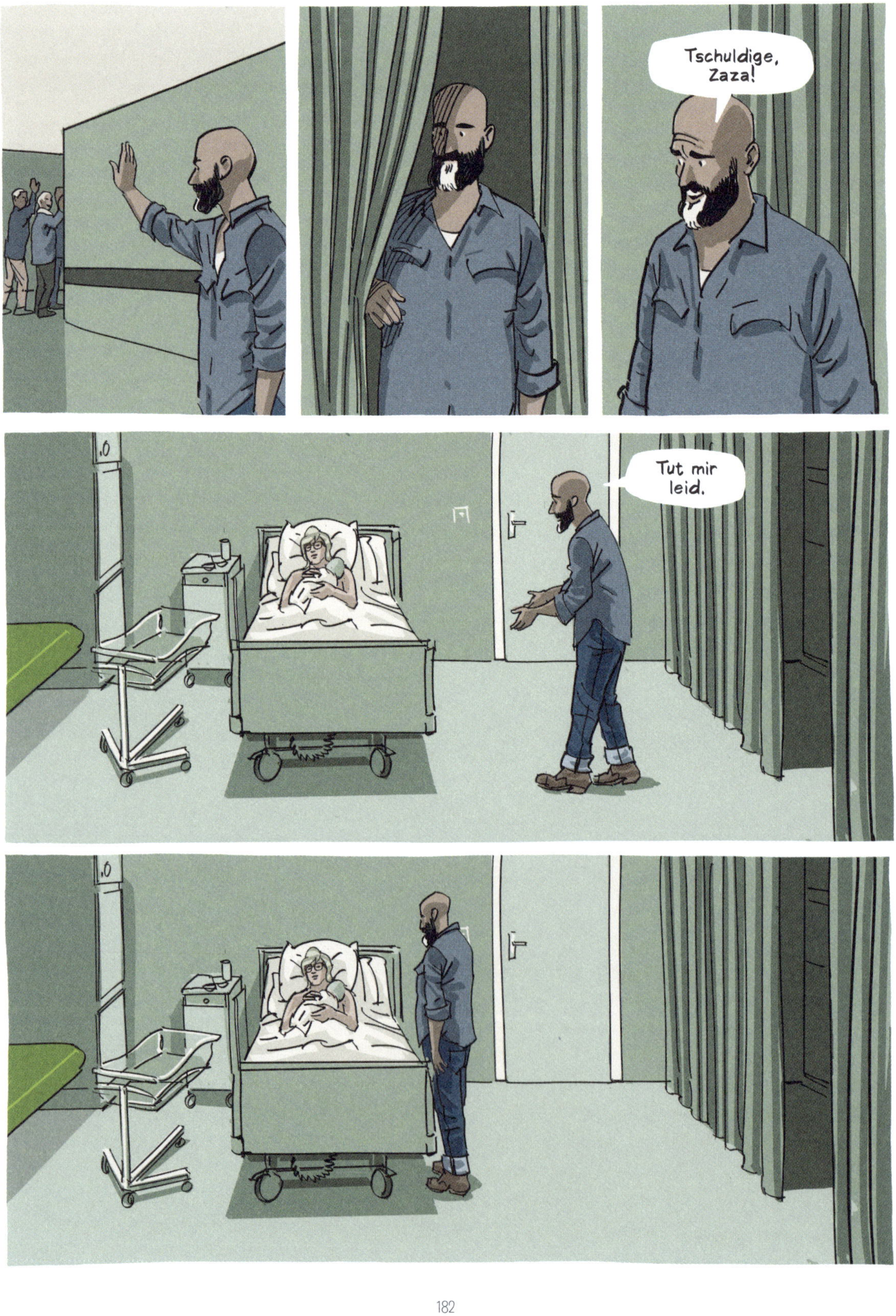
Tschuldige, Zaza!
Tut mir leid.

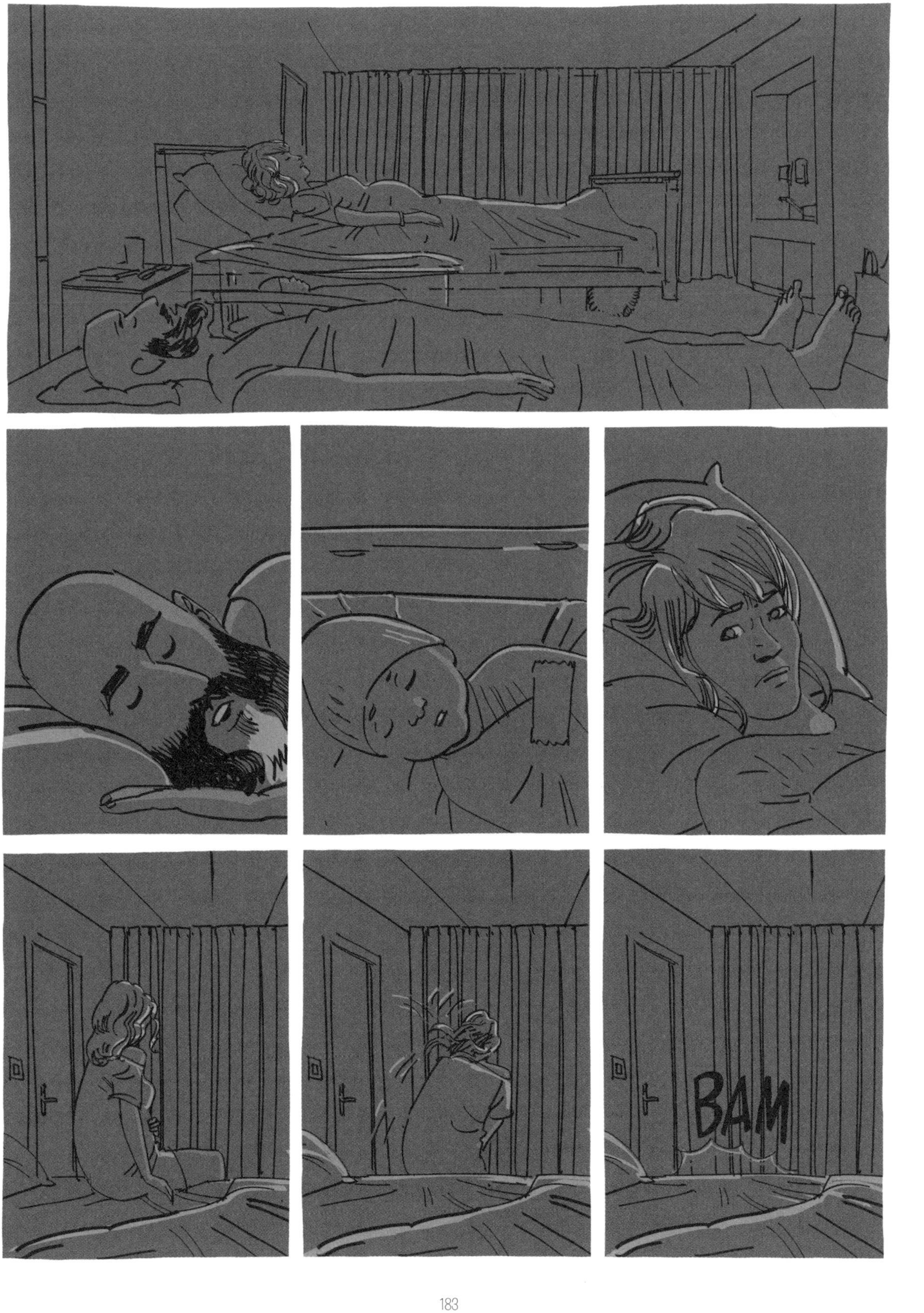
BAM

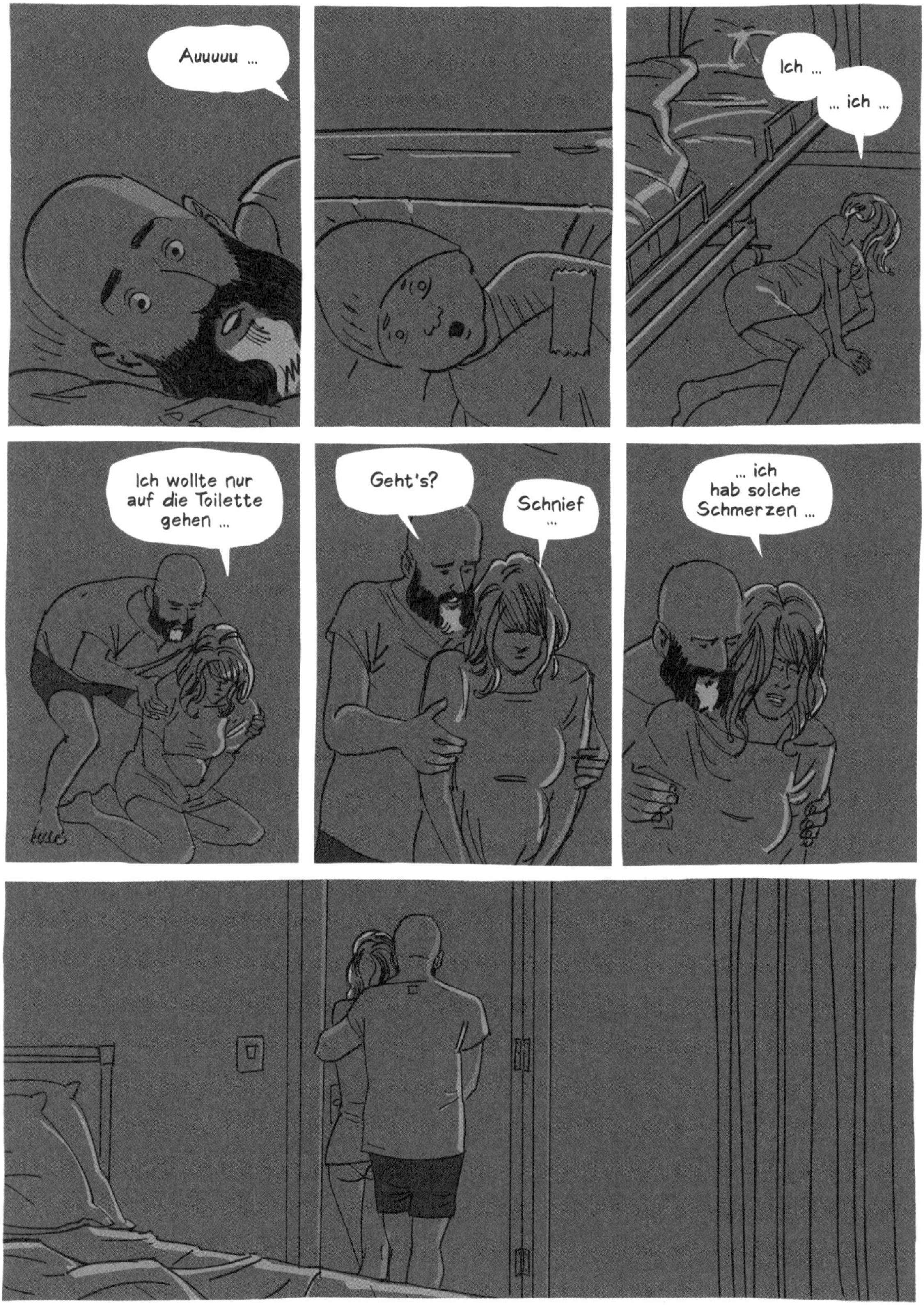
Auuuuu ...
Ich ...
... ich ...
Ich wollte nur auf die Toilette gehen ...
Geht's?
Schnief ...
... ich hab solche Schmerzen ...

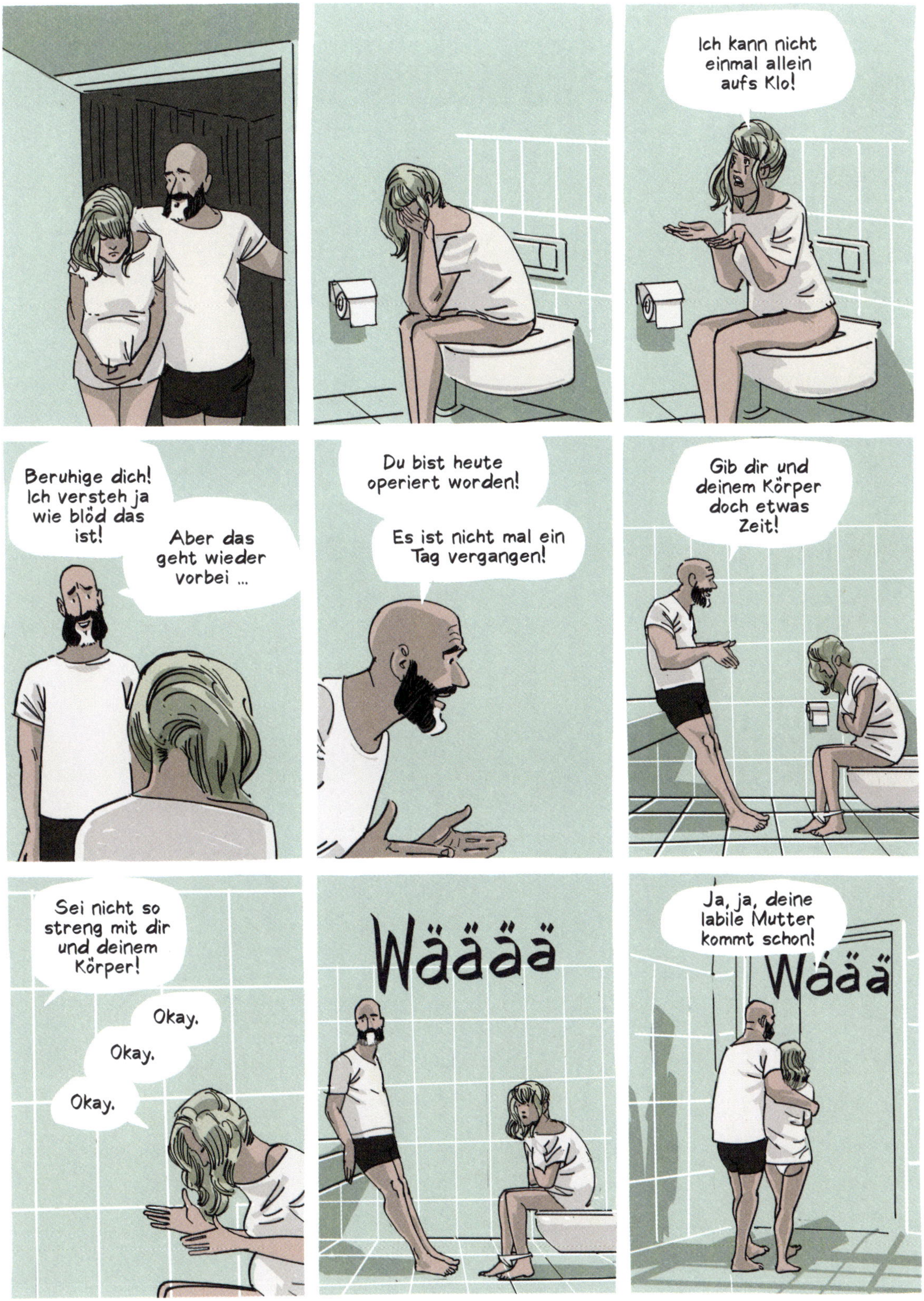
Ich kann nicht einmal allein aufs Klo!
Beruhige dich! Ich versteh ja wie blöd das ist!
Aber das geht wieder vorbei ...
Du bist heute operiert worden!
Es ist nicht mal ein Tag vergangen!
Gib dir und deinem Körper doch etwas Zeit!
Sei nicht so streng mit dir und deinem Körper!
Okay.
Okay.
Okay.
Wääää
Ja, ja, deine labile Mutter kommt schon!
Wäää

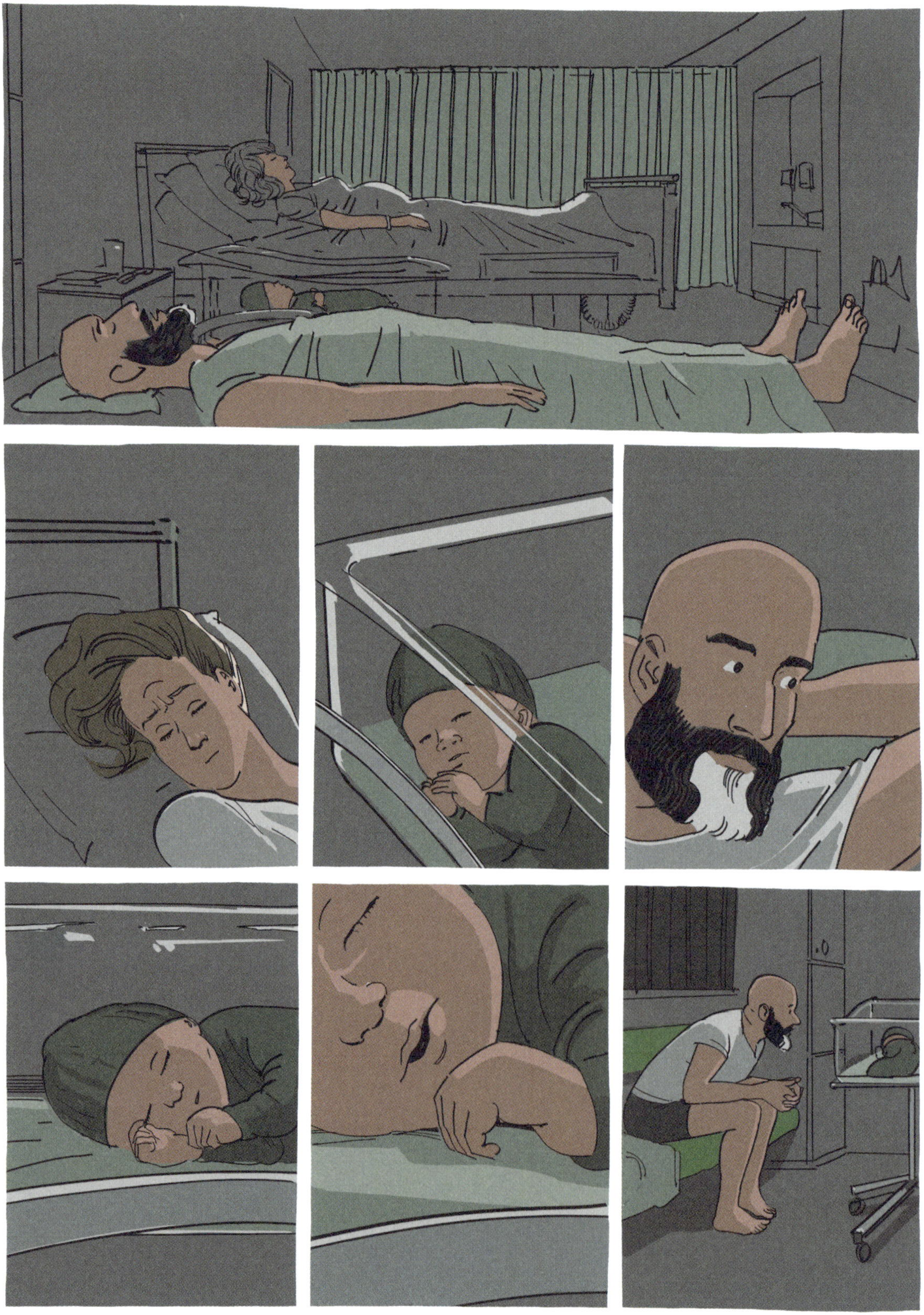

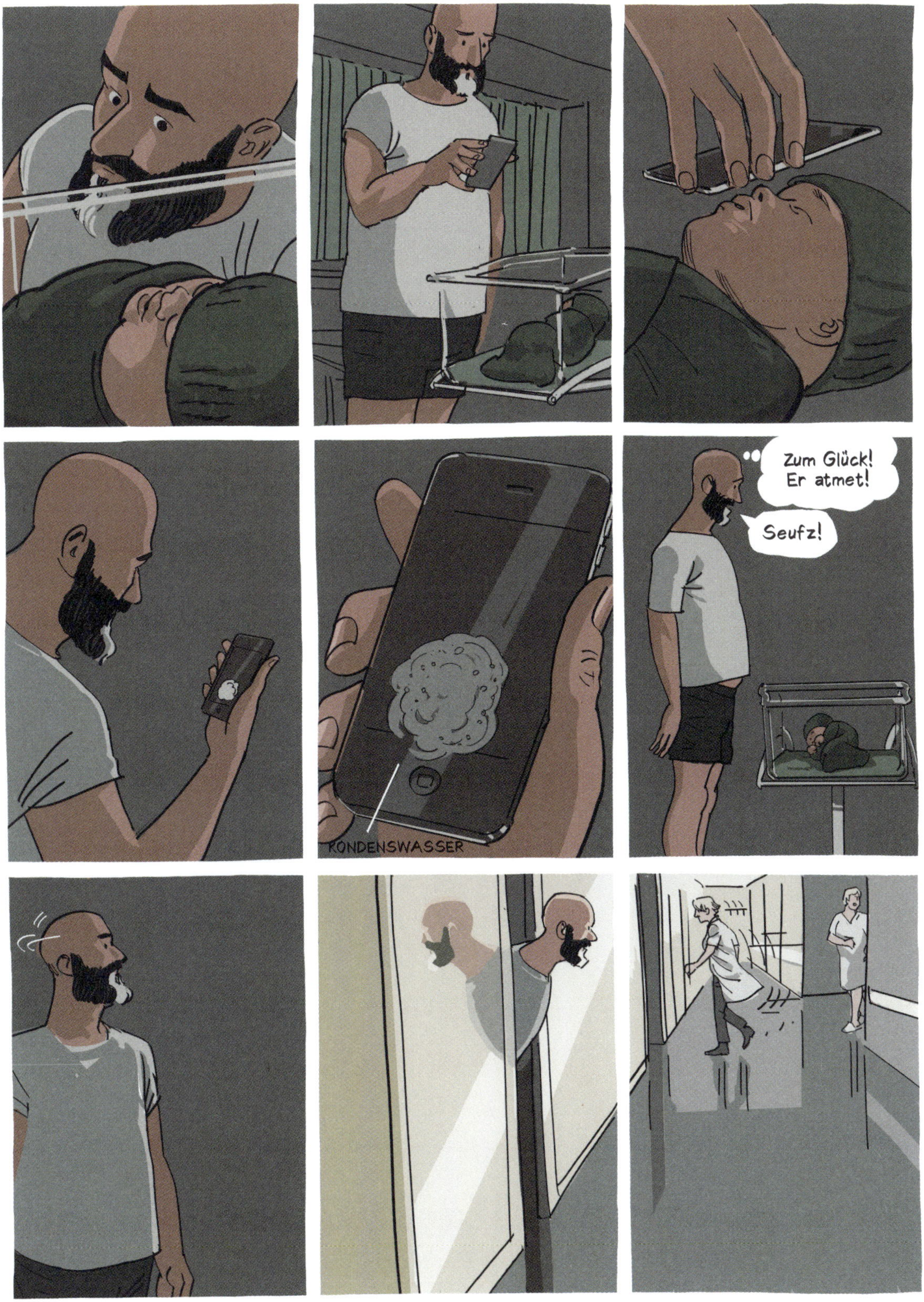
Zum Glück!
Er atmet!
Seufz!
KONDENSWASSER

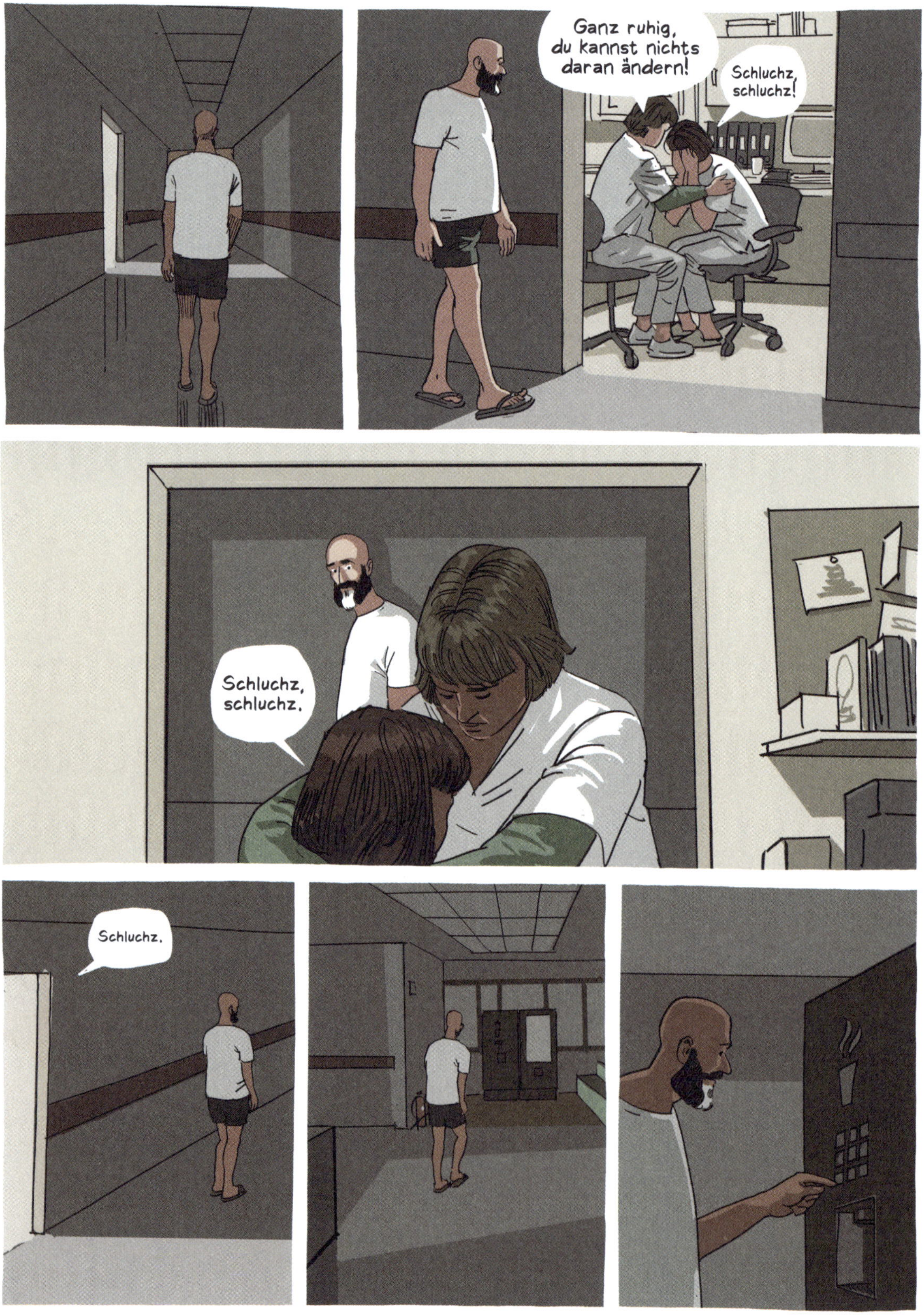
Ganz ruhig, du kannst nichts daran ändern!
Schluchz, schluchz!
Schluchz, schluchz.
Schluchz.

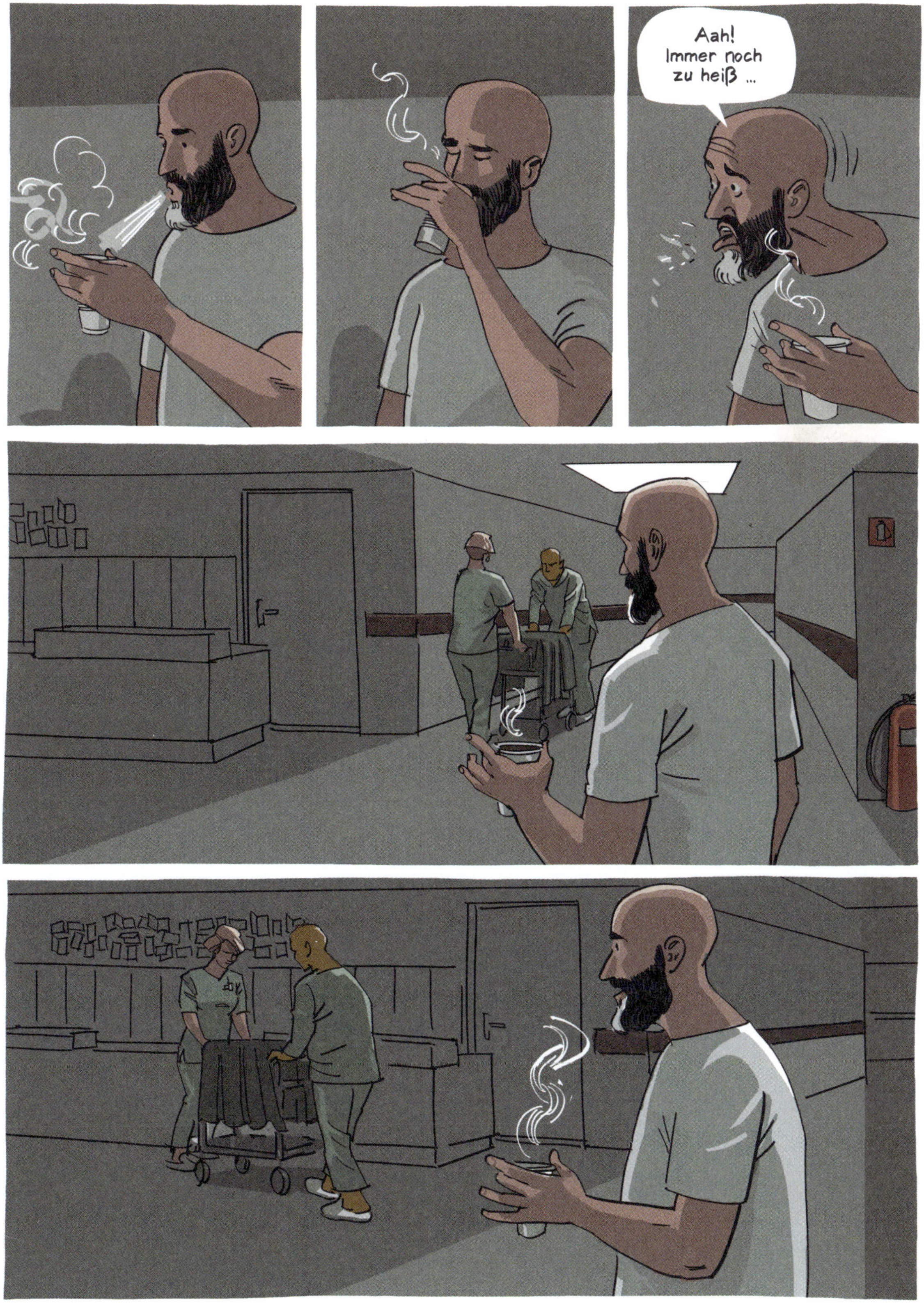
Aah!
Immer noch
zu heiß …

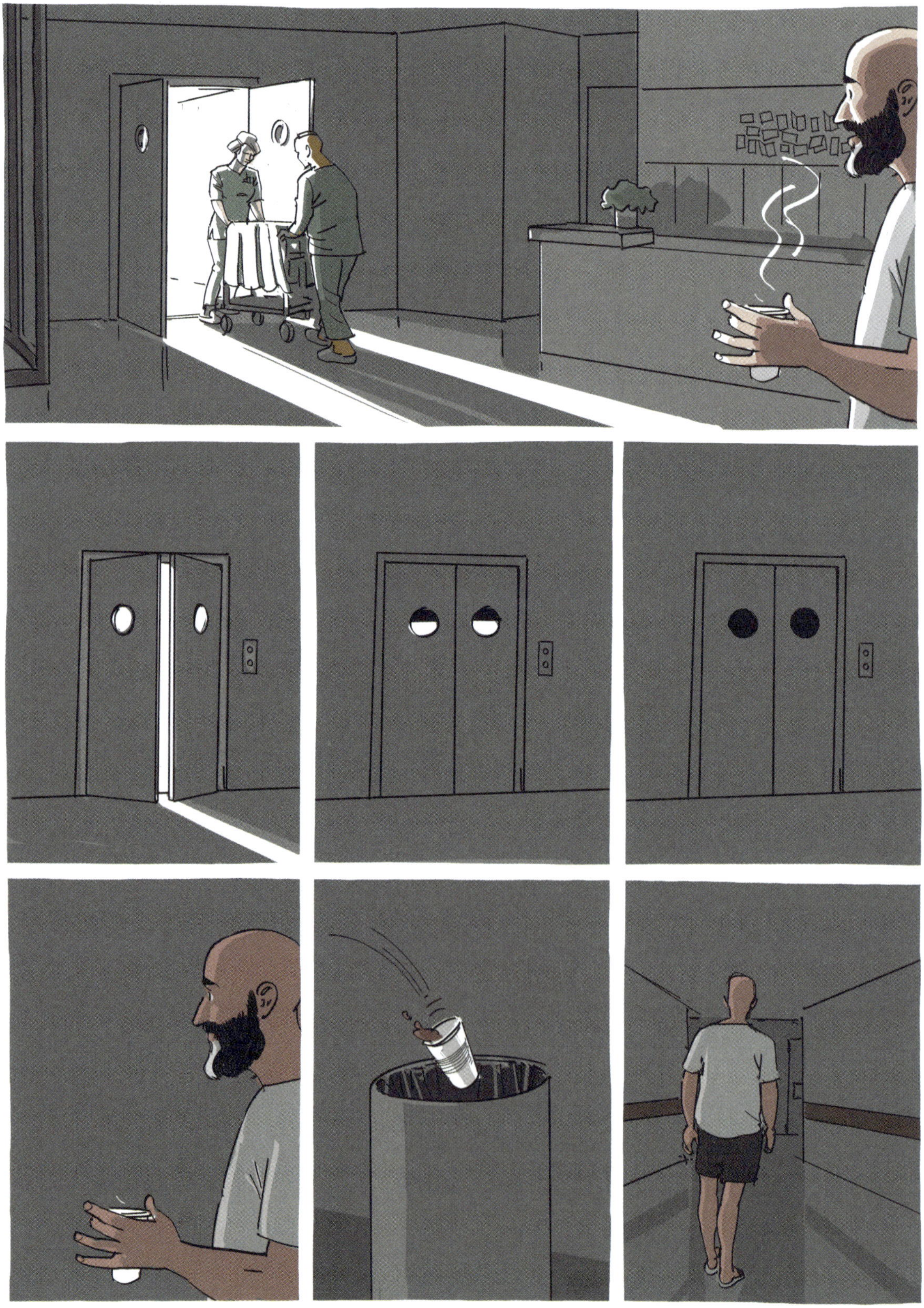

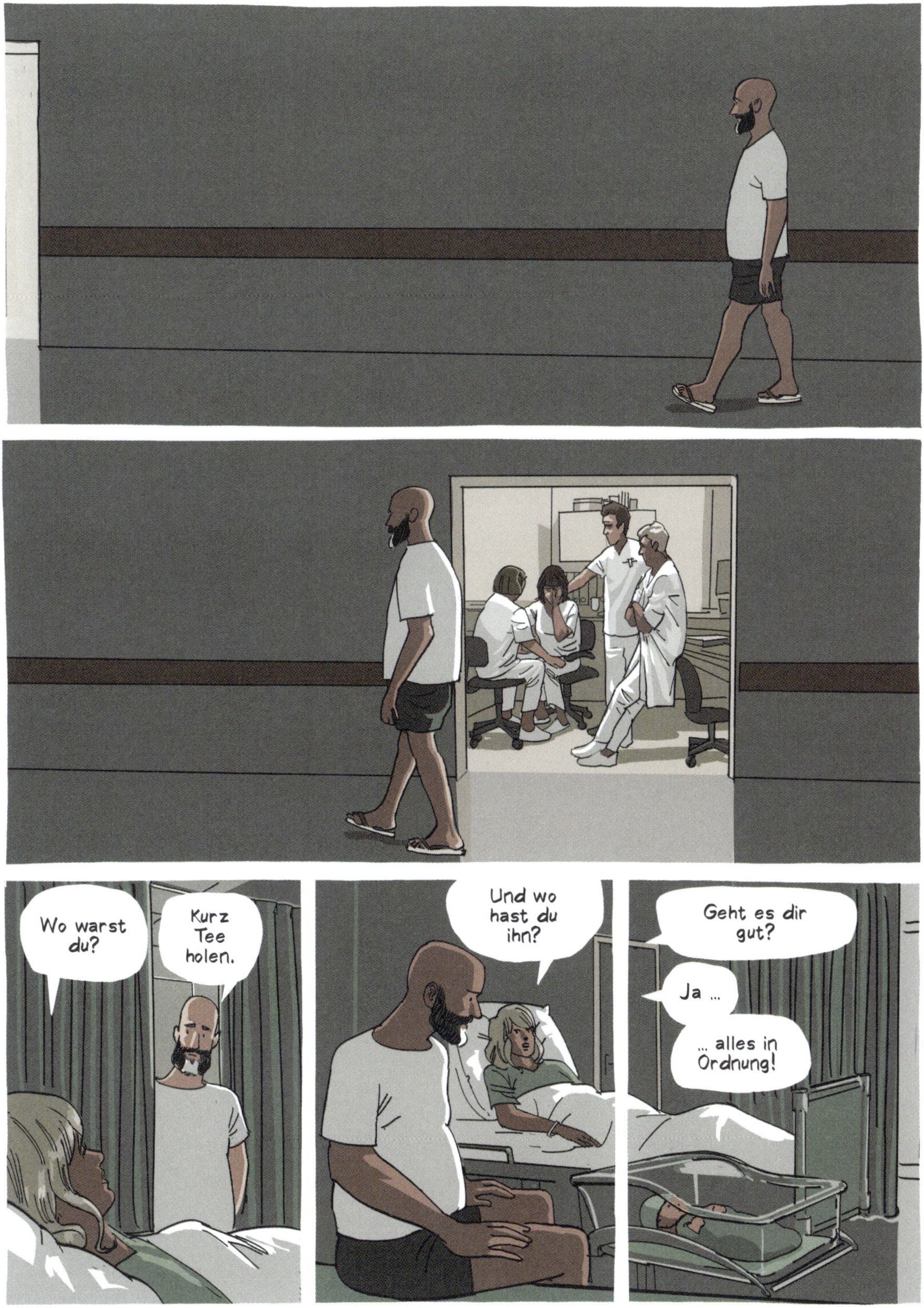
Wo warst du?
Kurz Tee holen.
Und wo hast du ihn?
Geht es dir gut?
Ja ...
... alles in Ordnung!

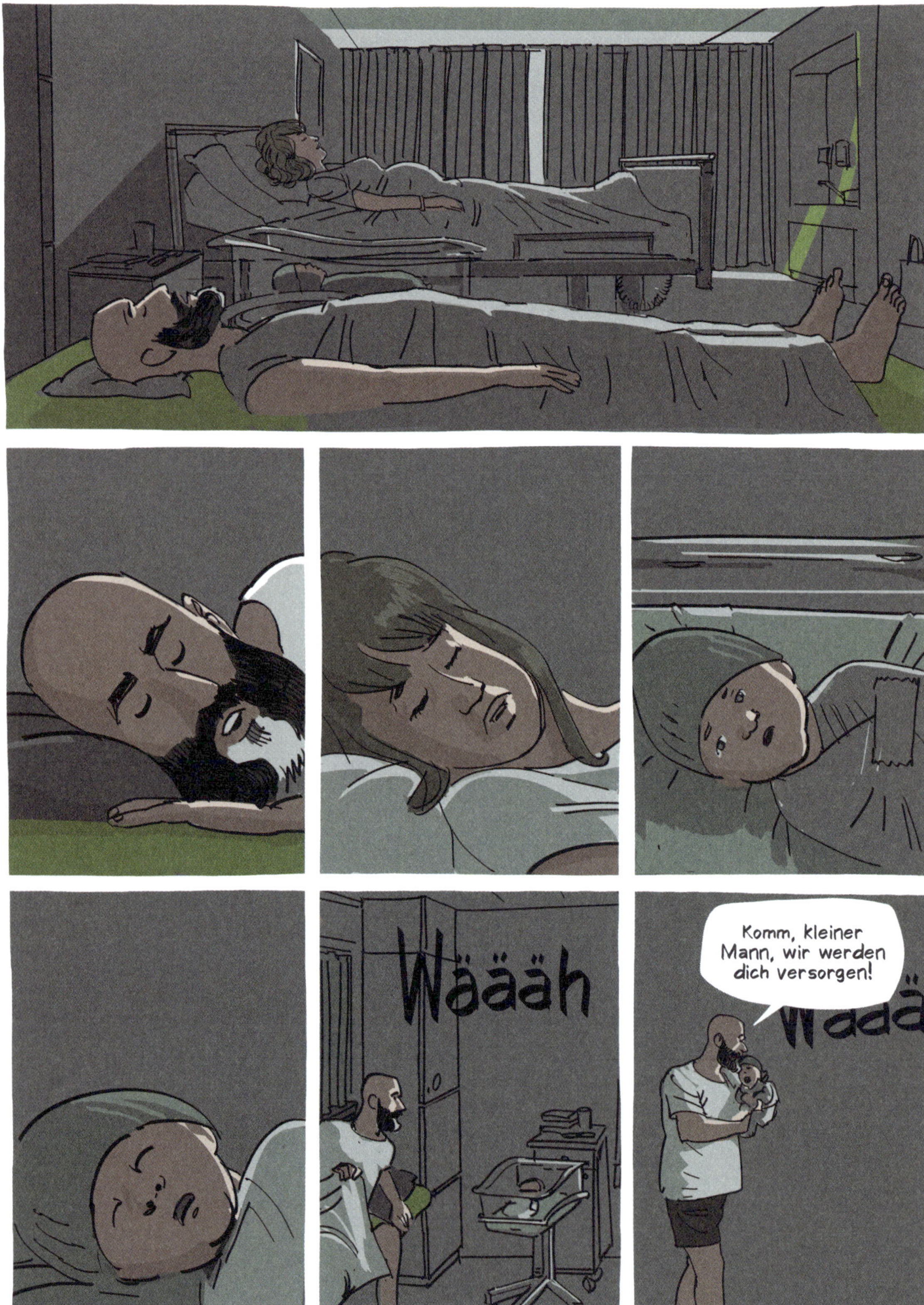
Wäääh
Komm, kleiner Mann, wir werden dich versorgen!
Wäää

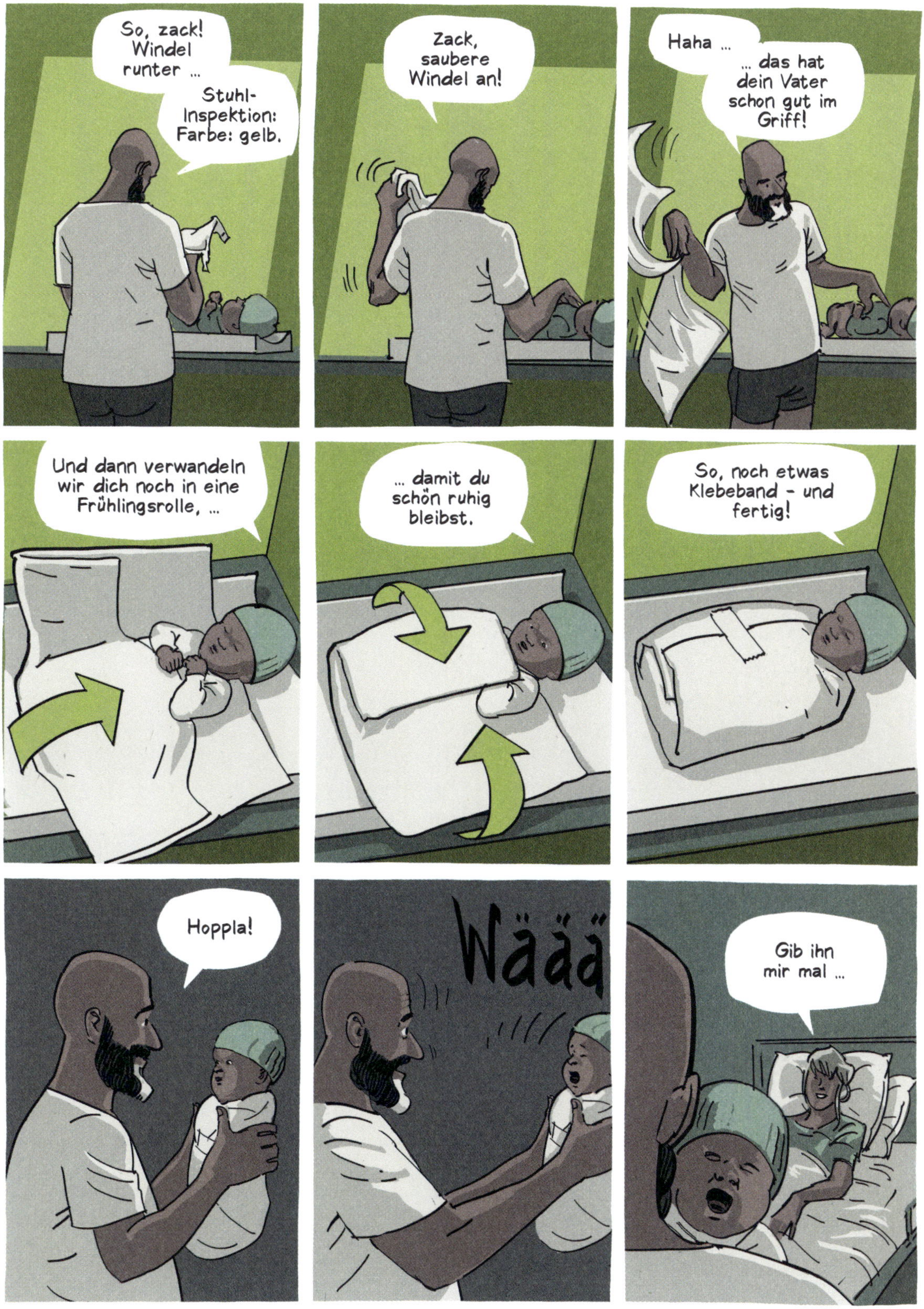
So, zack! Windel runter ...
Stuhl-Inspektion: Farbe: gelb.
Zack, saubere Windel an!
Haha ...
... das hat dein Vater schon gut im Griff!
Und dann verwandeln wir dich noch in eine Frühlingsrolle, ...
... damit du schön ruhig bleibst.
So, noch etwas Klebeband - und fertig!
Hoppla!
Wäää
Gib ihn mir mal ...

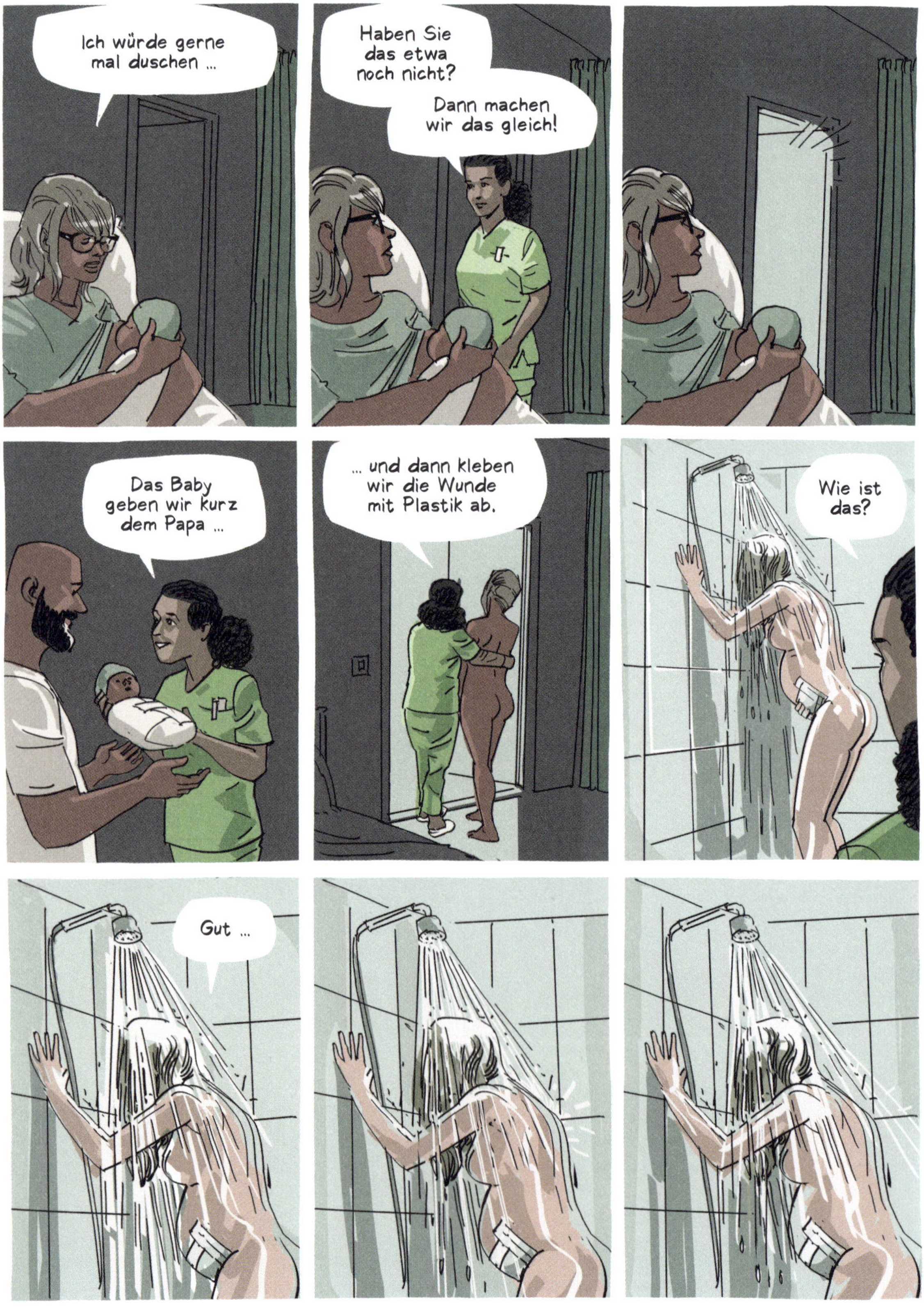

Ich würde gerne mal duschen ...
Haben Sie das etwa noch nicht?
Dann machen wir das gleich!
Das Baby geben wir kurz dem Papa ...
... und dann kleben wir die Wunde mit Plastik ab.
Wie ist das?
Gut ...

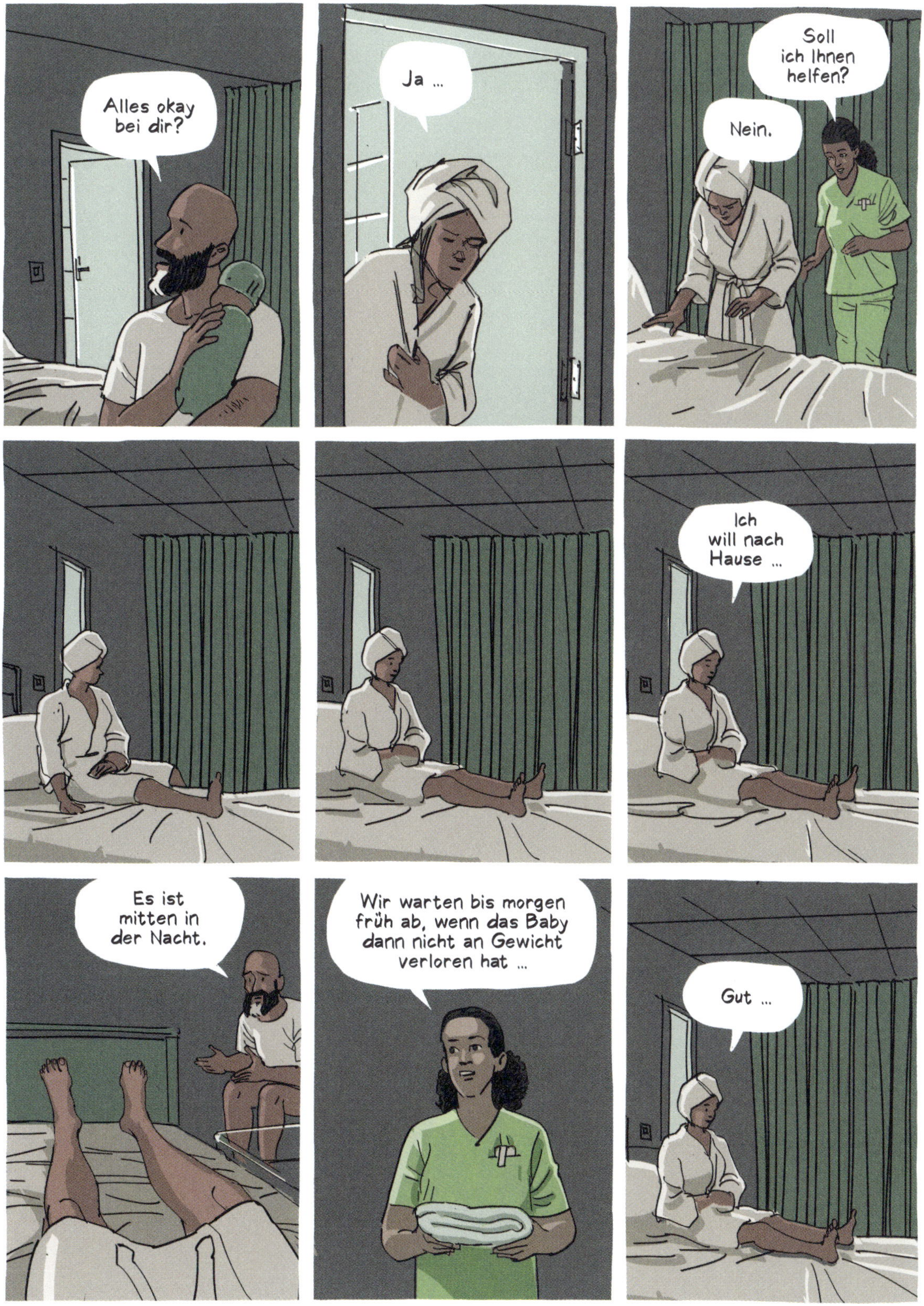
Alles okay bei dir?
Ja ...
Soll ich Ihnen helfen?
Nein.
Ich will nach Hause ...
Es ist mitten in der Nacht.
Wir warten bis morgen früh ab, wenn das Baby dann nicht an Gewicht verloren hat ...
Gut ...

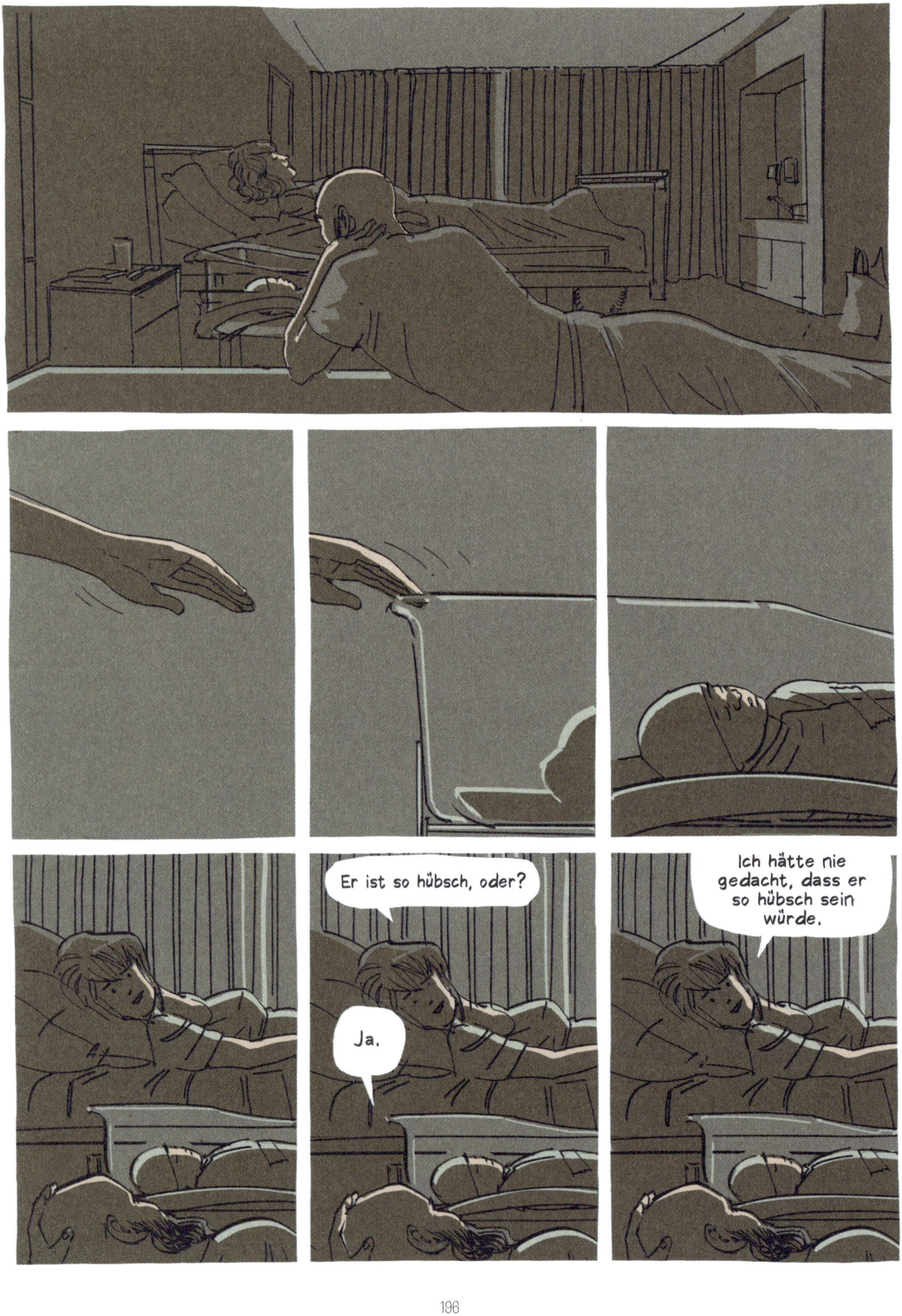
Er ist so hübsch, oder?
Ja.
Ich hätte nie gedacht, dass er so hübsch sein würde.

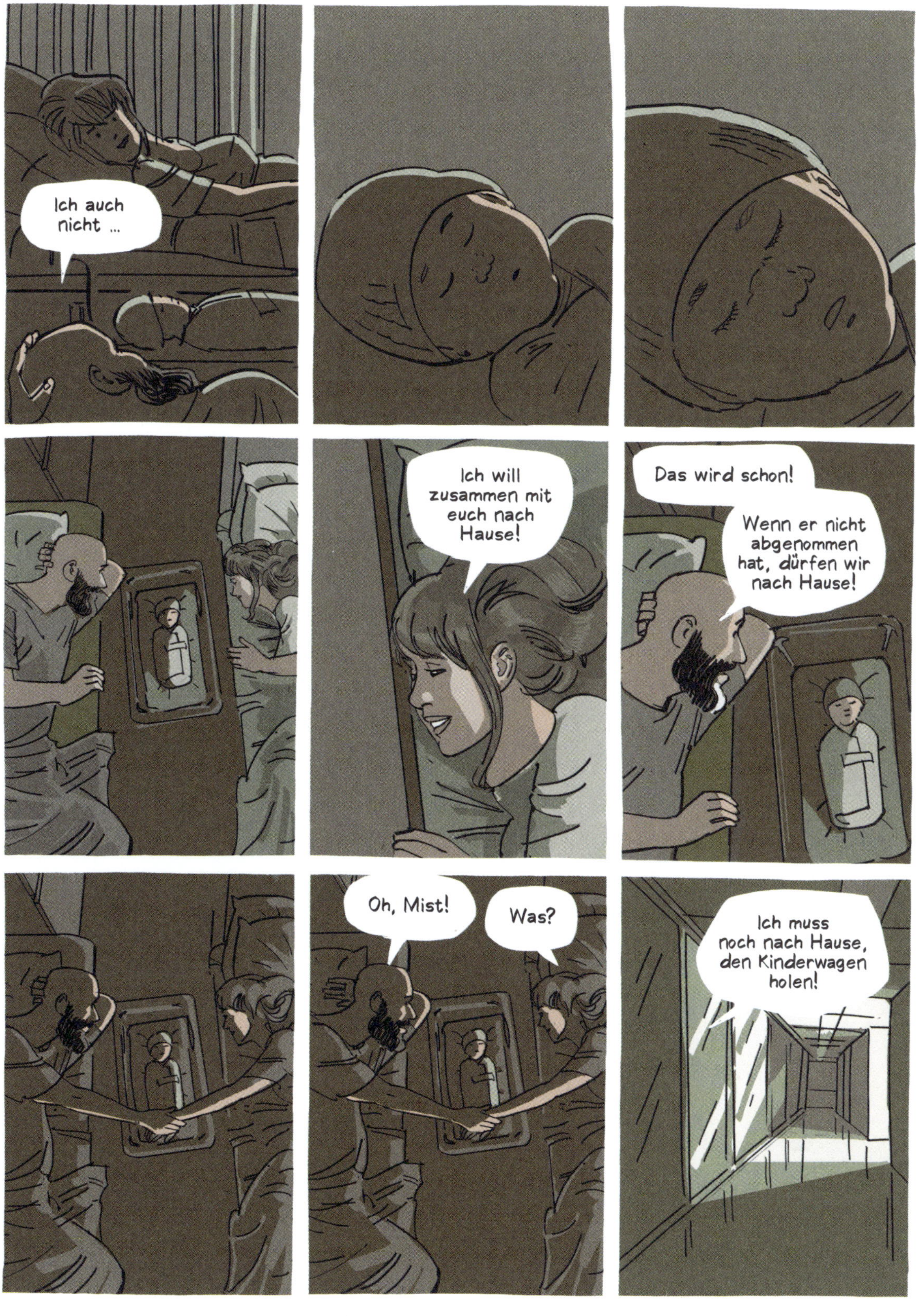
Ich auch nicht ...
Ich will zusammen mit euch nach Hause!
Das wird schon!
Wenn er nicht abgenommen hat, dürfen wir nach Hause!
Oh, Mist!
Was?
Ich muss noch nach Hause, den Kinderwagen holen!

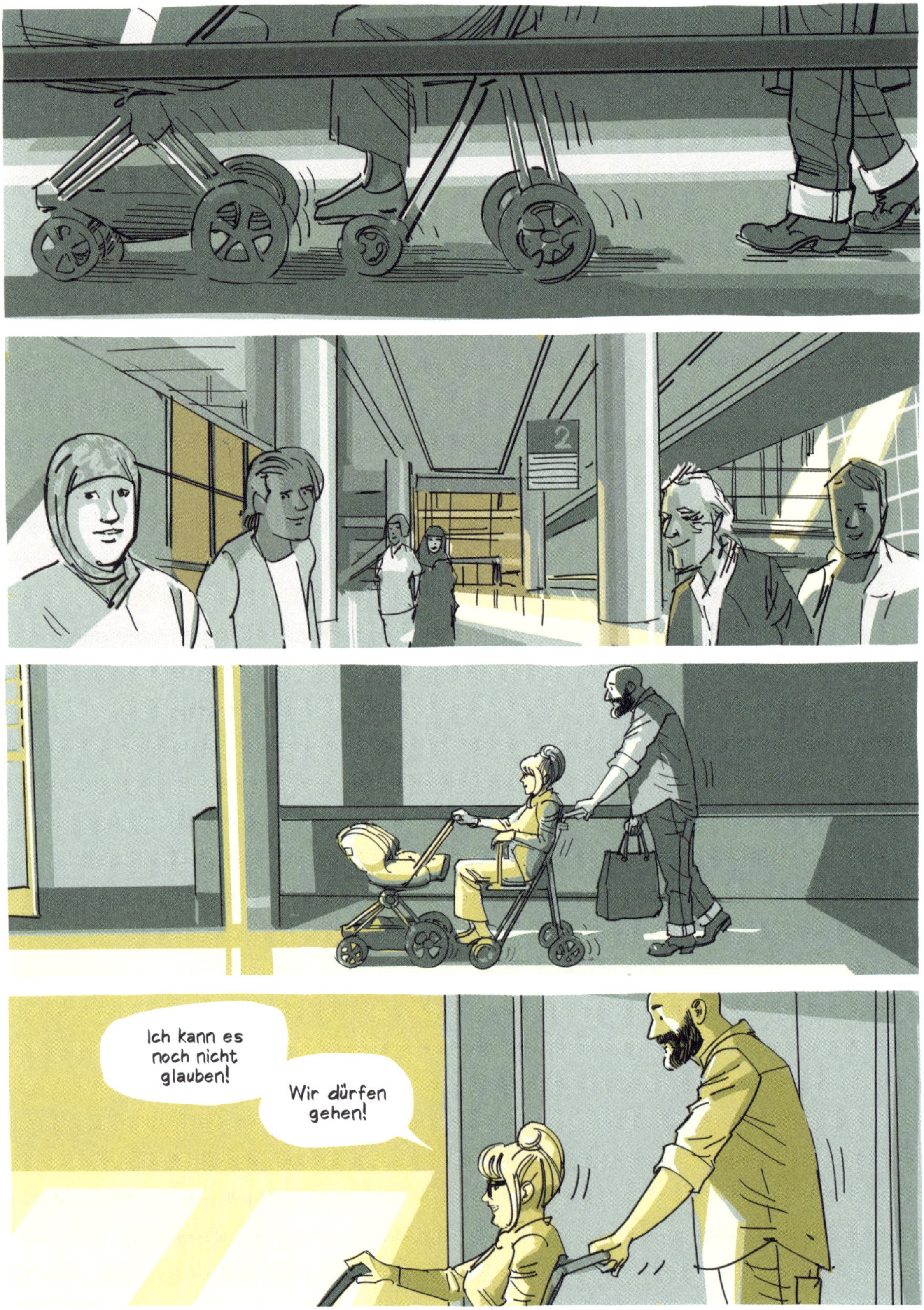

2
Ich kann es noch nicht glauben!
Wir dürfen gehen!

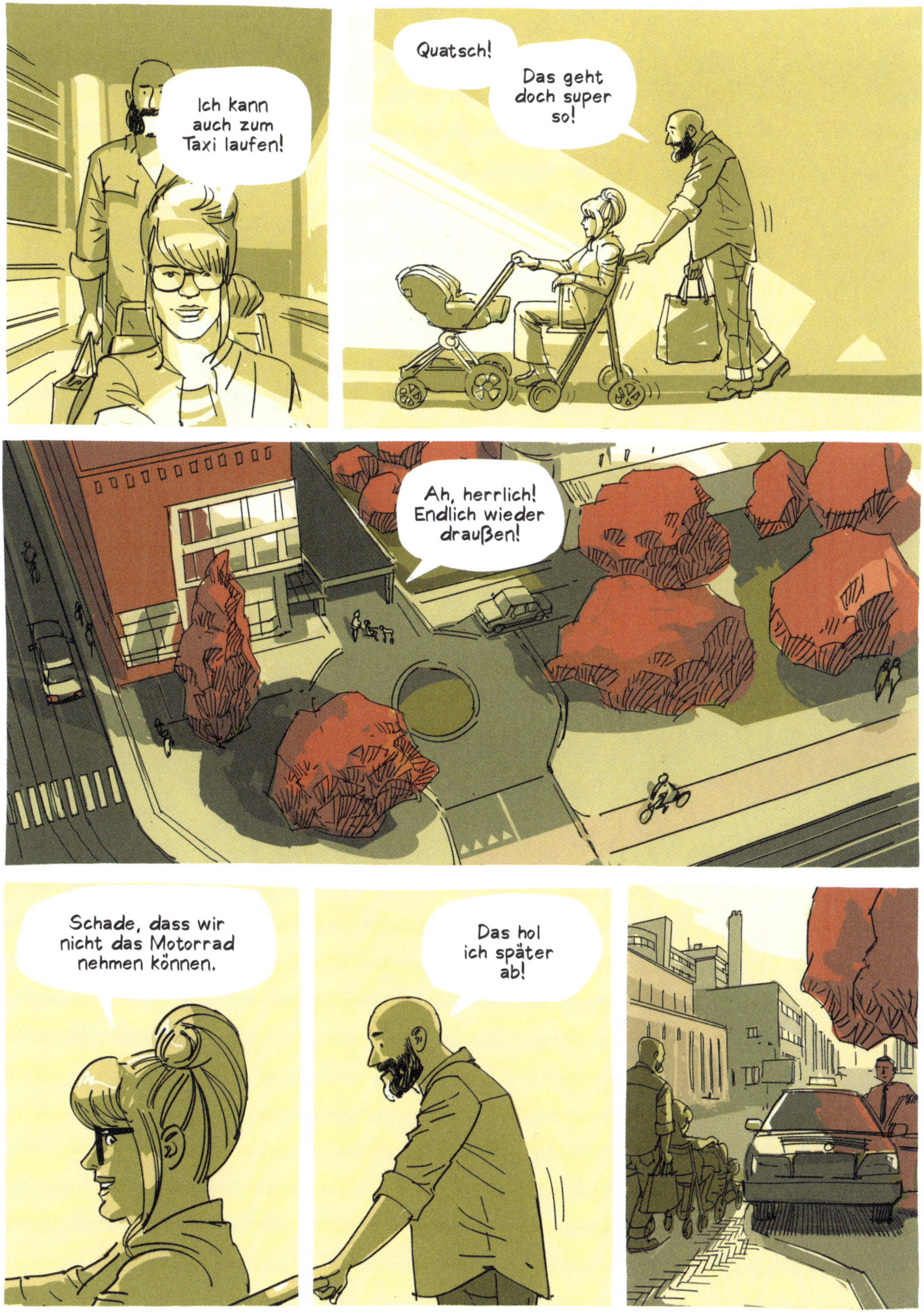
Ich kann auch zum Taxi laufen!
Quatsch!
Das geht doch super so!
Ah, herrlich! Endlich wieder draußen!
Schade, dass wir nicht das Motorrad nehmen können.
Das hol ich später ab!

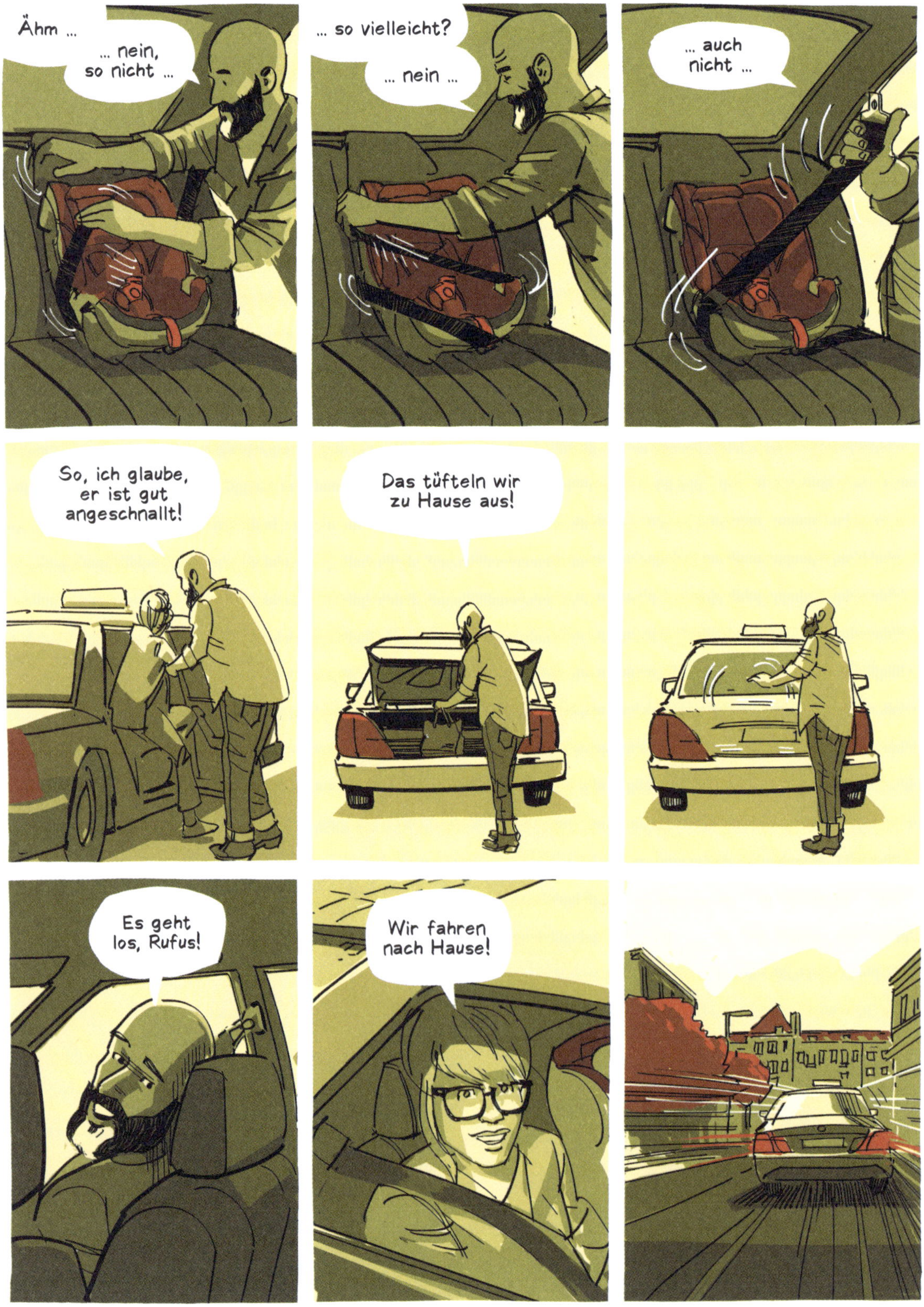
Ähm ...
... nein, so nicht ...
... so vielleicht?
... nein ...
... auch nicht ...
So, ich glaube, er ist gut angeschnallt!
Das tüfteln wir zu Hause aus!
Es geht los, Rufus!
Wir fahren nach Hause!

4. Teil

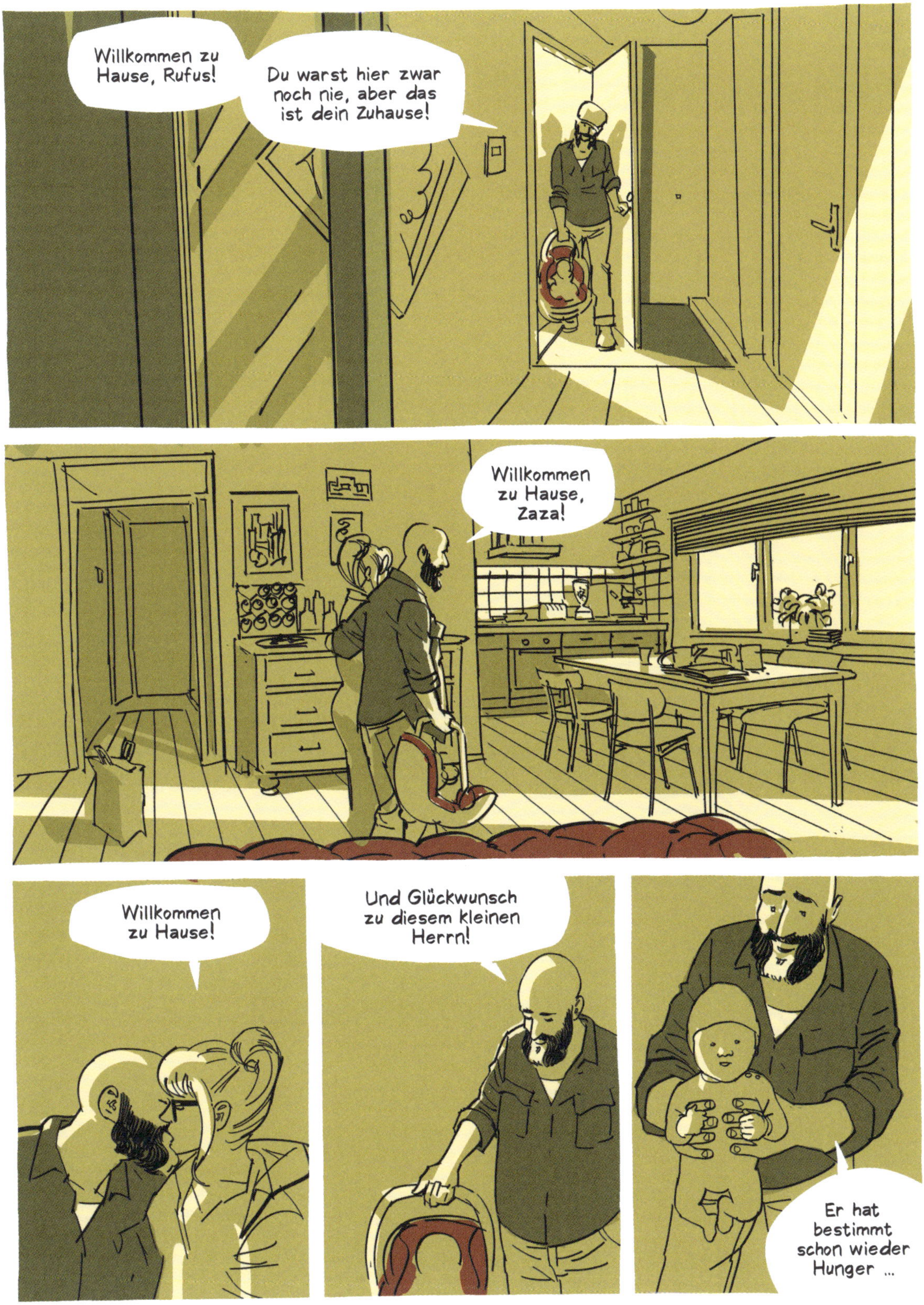
Willkommen zu Hause, Rufus!
Du warst hier zwar noch nie, aber das ist dein Zuhause!
Willkommen zu Hause, Zaza!
Willkommen zu Hause!
Und Glückwunsch zu diesem kleinen Herrn!
Er hat bestimmt schon wieder Hunger …

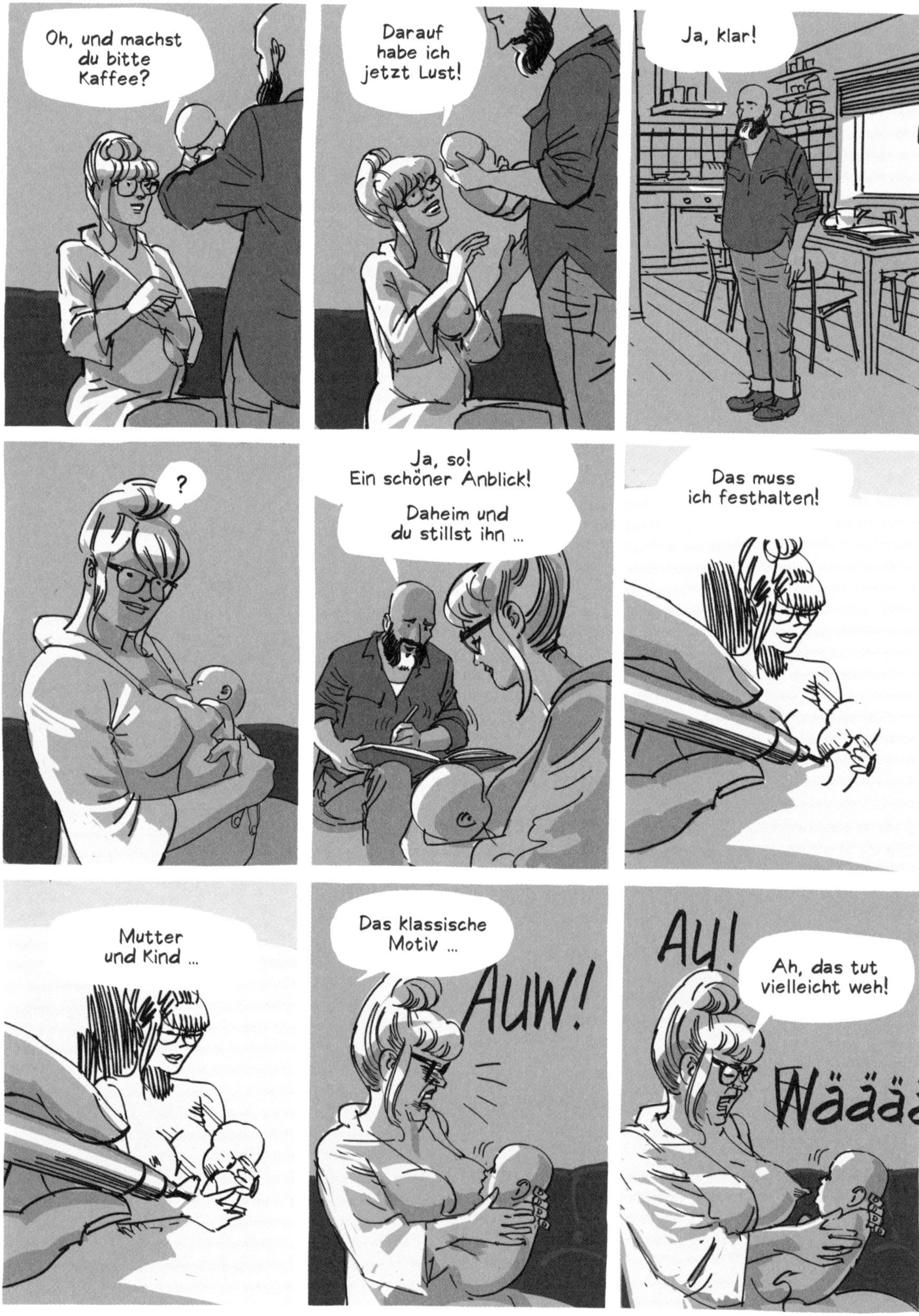

Oh, und machst du bitte Kaffee?
Darauf habe ich jetzt Lust!
Ja, klar!
?
Ja, so! Ein schöner Anblick!
Daheim und du stillst ihn ...
Das muss ich festhalten!
Mutter und Kind ...
Das klassische Motiv ...
AUW!
Au!
Ah, das tut vielleicht weh!
Wääää

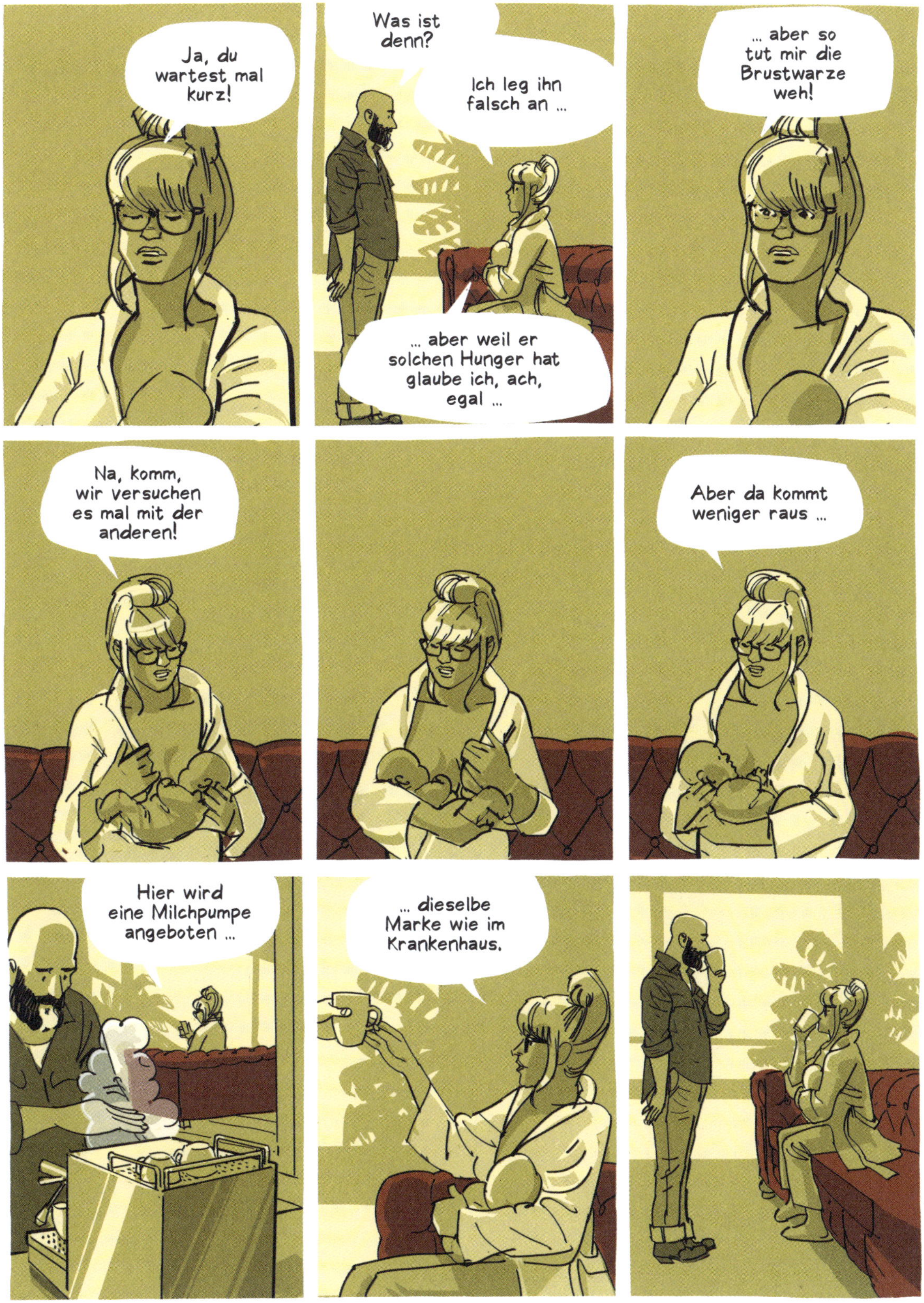
Ja, du wartest mal kurz!
Was ist denn?
Ich leg ihn falsch an …
… aber weil er solchen Hunger hat glaube ich, ach, egal …
… aber so tut mir die Brustwarze weh!
Na, komm, wir versuchen es mal mit der anderen!
Aber da kommt weniger raus …
Hier wird eine Milchpumpe angeboten …
… dieselbe Marke wie im Krankenhaus.

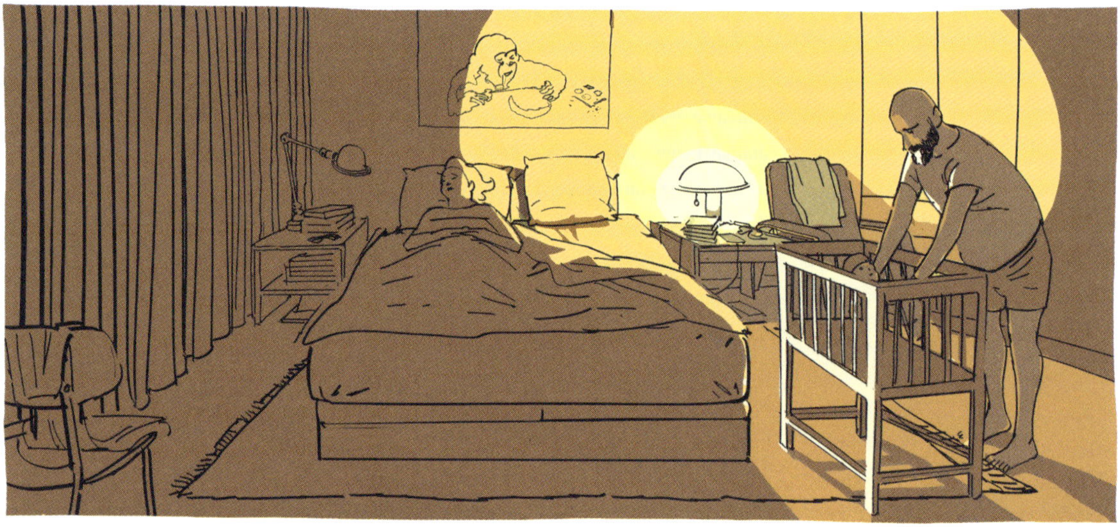

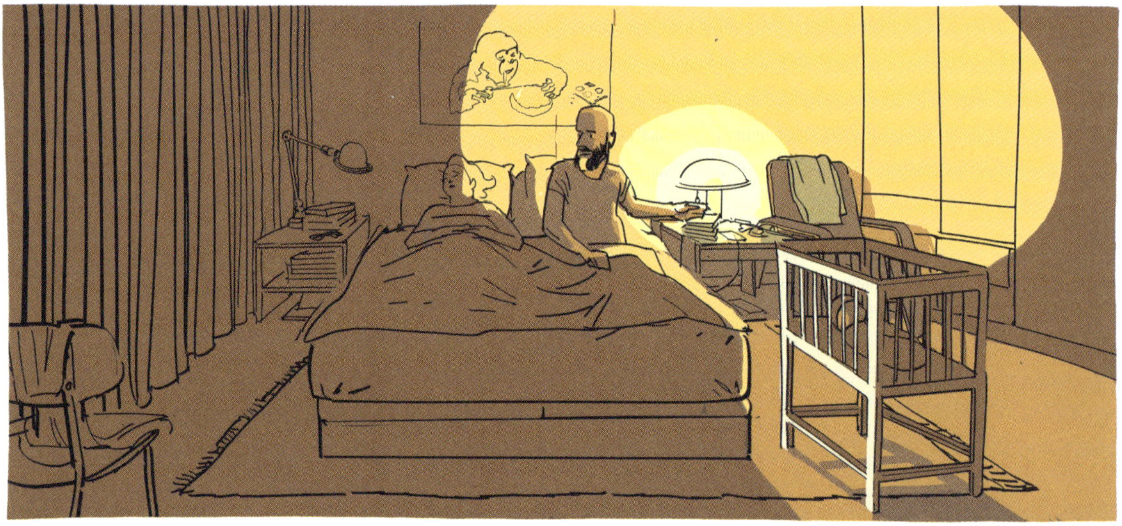

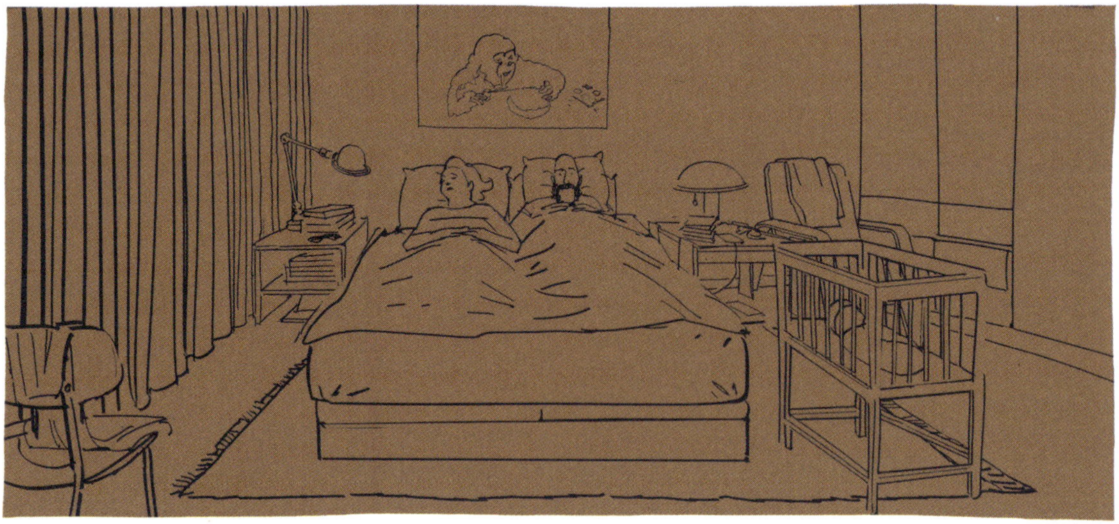

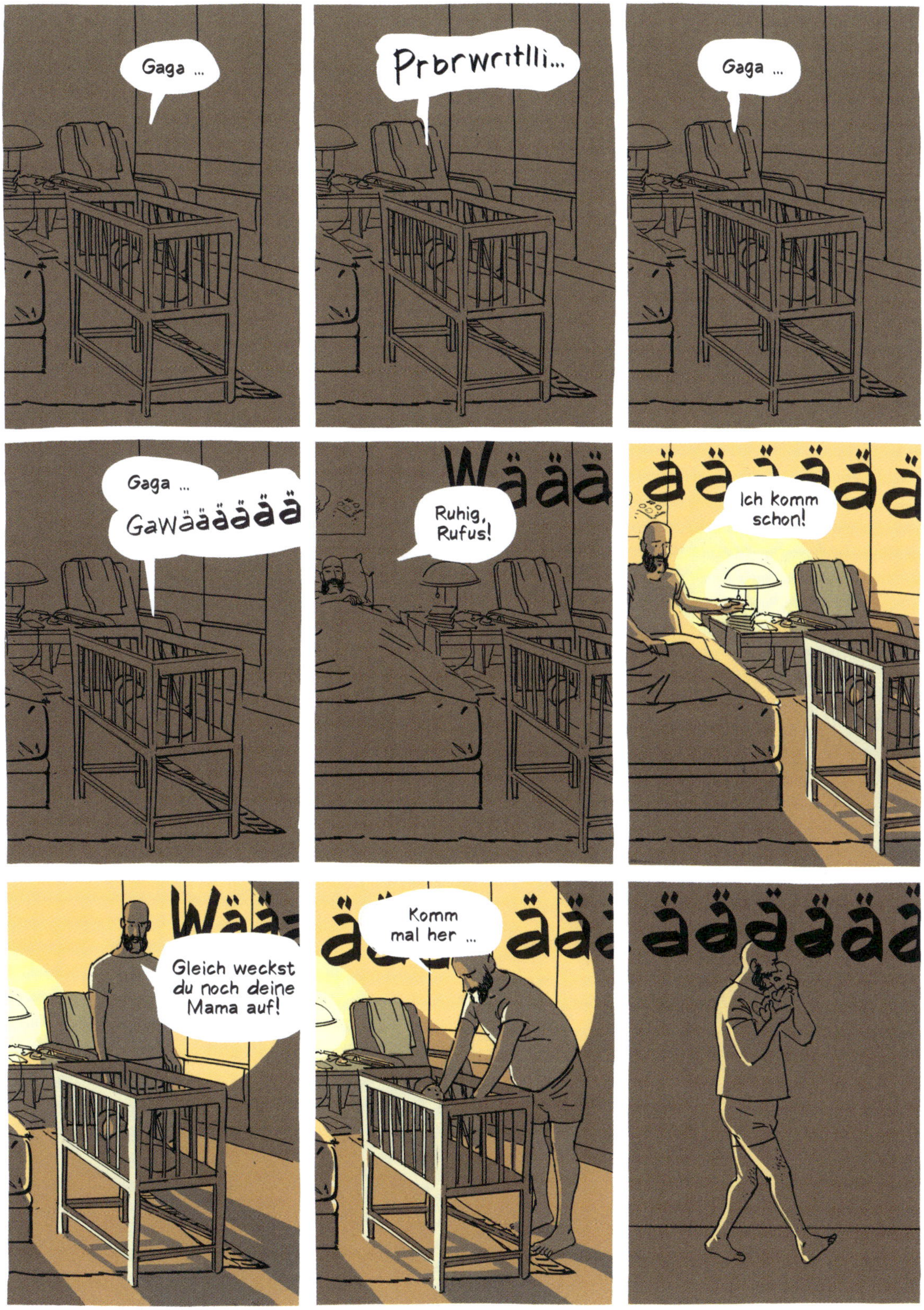
Gaga ...
Prbrwritlli...
Gaga ...
Gaga ...
GaWääääää
Wäää
Ruhig, Rufus!
äääääää
Ich komm schon!
Wää
Gleich weckst du noch deine Mama auf!
ää
Komm mal her ...
ääa
ääääääa

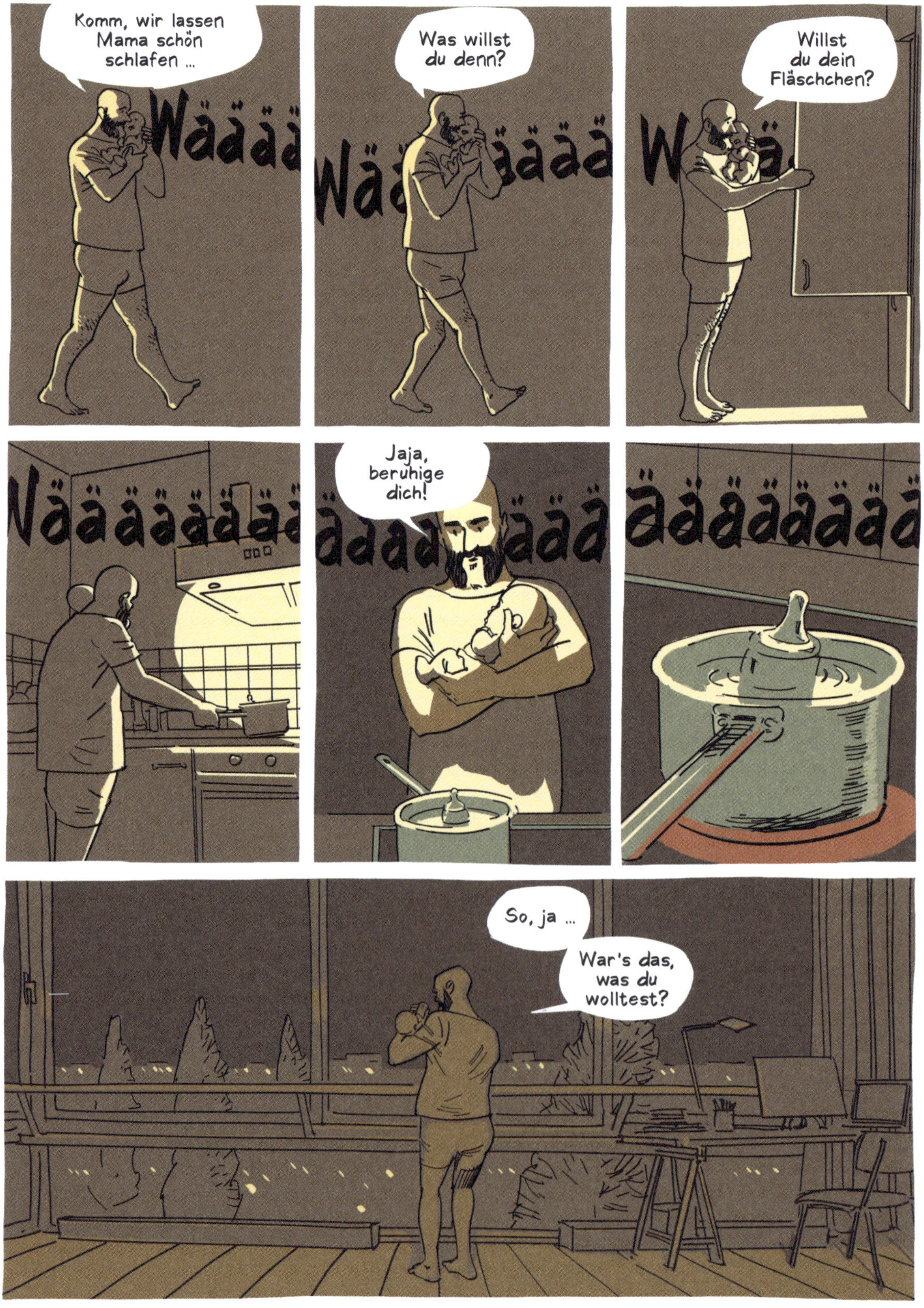
Komm, wir lassen Mama schön schlafen ...
Wäääää
Was willst du denn?
Wäääääää
Willst du dein Fläschchen?
Wä
Wäääääää
Jaja, beruhige dich!
ääääääää
ääääääää
So, ja ...
War's das, was du wolltest?

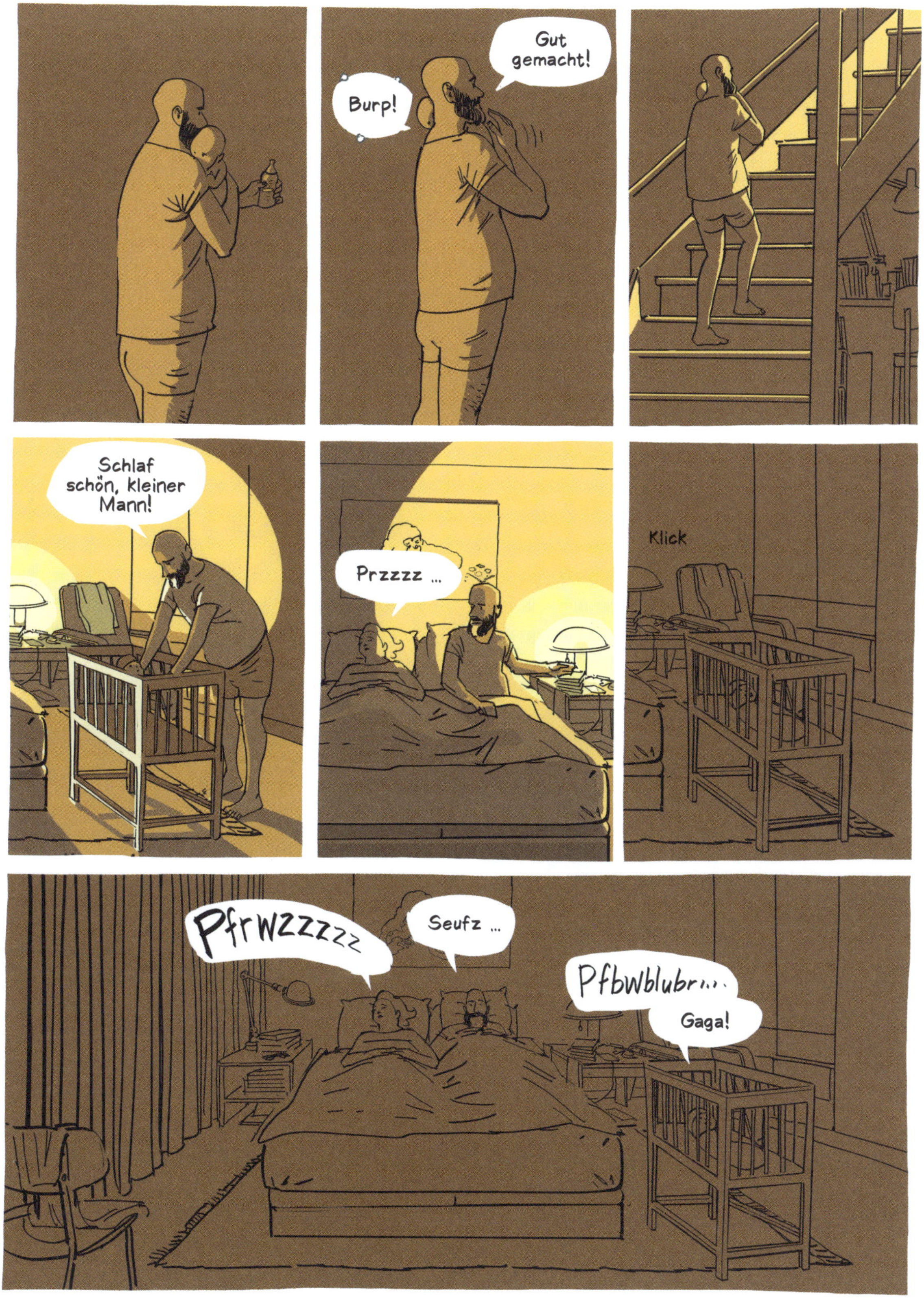
Burp!
Gut gemacht!
Schlaf schön, kleiner Mann!
Przzzz ...
Klick
Pfrwzzzzz
Seufz ...
Pfbwblubr...
Gaga!

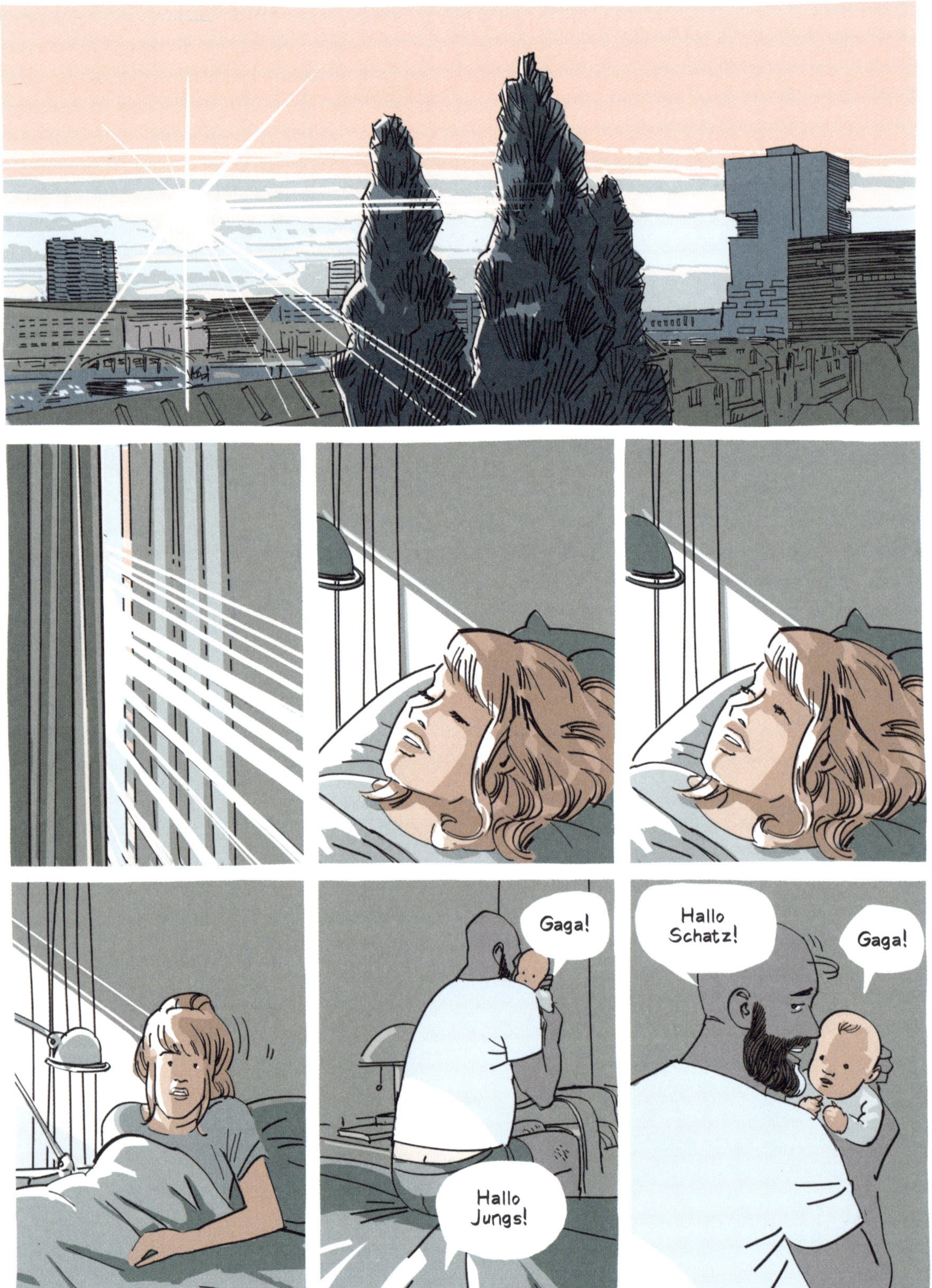
Gaga!
Hallo Jungs!
Hallo Schatz!
Gaga!

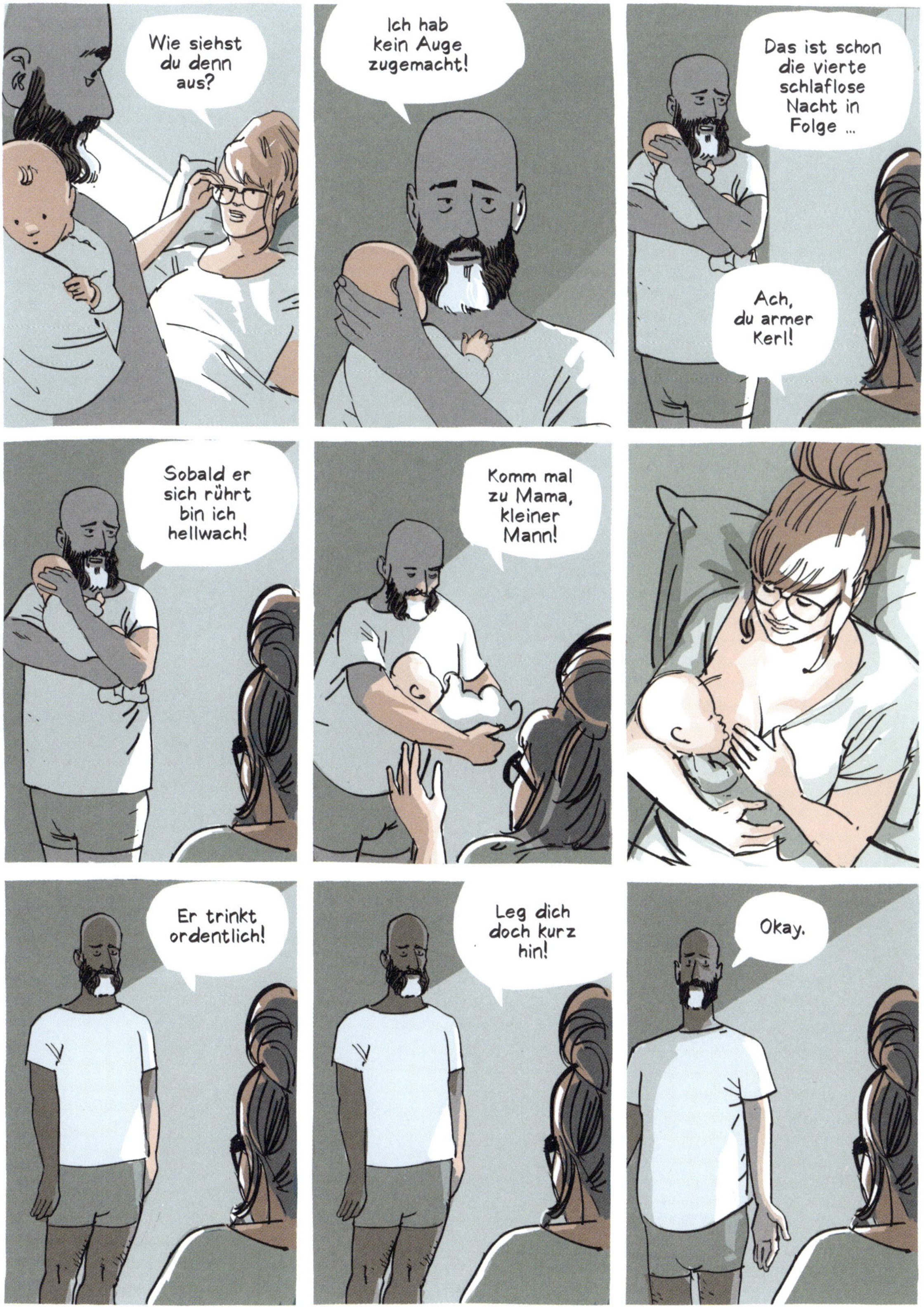
Wie siehst du denn aus?
Ich hab kein Auge zugemacht!
Das ist schon die vierte schlaflose Nacht in Folge ...
Ach, du armer Kerl!
Sobald er sich rührt bin ich hellwach!
Komm mal zu Mama, kleiner Mann!
Er trinkt ordentlich!
Leg dich doch kurz hin!
Okay.

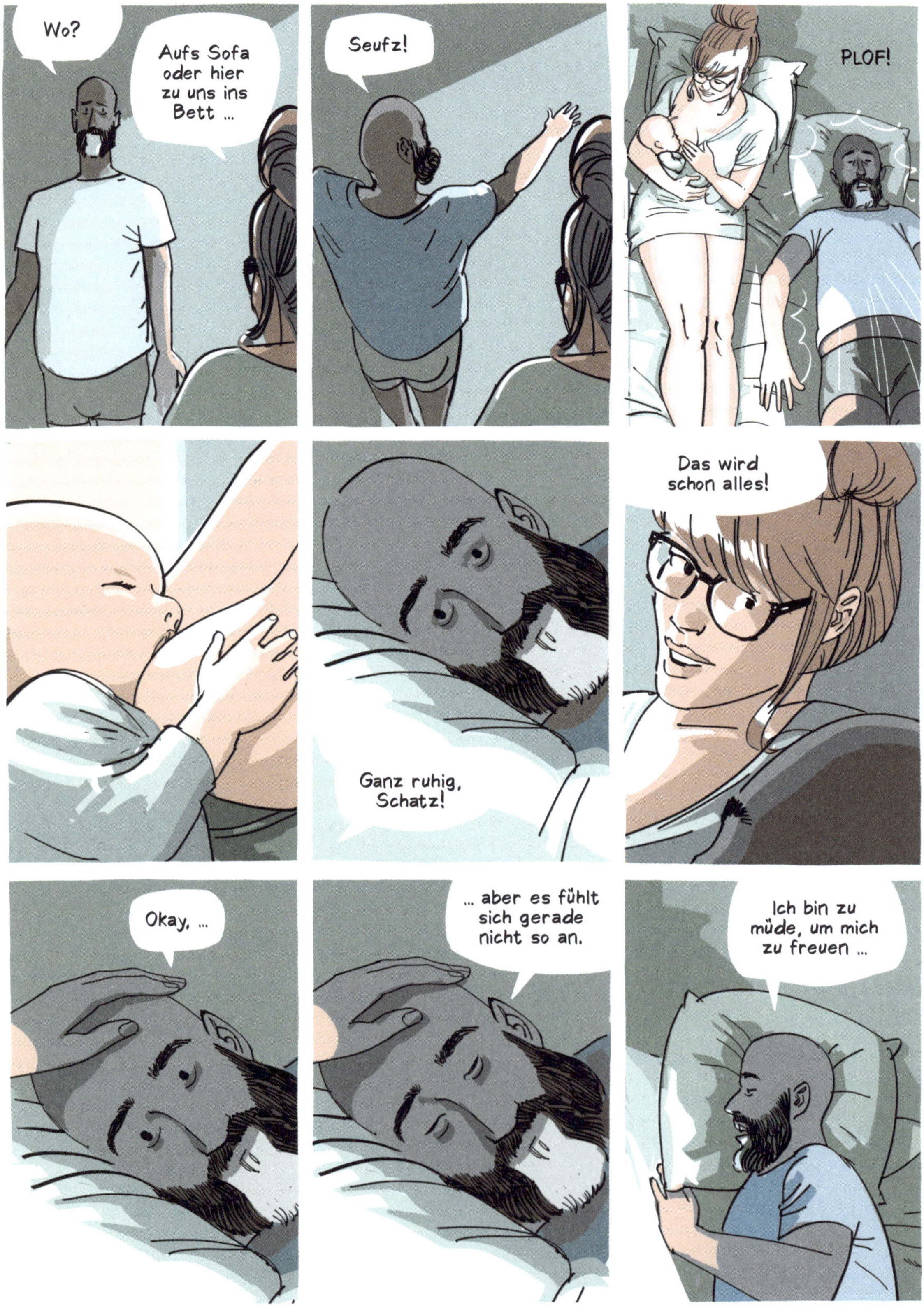
Wo?
Aufs Sofa oder hier zu uns ins Bett …
Seufz!
PLOF!
Ganz ruhig, Schatz!
Das wird schon alles!
Okay, …
… aber es fühlt sich gerade nicht so an.
Ich bin zu müde, um mich zu freuen …

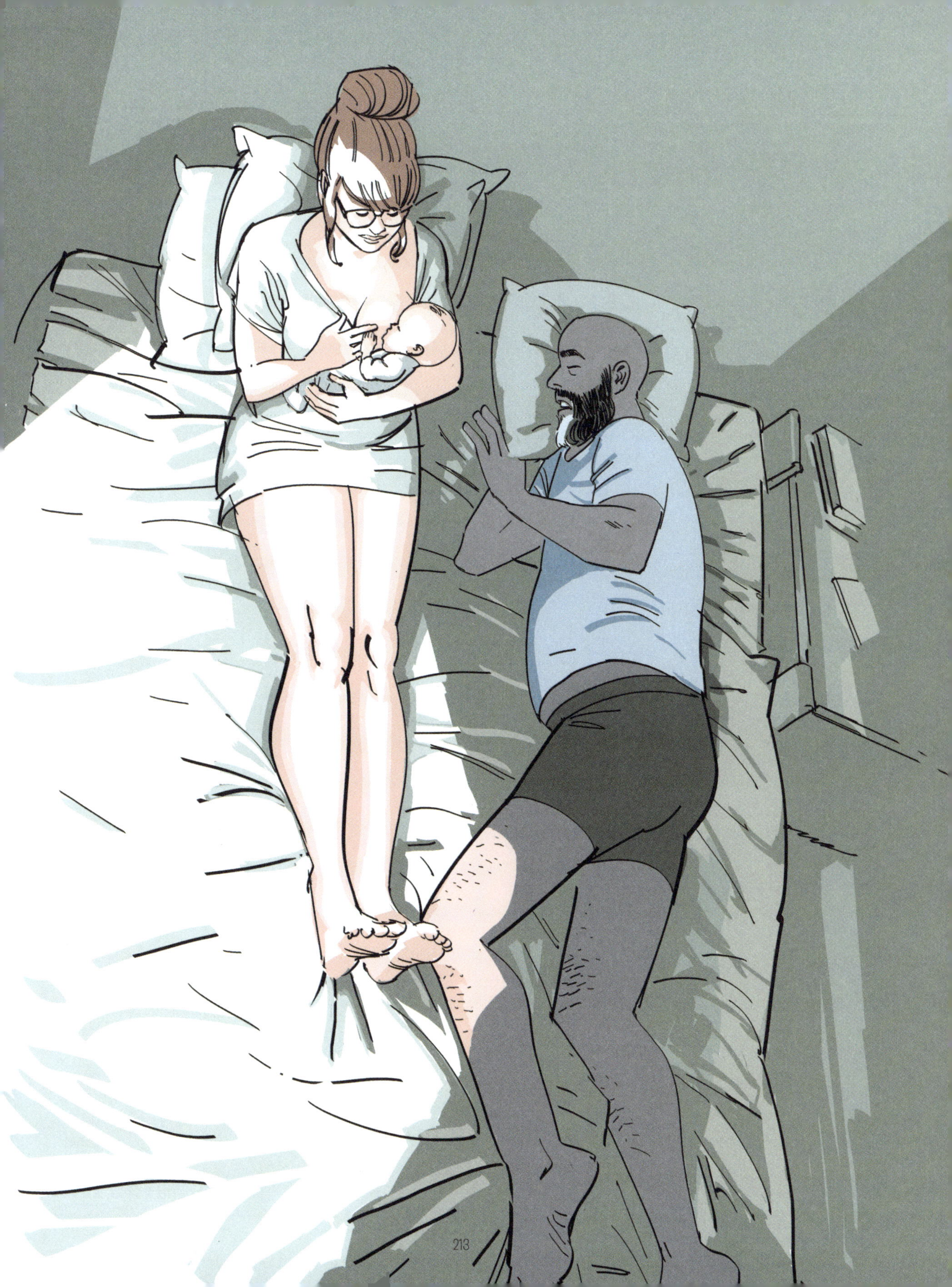

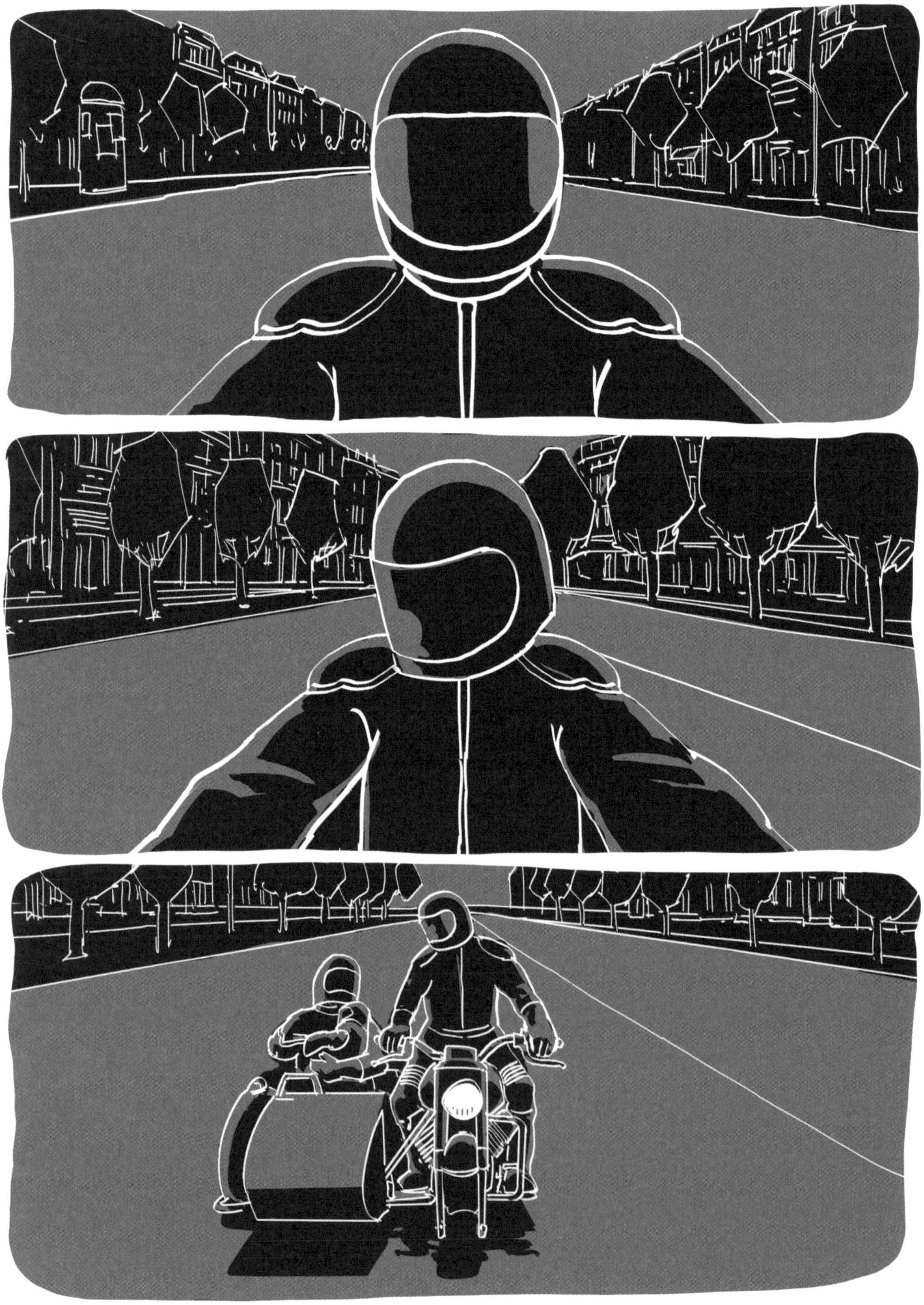

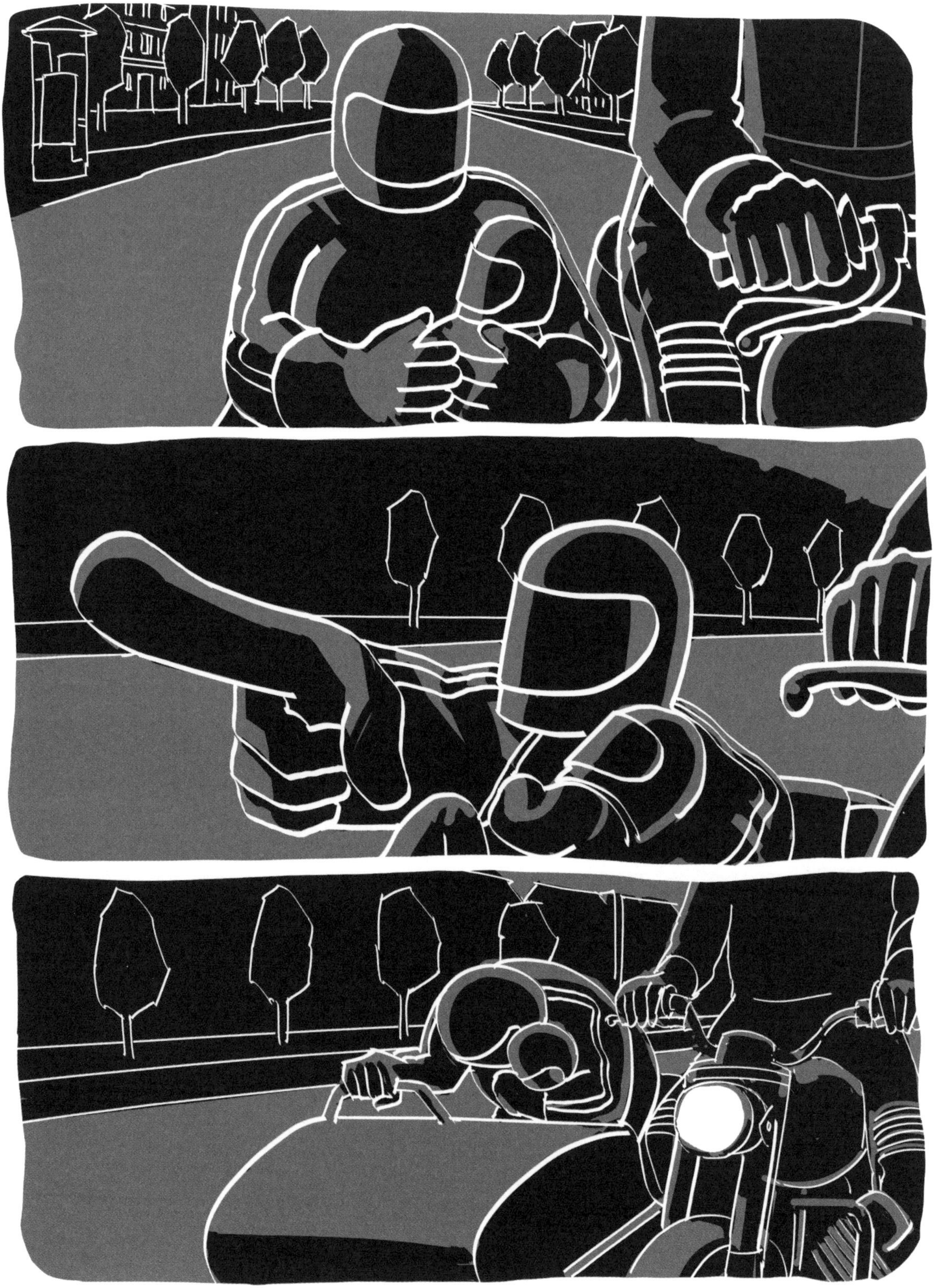

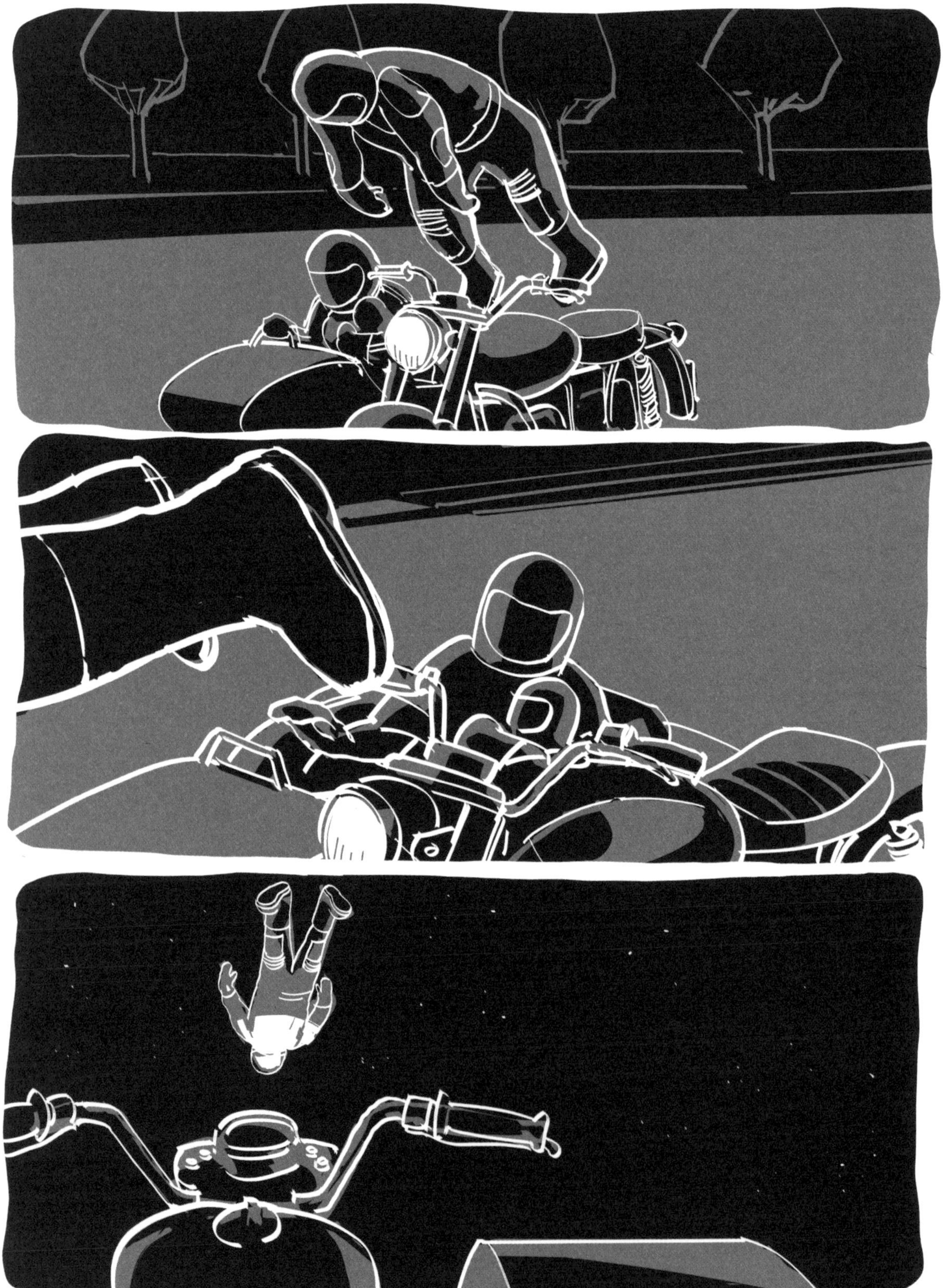

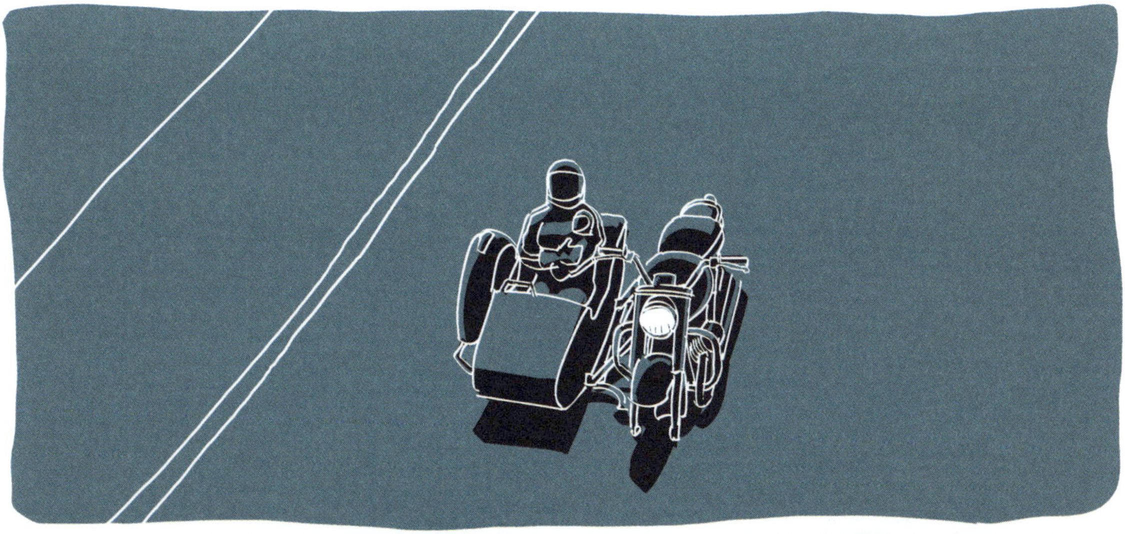

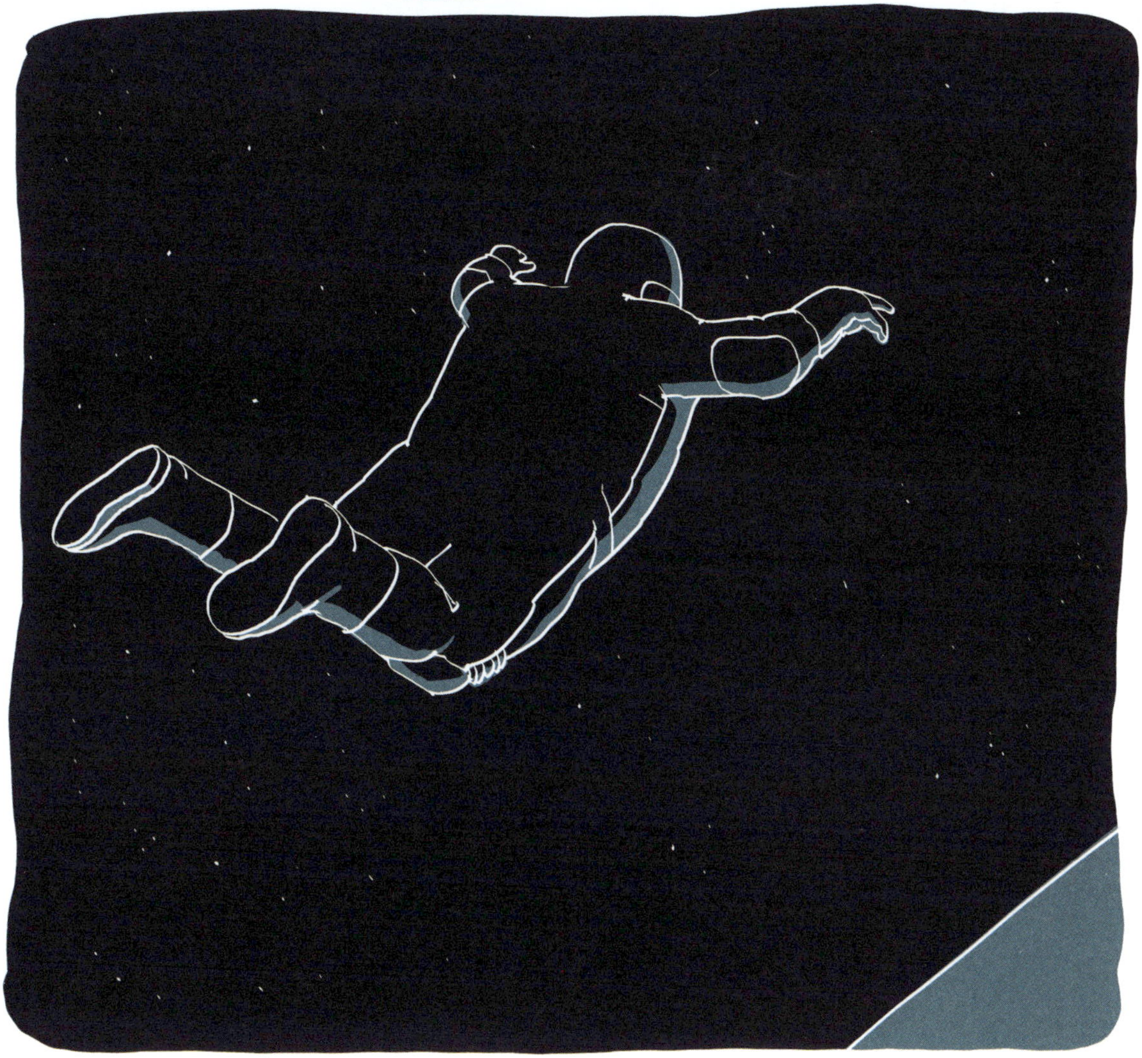

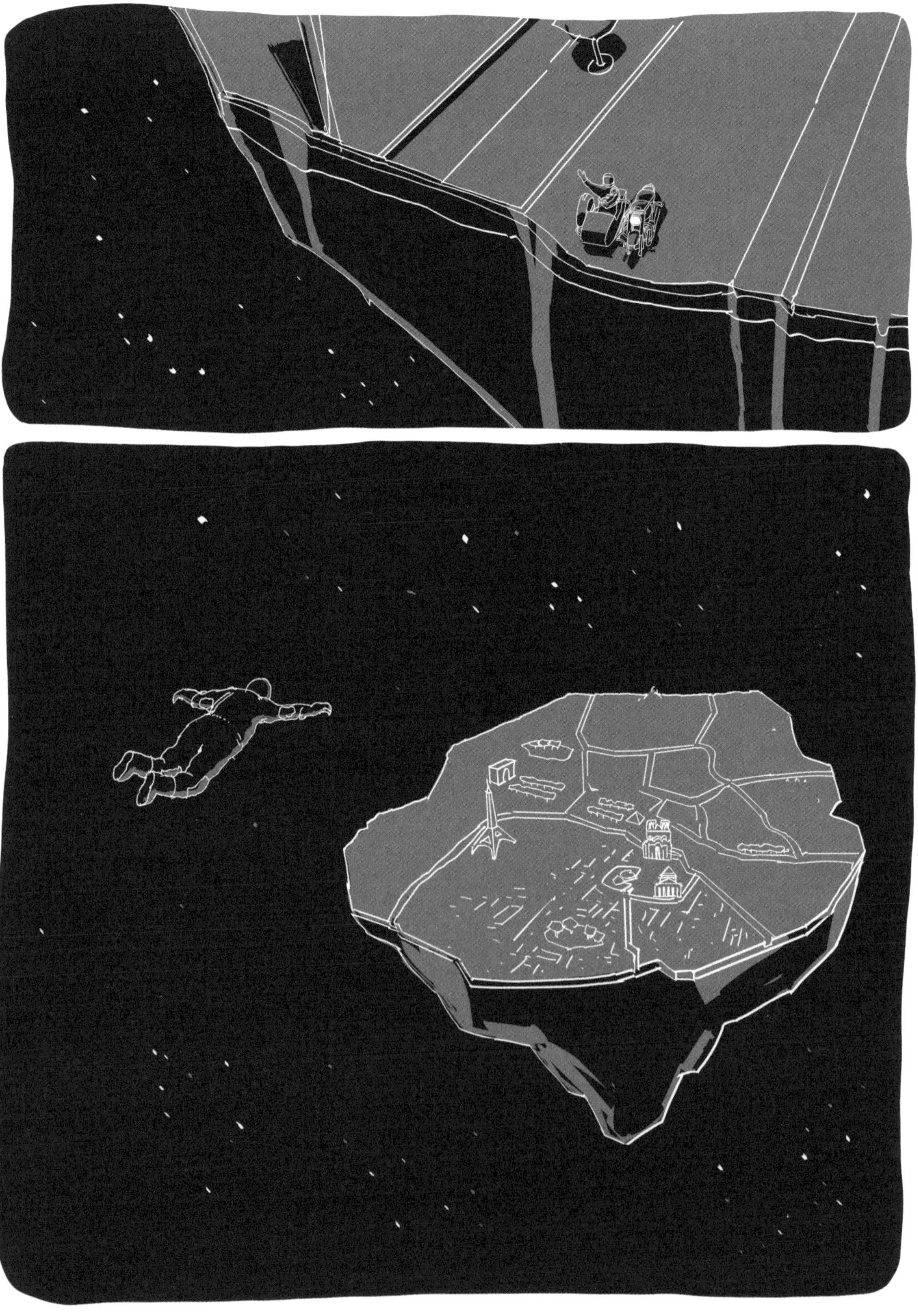

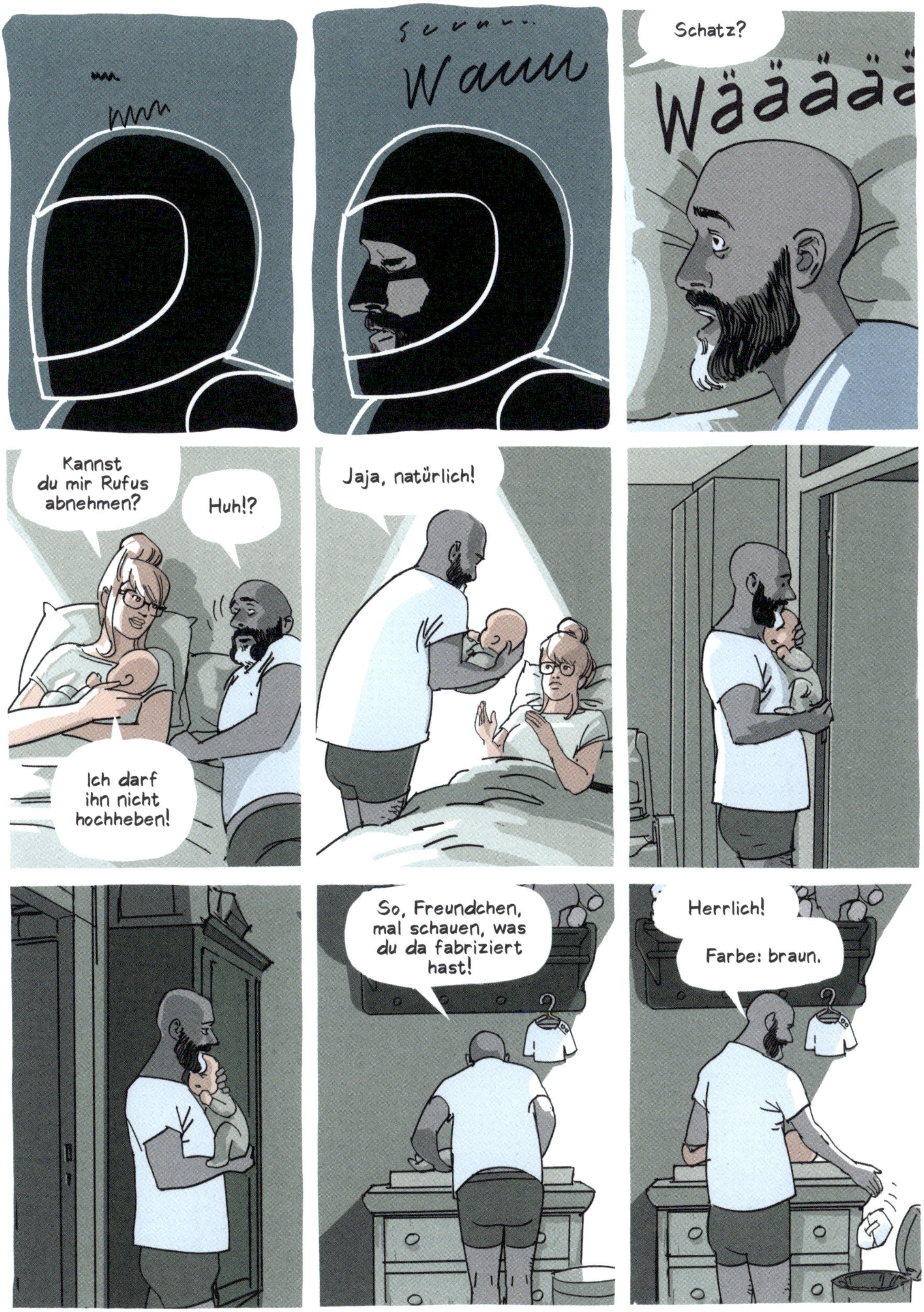
Schatz?
Wäääää
Kannst du mir Rufus abnehmen?
Huh!?
Ich darf ihn nicht hochheben!
Jaja, natürlich!
So, Freundchen, mal schauen, was du da fabriziert hast!
Herrlich!
Farbe: braun.

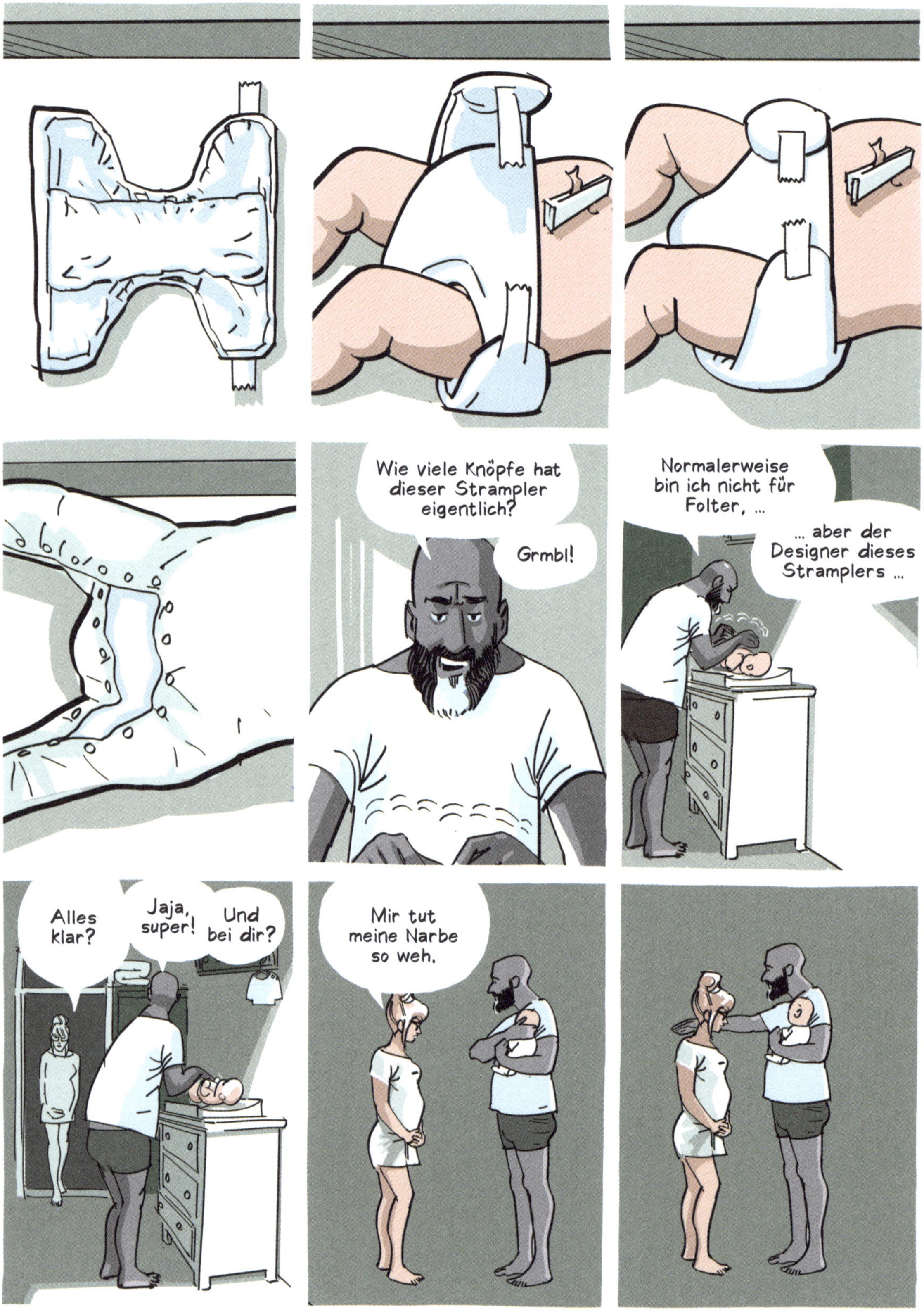
Wie viele Knöpfe hat dieser Strampler eigentlich?
Grmbl!
Normalerweise bin ich nicht für Folter, ...
... aber der Designer dieses Stramplers ...
Alles klar?
Jaja, super!
Und bei dir?
Mir tut meine Narbe so weh.

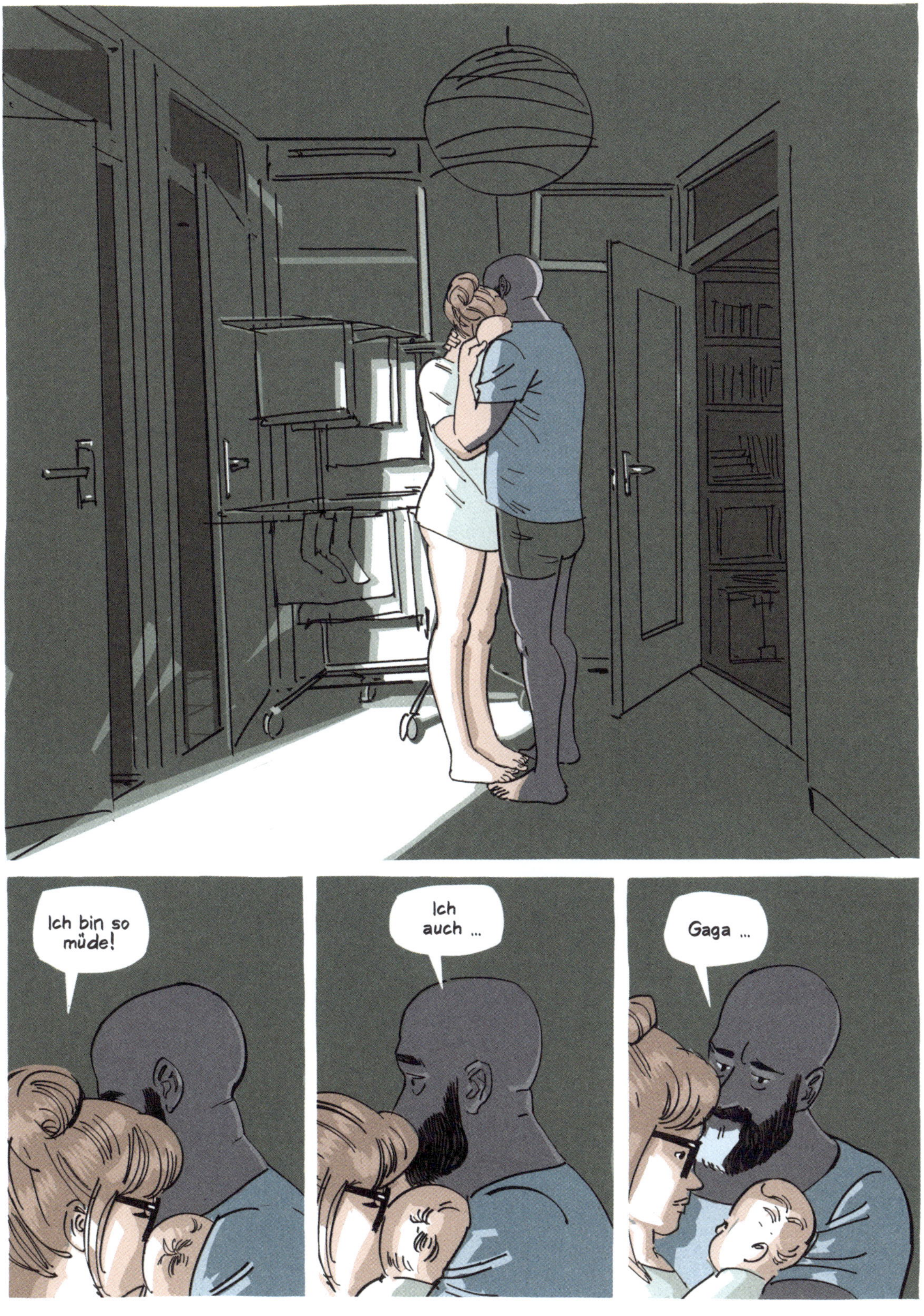
Ich bin so müde!
Ich auch ...
Gaga ...

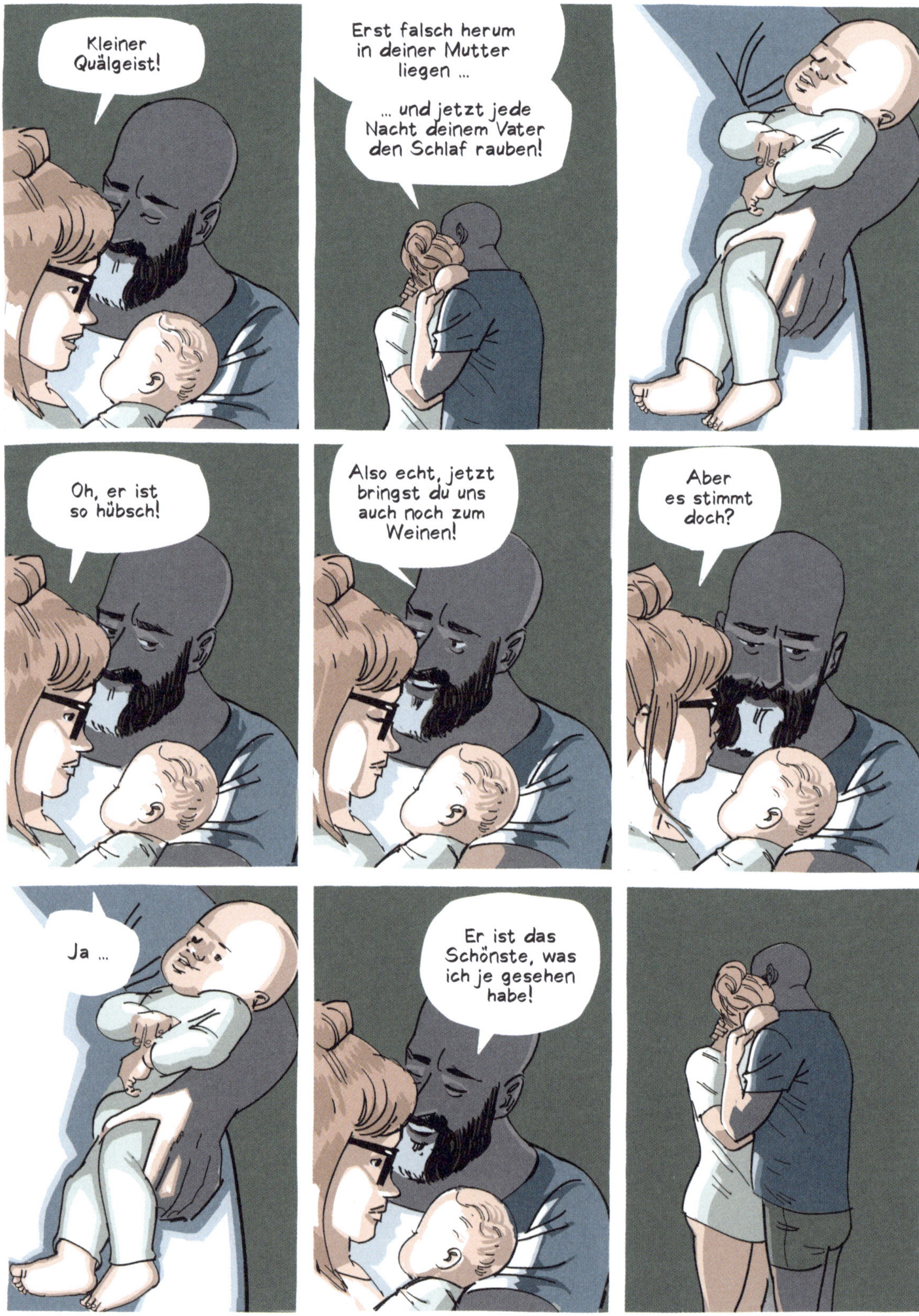
Kleiner Quälgeist!
Erst falsch herum in deiner Mutter liegen …
… und jetzt jede Nacht deinem Vater den Schlaf rauben!
Oh, er ist so hübsch!
Also echt, jetzt bringst du uns auch noch zum Weinen!
Aber es stimmt doch?
Ja …
Er ist das Schönste, was ich je gesehen habe!

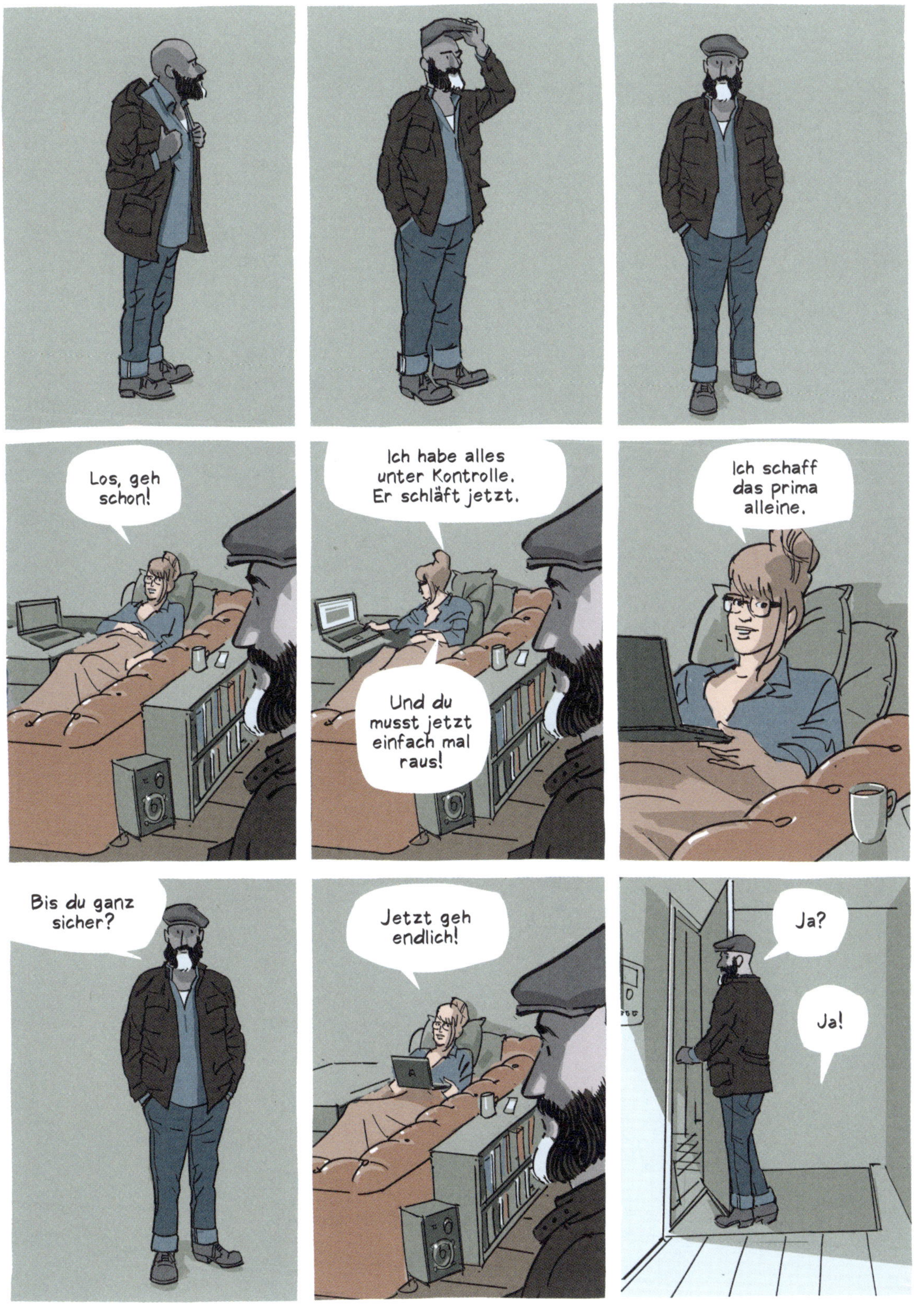
Los, geh schon!
Ich habe alles unter Kontrolle. Er schläft jetzt.
Und du musst jetzt einfach mal raus!
Ich schaff das prima alleine.
Bis du ganz sicher?
Jetzt geh endlich!
Ja?
Ja!

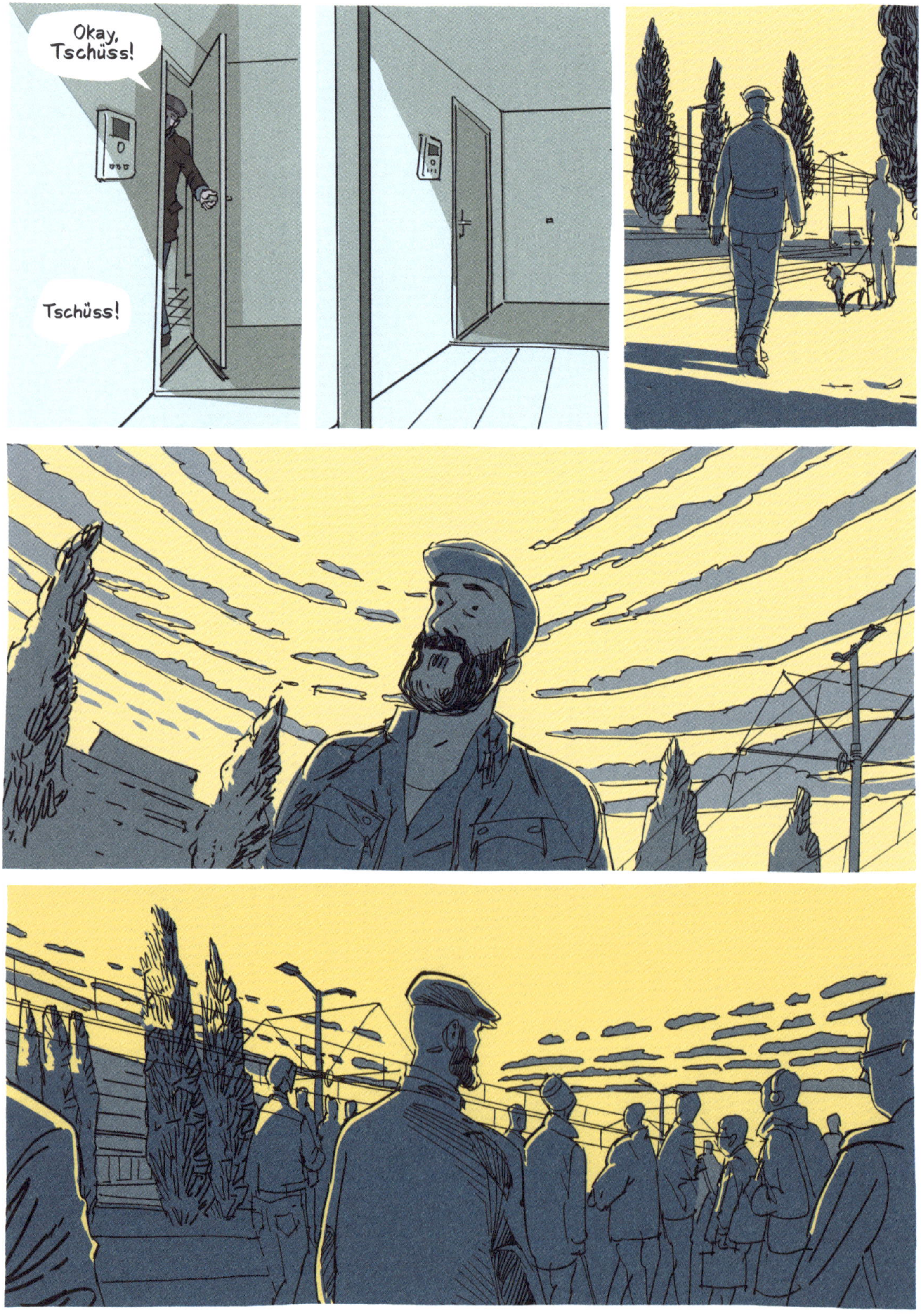
Okay, Tschüss!
Tschüss!

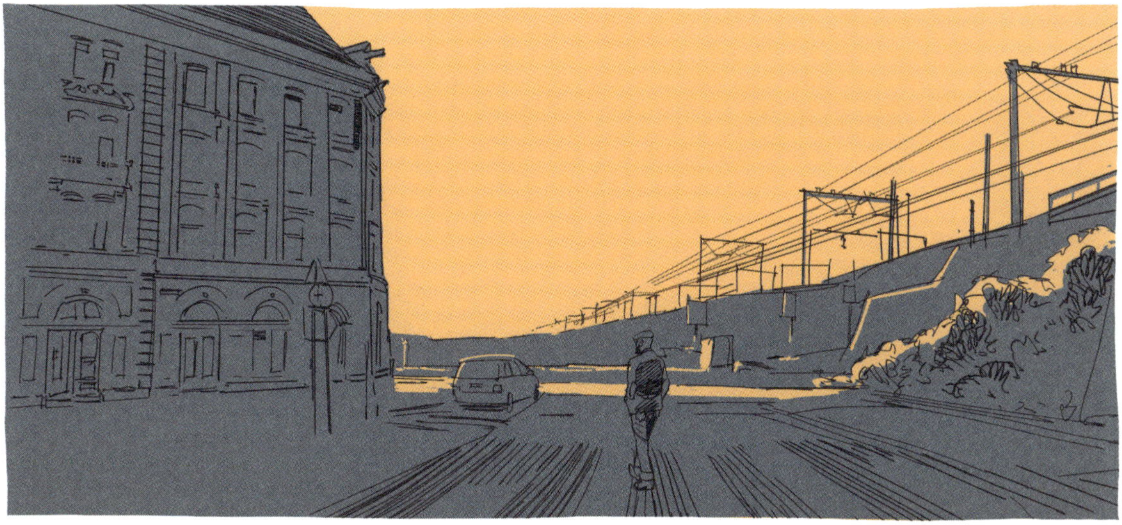
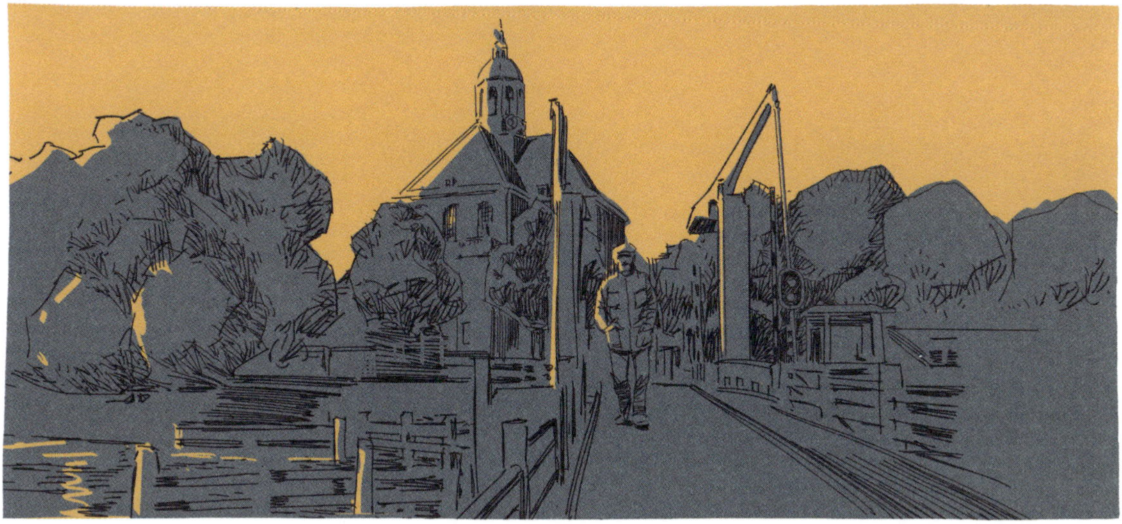
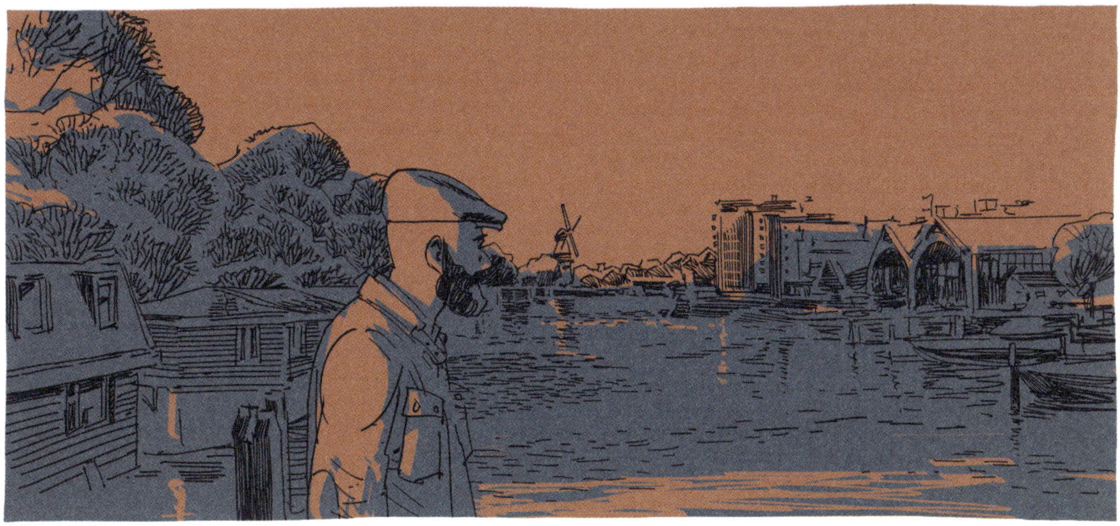

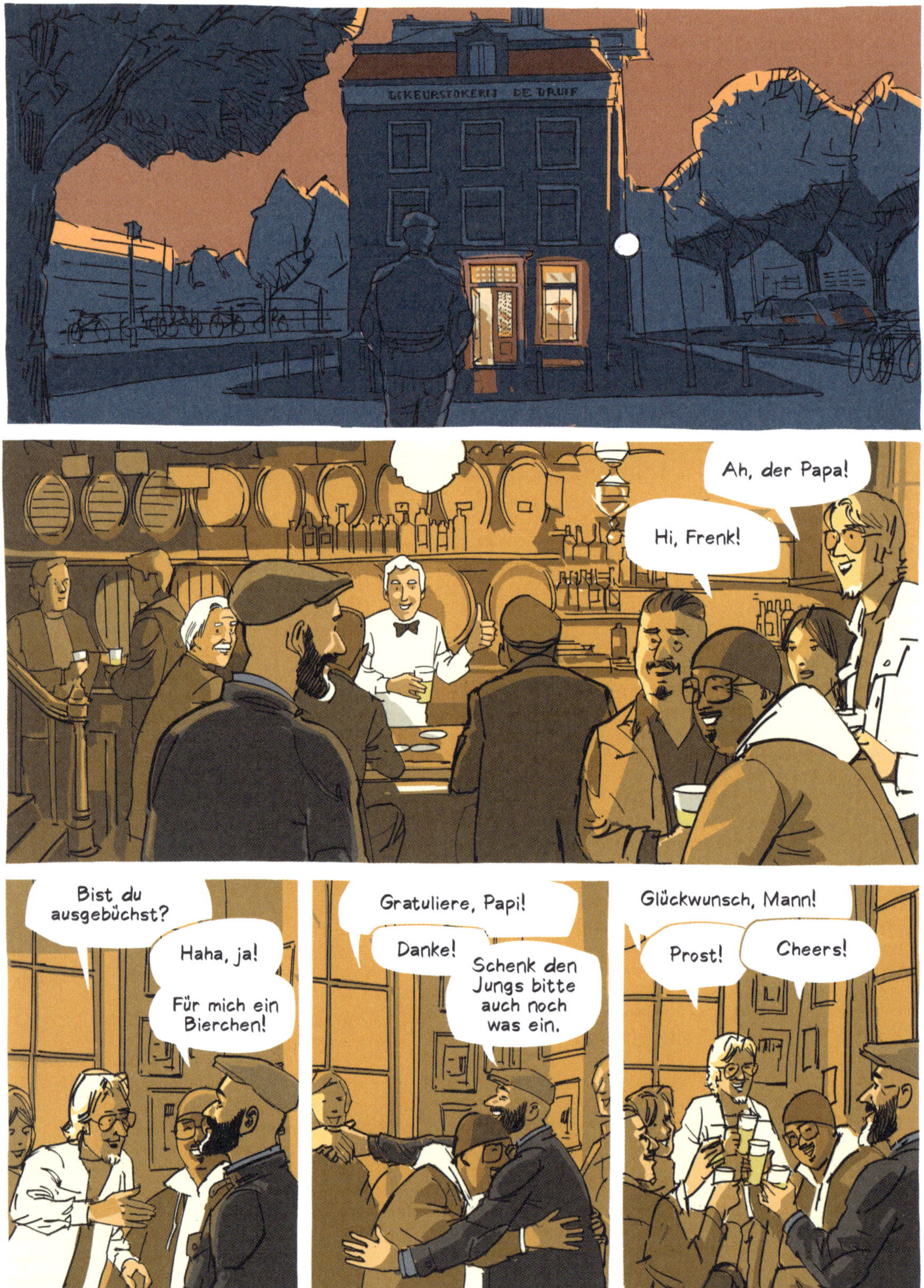
LIKEURSTOKERIJ DE DRUIF
Ah, der Papa!
Hi, Frenk!
Bist du ausgebüchst?
Haha, ja!
Für mich ein Bierchen!
Gratuliere, Papi!
Danke!
Schenk den Jungs bitte auch noch was ein.
Glückwunsch, Mann!
Prost!
Cheers!

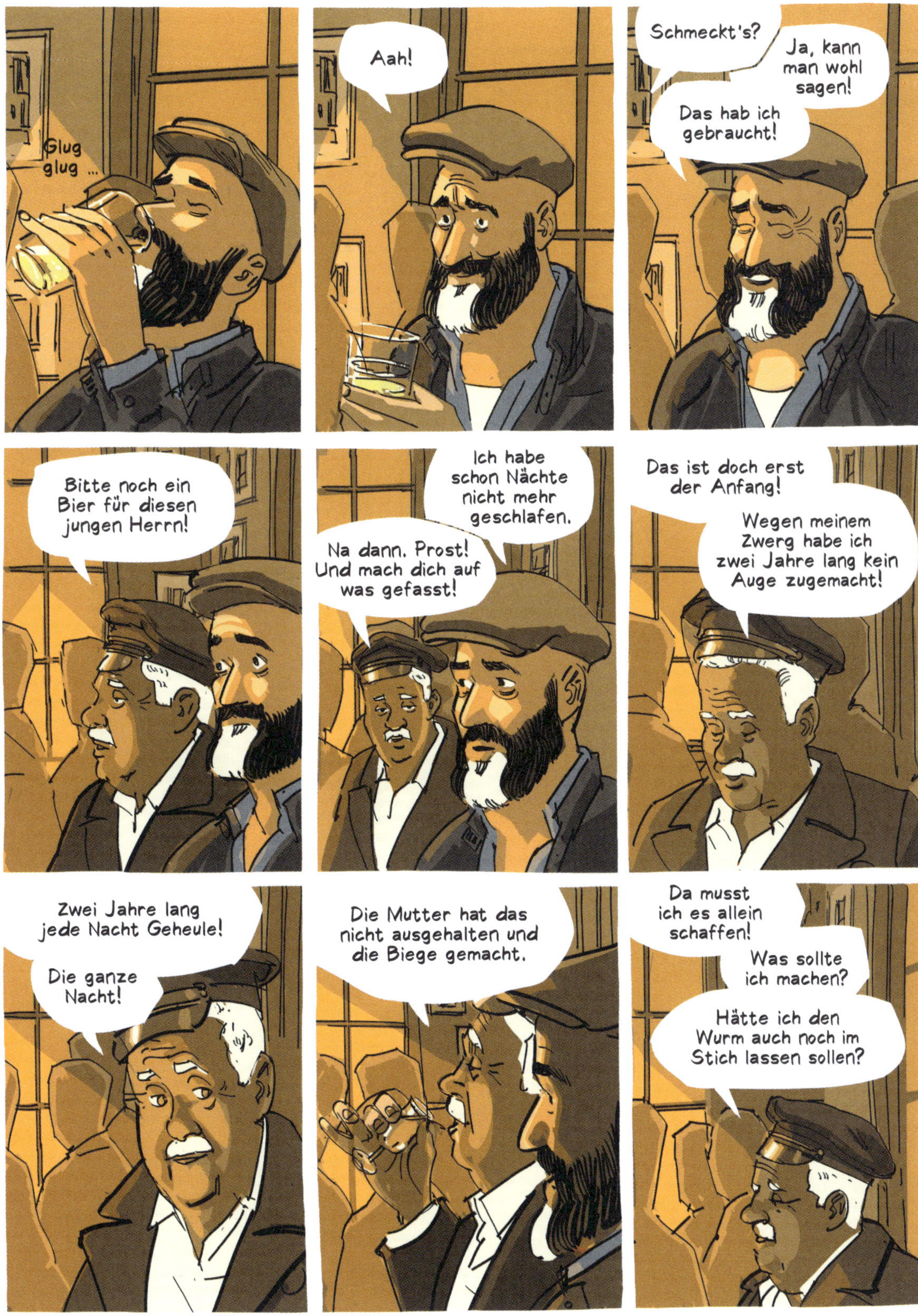

Glug glug ...
Aah!
Schmeckt's?
Ja, kann man wohl sagen!
Das hab ich gebraucht!
Bitte noch ein Bier für diesen jungen Herrn!
Ich habe schon Nächte nicht mehr geschlafen.
Na dann. Prost! Und mach dich auf was gefasst!
Das ist doch erst der Anfang!
Wegen meinem Zwerg habe ich zwei Jahre lang kein Auge zugemacht!
Zwei Jahre lang jede Nacht Geheule!
Die ganze Nacht!
Die Mutter hat das nicht ausgehalten und die Biege gemacht.
Da musst ich es allein schaffen!
Was sollte ich machen?
Hätte ich den Wurm auch noch im Stich lassen sollen?

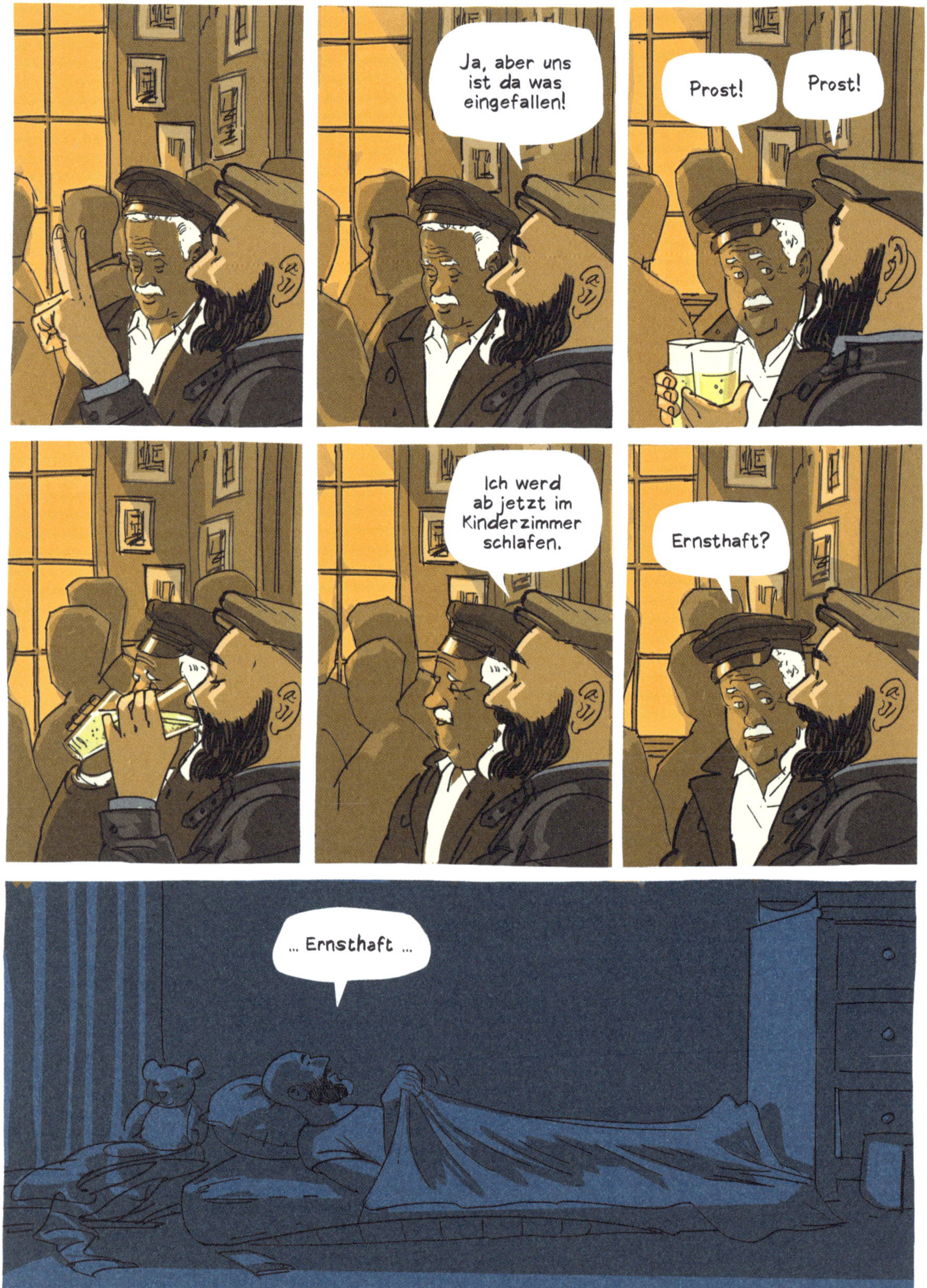
Ja, aber uns ist da was eingefallen!
Prost!
Prost!
Ich werd ab jetzt im Kinderzimmer schlafen.
Ernsthaft?
... Ernsthaft ...

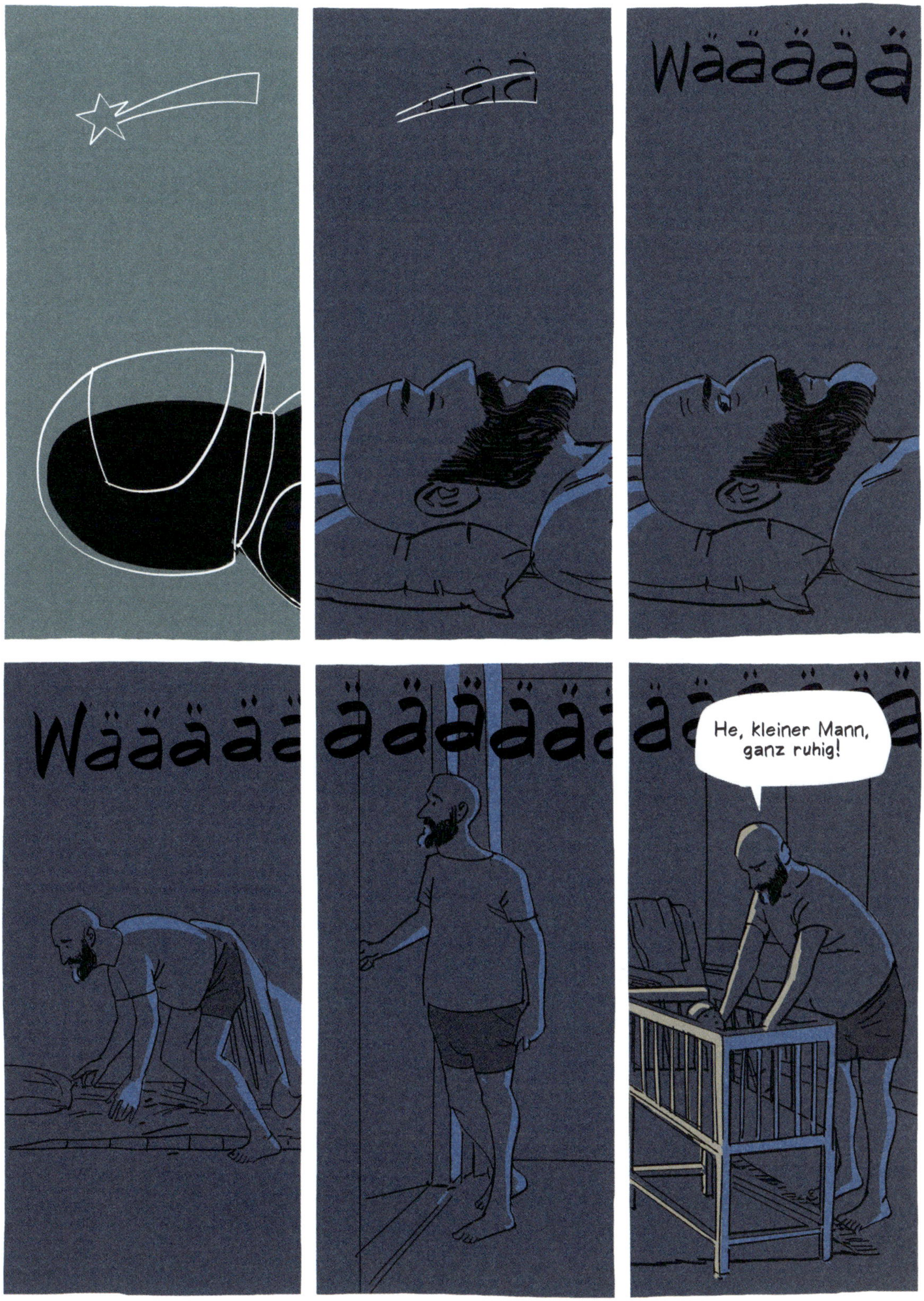
Wääääää
Wäääääääääääääää
He, kleiner Mann, ganz ruhig!

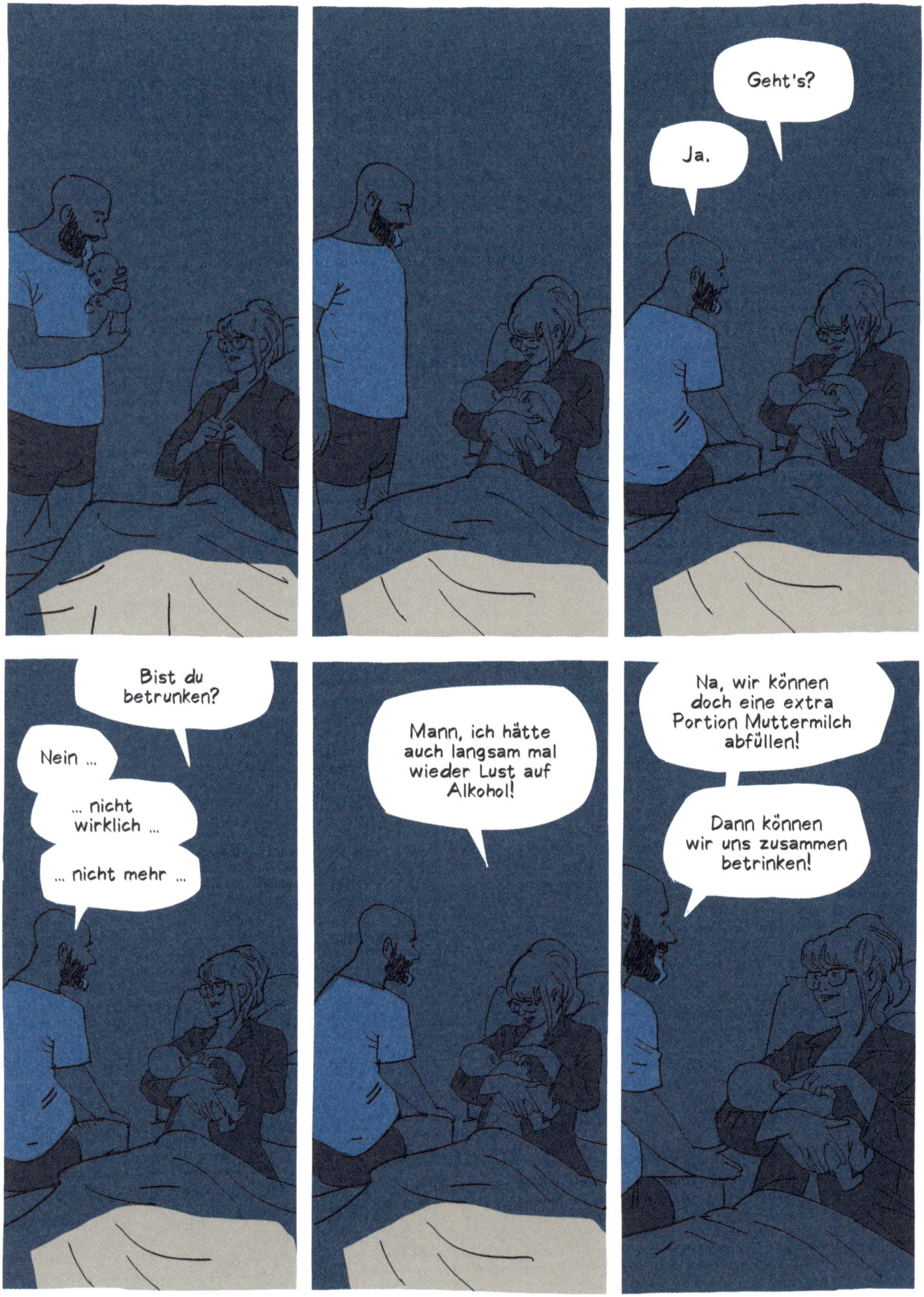
Geht's?
Ja.
Bist du betrunken?
Nein ...
... nicht wirklich ...
... nicht mehr ...
Mann, ich hätte auch langsam mal wieder Lust auf Alkohol!
Na, wir können doch eine extra Portion Muttermilch abfüllen!
Dann können wir uns zusammen betrinken!

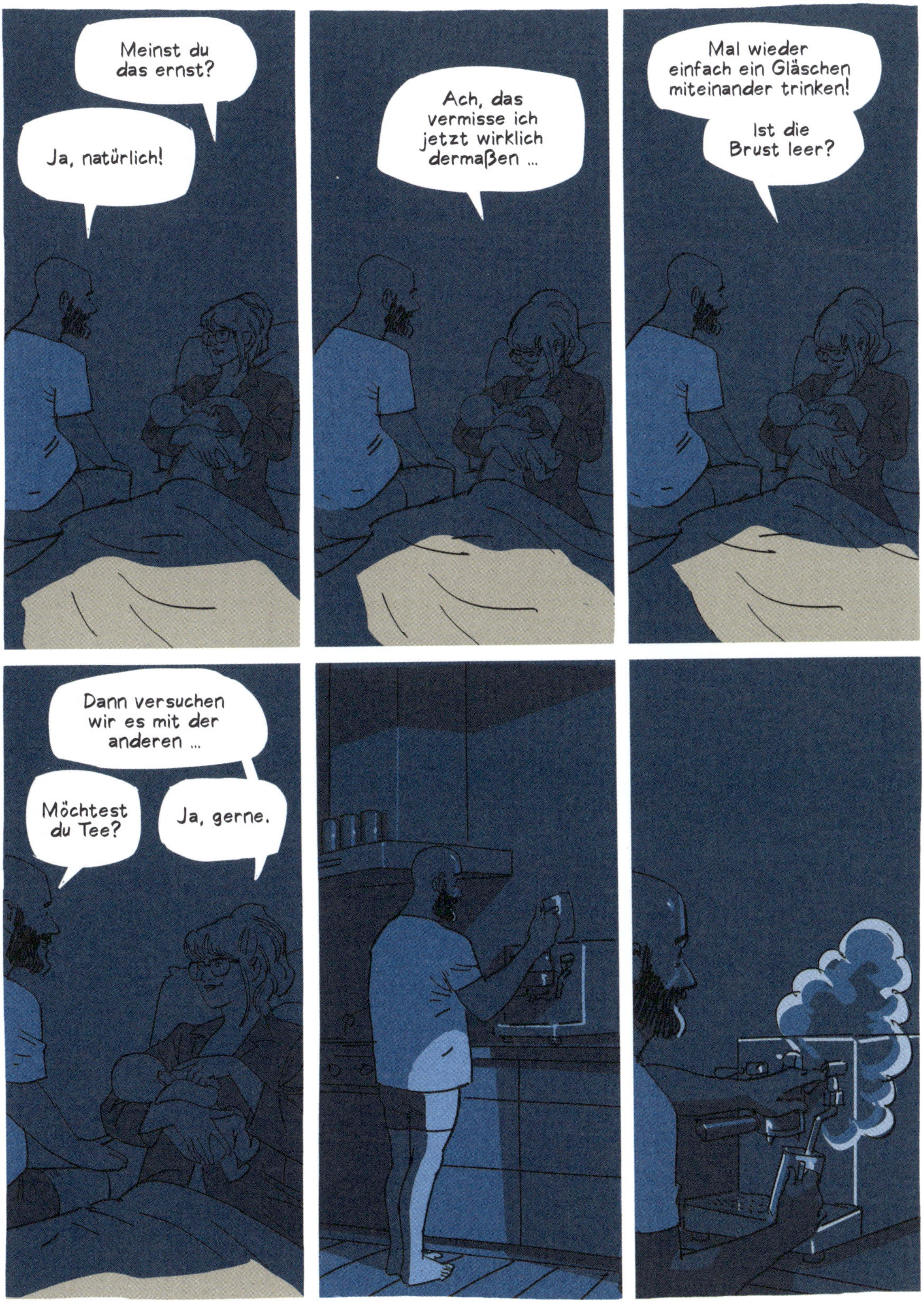
Meinst du das ernst?
Ja, natürlich!
Ach, das vermisse ich jetzt wirklich dermaßen …
Mal wieder einfach ein Gläschen miteinander trinken!
Ist die Brust leer?
Dann versuchen wir es mit der anderen …
Möchtest du Tee?
Ja, gerne.

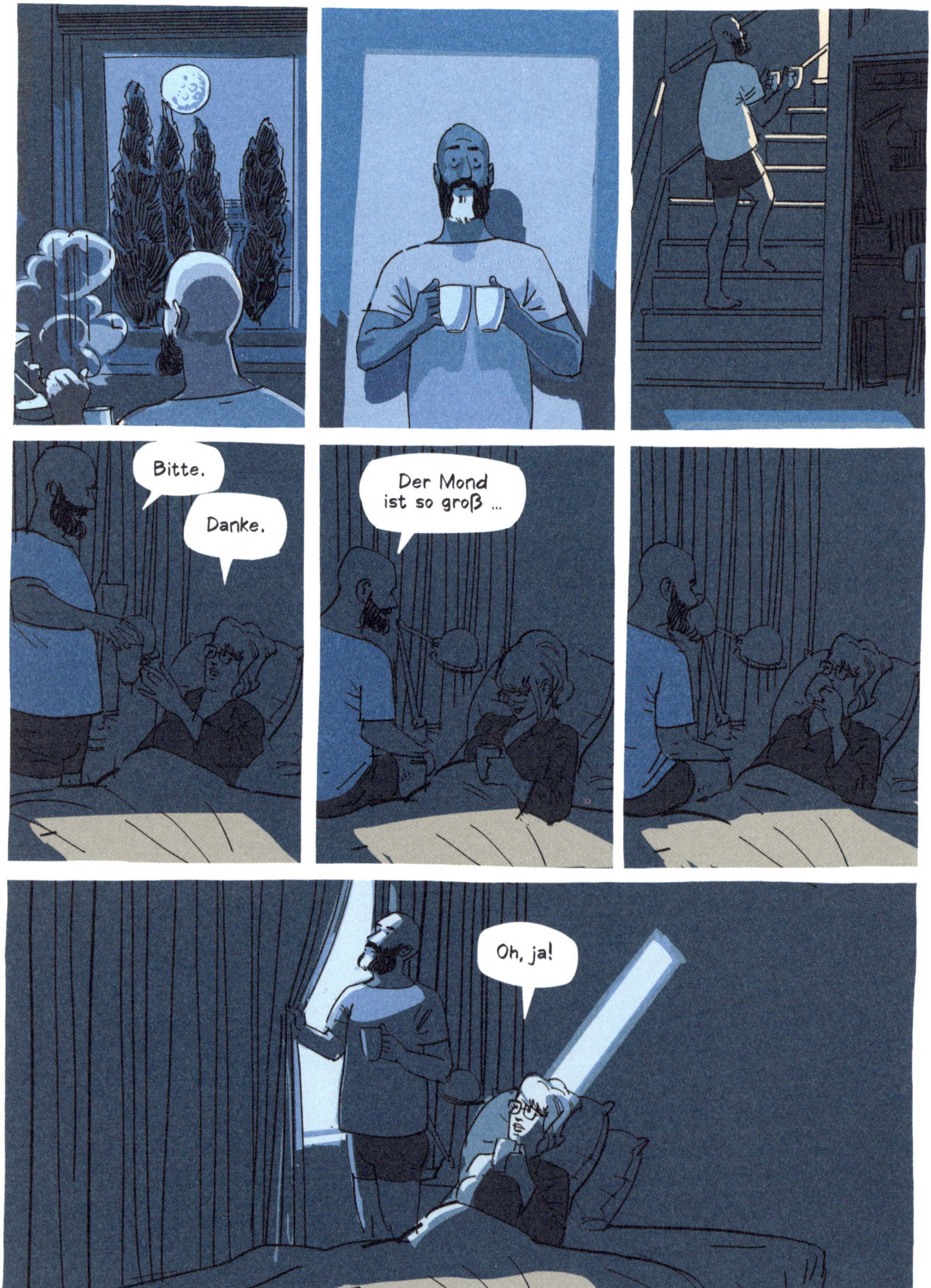
Bitte.
Danke.
Der Mond ist so groß ...
Oh, ja!

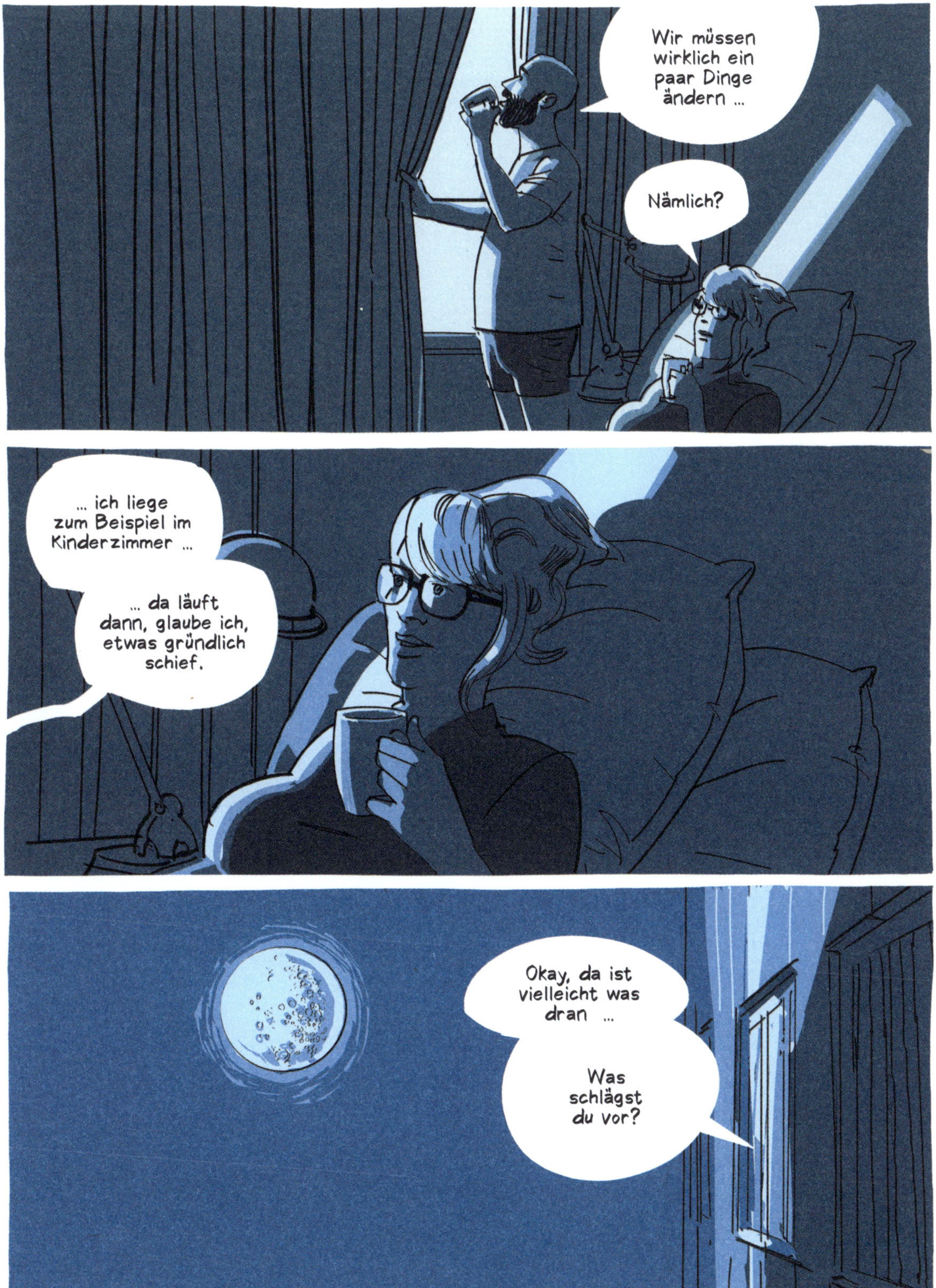
Wir müssen wirklich ein paar Dinge ändern …
Nämlich?
… ich liege zum Beispiel im Kinderzimmer …
… da läuft dann, glaube ich, etwas gründlich schief.
Okay, da ist vielleicht was dran …
Was schlägst du vor?

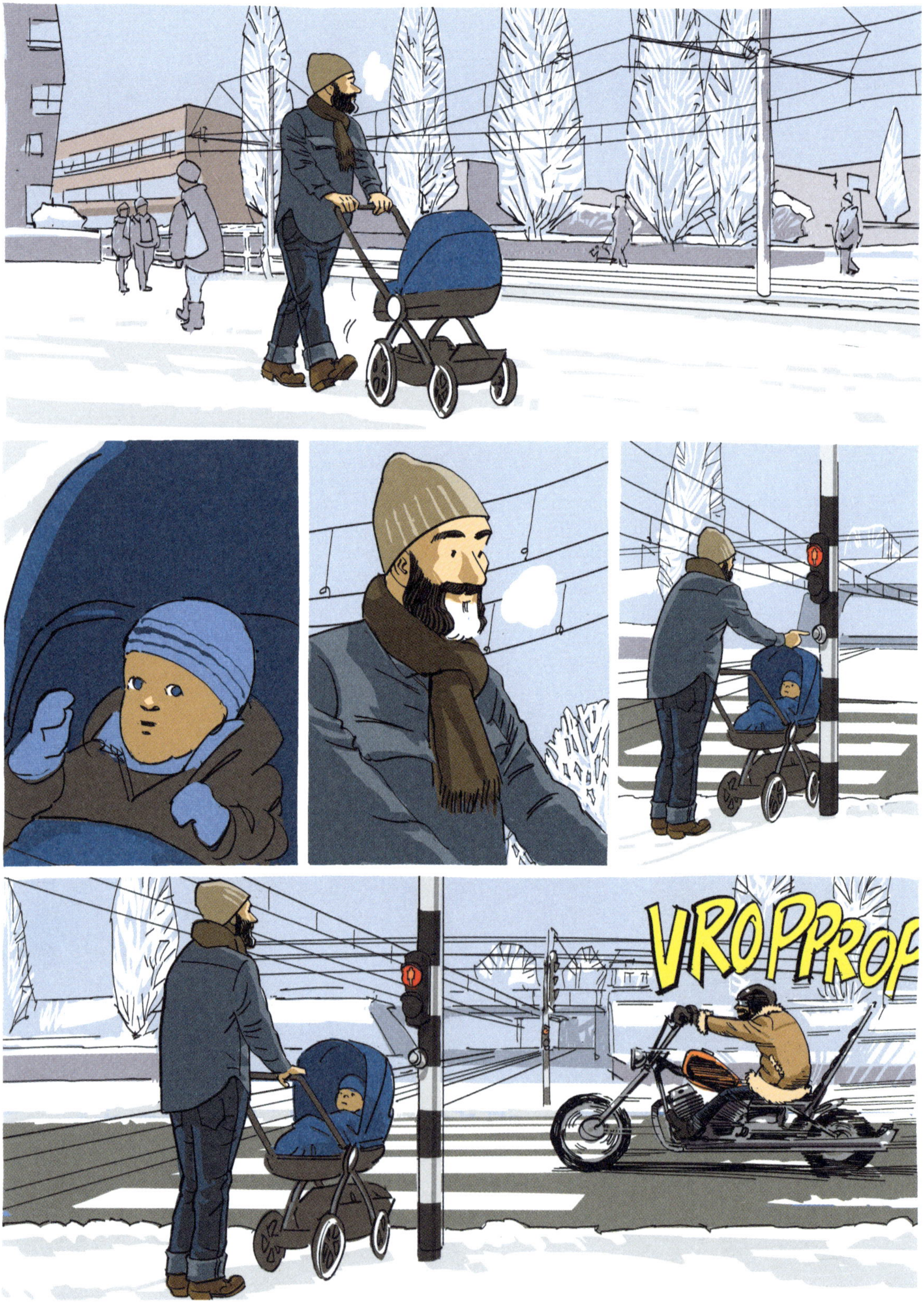
VROPPROP

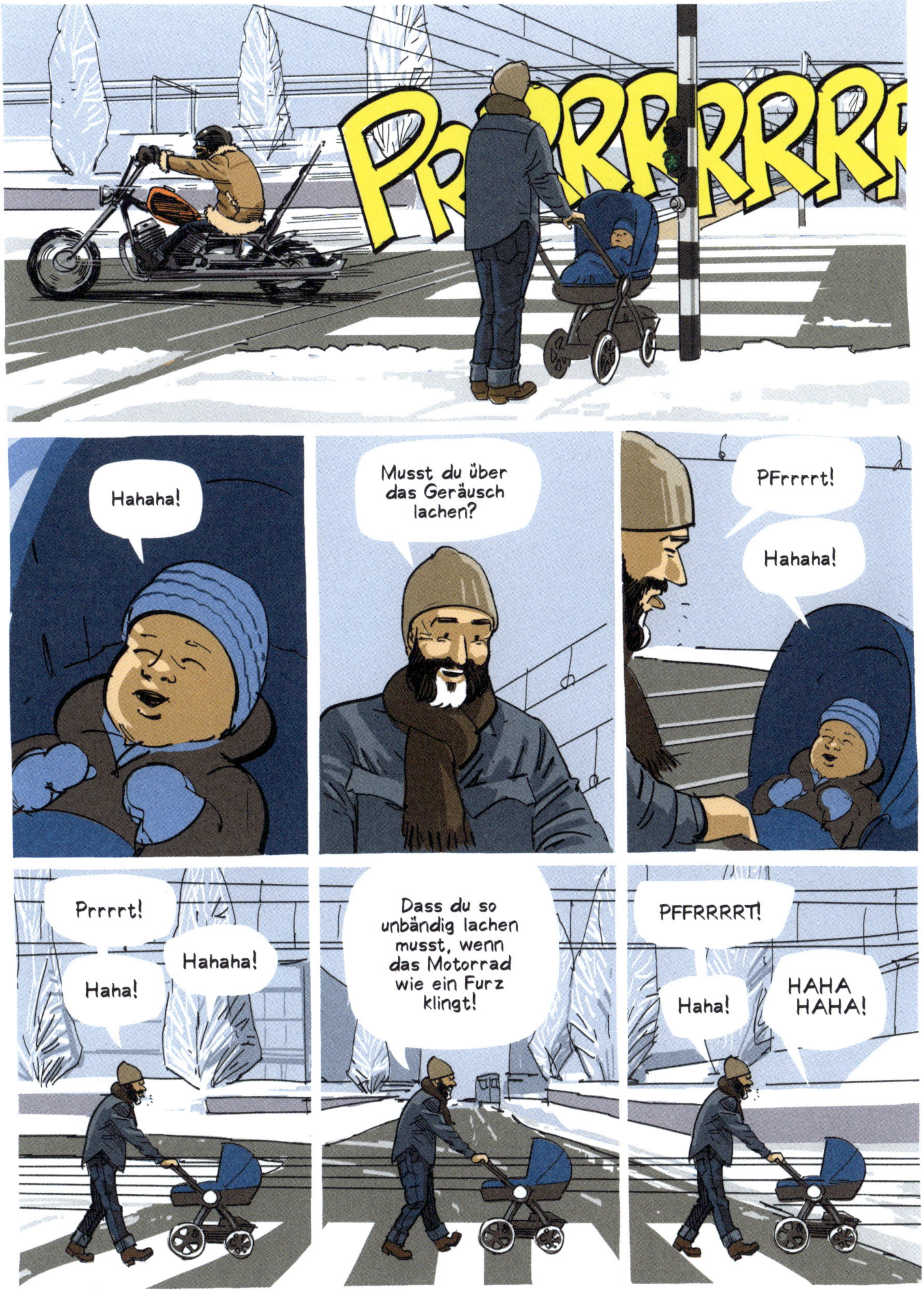
PRRRRRRR
Hahaha!
Musst du über das Geräusch lachen?
PFrrrrt!
Hahaha!
Prrrrt!
Haha!
Hahaha!
Dass du so unbändig lachen musst, wenn das Motorrad wie ein Furz klingt!
PFFRRRRT!
Haha!
HAHA HAHA!

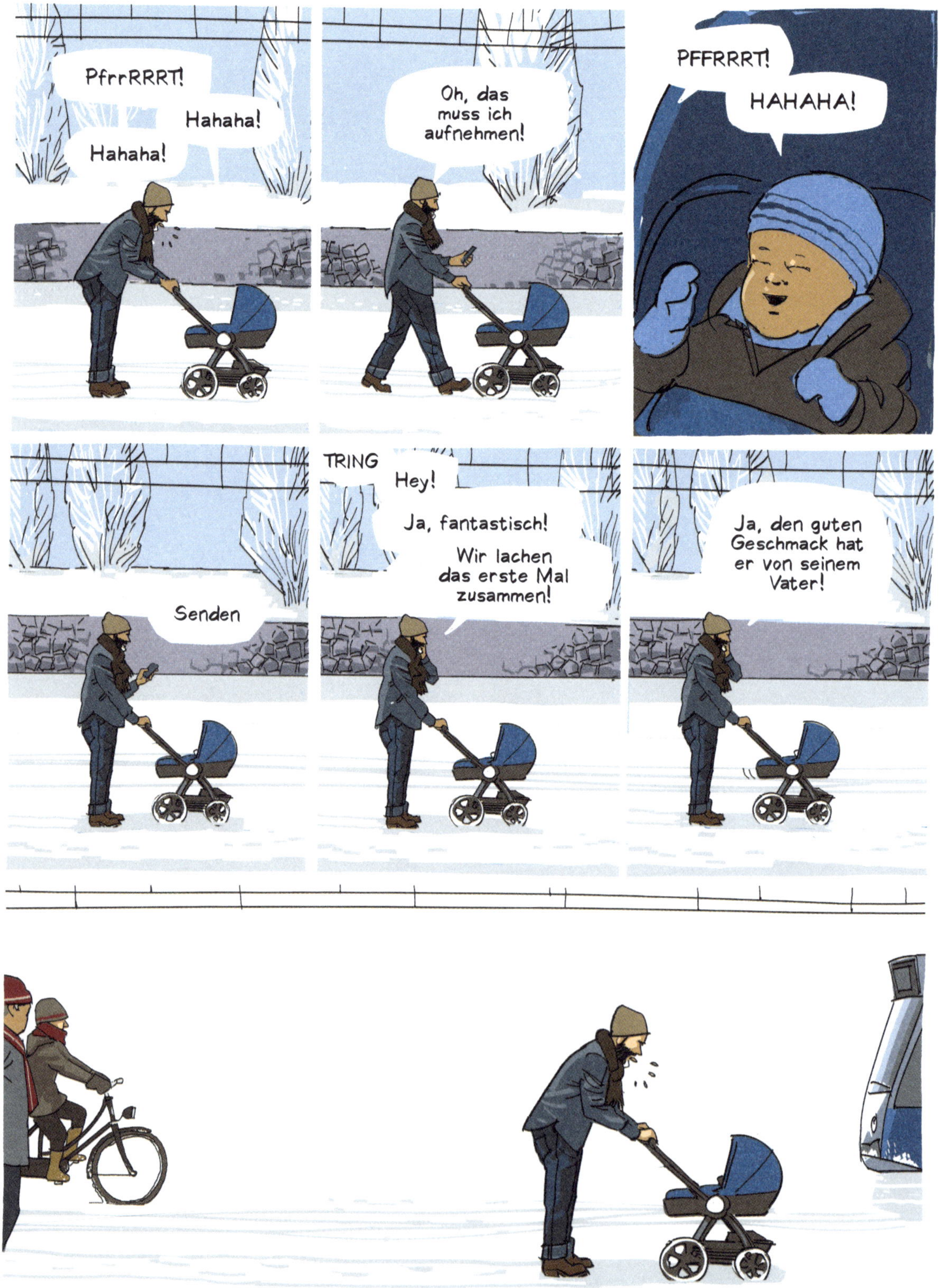
PfrrRRRT!
Hahaha!
Hahaha!
Oh, das muss ich aufnehmen!
PFFRRRT!
HAHAHA!
Senden
TRING
Hey!
Ja, fantastisch!
Wir lachen das erste Mal zusammen!
Ja, den guten Geschmack hat er von seinem Vater!

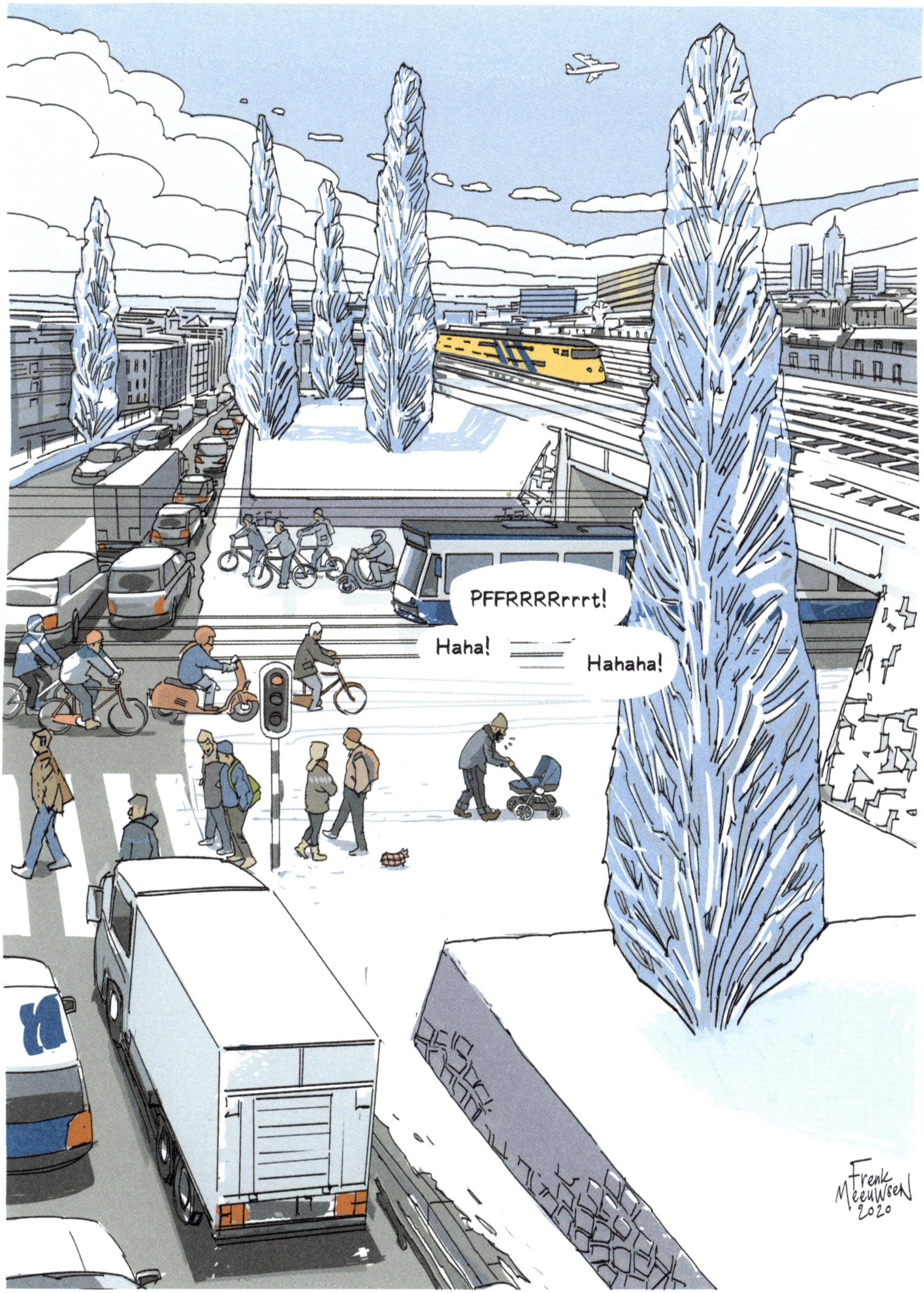
PFFRRRRrrrt!
Haha!
Hahaha!
Frenk Meeuwsen 2020

Ebenfalls im avant-verlag erschienen:

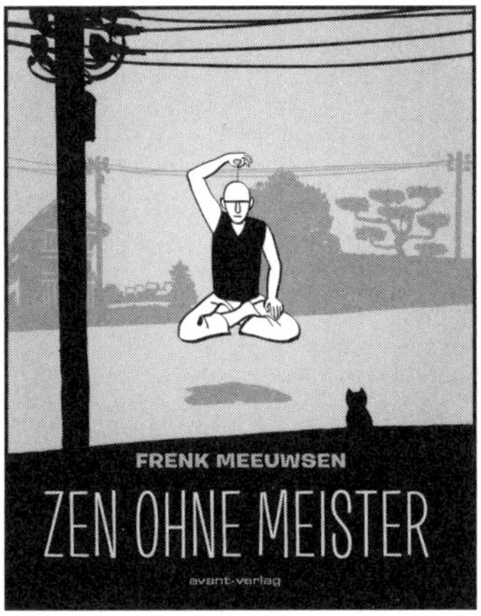

Frenk Meeuwsen
Zen ohne Meister
ISBN: 978-3-945034-68-2
304 Seiten, Softcover
17 x 24 cm, schwarzweiß
25,00 Euro

Jahr Null
Als wir Eltern wurden
Text und Zeichnungen: Frenk Meeuwsen
ISBN: 978-3-96445-052-4

Übersetzung aus dem Niederländischen: Katrin Herzberg
Lektorat: Chloe Alberti & Johann Ulrich
Lettering & Produktion: Tinet Elmgren
Herausgeber: Johann Ulrich

avant-verlag GmbH | Weichselplatz 3-4 | 12045 Berlin
info@avant-verlag.de
Mehr Informationen und kostenlose Leseproben finden Sie online:
www.avant-verlag.de | facebook.com/avant-verlag

Diese Publikation wurde mit der finanziellen Unterstützung
der Niederländischen Stiftung für Literatur ermöglicht.
Herzlichen Dank!

Nederlands letterenfonds
dutch foundation
for literature